全国高等医药院校药学类专业第六轮规划教材

U0741645

药学概论

第6版

（供药学类专业用）

主　编　吴春福
副主编　杨静玉
编　者　（以姓氏笔画为序）

王立辉（沈阳药科大学）

杨星钢（沈阳药科大学）

杨静玉（沈阳药科大学）

吴成军（沈阳药科大学）

吴春福（沈阳药科大学）

宋少江（沈阳药科大学）

张　阔（沈阳药科大学）

陈　羽（沈阳药科大学）

赵　旻（沈阳药科大学）

赵龙山（沈阳药科大学）

黄　哲（沈阳药科大学）

黄肖霄（沈阳药科大学）

韩　娜（沈阳药科大学）

中国健康传媒集团
中国医药科技出版社　·北京

内 容 提 要

本教材是"全国高等医药院校药学类专业第六轮规划教材"之一，为国内第一部以面向药学本科生为主的药学教育先导性教材。本书延续第 5 版的理论结构框架，共分 8 章，以药学的 6 个二级学科为基础进行分章编写，阐述药学、中药学的概念、起源、研究内容、学科发展，药物化学、药理学、药物分析学、药剂学、生物工程、药事管理学的基本定义、历史与现状、主要研究内容。旨在对学习药学的新生们起到启蒙作用，对从事非药学工作的读者起到科普的作用。本教材为书网融合教材，即纸质教材与数字教材、配套教学资源（PPT、微课、视频）、题库系统、数字化教学服务有机结合，以为读者提供更好的增值服务。

本教材主要供全国高等医药院校药学类专业师生教学使用，也可供药学专业专科和函授师生选用。

图书在版编目（CIP）数据

药学概论 / 吴春福主编. -- 6 版. -- 北京：中国
医药科技出版社，2024. 8.（2025.7 重印）. --（全国高等医药院校药学
类专业第六轮规划教材）. -- ISBN 978-7-5214-4855-9

Ⅰ. R9

中国国家版本馆 CIP 数据核字第 2024L1N587 号

美术编辑　陈君杞
版式设计　友全图文

出版　**中国健康传媒集团** | 中国医药科技出版社
地址　北京市海淀区文慧园北路甲 22 号
邮编　100082
电话　发行：010 - 62227427　邮购：010 - 62236938
网址　www.cmstp.com
规格　889mm × 1194mm $\frac{1}{16}$
印张　9 $\frac{3}{4}$
字数　282 千字
初版　2002 年 8 月第 1 版
版次　2024 年 8 月第 6 版
印次　2025 年 7 月第 2 次印刷
印刷　北京印刷集团有限责任公司
经销　全国各地新华书店
书号　ISBN 978-7-5214-4855-9
定价　**39.00 元**

获取新书信息、投稿、为图书纠错，请扫码联系我们。

"全国高等医药院校药学类规划教材"于20世纪90年代启动建设。教材坚持"紧密结合药学类专业培养目标以及行业对人才的需求，借鉴国内外药学教育、教学经验和成果"的编写思路，30余年来历经五轮修订编写，逐渐完善，形成一套行业特色鲜明、课程门类齐全、学科系统优化、内容衔接合理的高质量精品教材，深受广大师生的欢迎。其中多品种教材入选普通高等教育"十一五""十二五"国家级规划教材，为药学本科教育和药学人才培养作出了积极贡献。

为深入贯彻落实党的二十大精神和全国教育大会精神，进一步提升教材质量，紧跟学科发展，建设更好服务于院校教学的教材，在教育部、国家药品监督管理局的领导下，中国医药科技出版社组织中国药科大学、沈阳药科大学、北京大学药学院、复旦大学药学院、华中科技大学同济医学院、四川大学华西药学院等20余所院校和医疗单位的领导和权威专家共同规划，于2024年对第四轮和第五轮规划教材的品种进行整合修订，启动了"全国高等医药院校药学类专业第六轮规划教材"的修订编写工作。本套教材共72个品种，主要供全国高等院校药学类、中药学类专业教学使用。

本套教材定位清晰、特色鲜明，主要体现在以下方面。

1.融入课程思政，坚持立德树人 深度挖掘提炼专业知识体系中所蕴含的思想价值和精神内涵，把立德树人贯穿、落实到教材建设全过程的各方面、各环节。

2.契合人才需求，体现行业要求 契合新时代对创新型、应用型药学人才的需求，吸收行业发展的最新成果，及时体现2025年版《中国药典》等国家标准以及新版《国家执业药师职业资格考试考试大纲》等行业最新要求。

3.充实完善内容，打造精品教材 坚持"三基五性三特定"，进一步优化、精炼和充实教材内容，体现学科发展前沿，注重整套教材的系统科学性、学科的衔接性，强调理论与实际需求相结合，进一步提升教材质量。

4.优化编写模式，便于学生学习 设置"学习目标""知识拓展""重点小结""思考题"模块，以增强教材的可读性及学生学习的主动性，提升学习效率。

5.配套增值服务，丰富学习体验 本套教材为书网融合教材，即纸质教材有机融合数字教材，配套教学资源、题库系统、数字化教学服务等，使教学资源更加多样化、立体化，满足信息化教学需求，丰富学生学习体验。

"全国高等医药院校药学类专业第六轮规划教材"的修订出版得到了全国知名药学专家的精心指导，以及各有关院校领导和编者的大力支持，在此一并表示衷心感谢。希望本套教材的出版，能受到广大师生的欢迎，为促进我国药学类专业教育教学改革和人才培养作出积极贡献。希望广大师生在教学中积极使用本套教材，并提出宝贵意见，以便修订完善，共同打造精品教材。

中国医药科技出版社

2025 年 1 月

数字化教材编委会

主　编　吴春福
副主编　杨静玉
编　者　（以姓氏笔画为序）
　　　　王立辉（沈阳药科大学）
　　　　杨星钢（沈阳药科大学）
　　　　杨静玉（沈阳药科大学）
　　　　吴成军（沈阳药科大学）
　　　　吴春福（沈阳药科大学）
　　　　宋少江（沈阳药科大学）
　　　　张　阔（沈阳药科大学）
　　　　陈　羽（沈阳药科大学）
　　　　赵　旻（沈阳药科大学）
　　　　赵龙山（沈阳药科大学）
　　　　黄　哲（沈阳药科大学）
　　　　黄肖霄（沈阳药科大学）
　　　　韩　娜（沈阳药科大学）

前　言

　　随着我国药学事业的快速发展，药学人才的市场需求也在不断扩大。如何能够培养出真正契合市场要求的高质量药学人才，需要持续地深化教育教学改革。

　　经过认真的思考和讨论，比较国内外药学教育在教学思想、人才培养模式以及相关课程体系方面的异同，结合我国药学教育和药学大学生的实际，本着快出人才、出好人才的原则，在21世纪初提出将专业教育提前介入的构想，使药学各专业的学生在入学之初便受到药学启蒙。于是，使刚入校的药学专业学生概要地了解药学各学科的历史沿革、学科范畴、基本概念、研究领域及方法、药学发展的前沿和尚未解决的问题，就成为本教材的编写目标。专业教育的提前介入，不仅能使药学各专业的大学生在本科一年级就能了解药学教育课程体系间的联系，便于学生尽早地了解药学各专业的基本概况，培养对所学专业的兴趣，也能使其尽早地感受职业意识和未来的责任与使命，为将来成为药学领域的合格专业人才打下坚实的基础。

　　为此，在2000年为药学以及相关专业本科一年级学生开设"药学概论"课程，并于2002年、2007年、2012年、2015年、2019年分别编写与修订出版了《药学概论》第一版、第二版、第三版、第四版和第五版。二十余年的教学实践与反馈，证明了该教材具有较强的实用性，并受到了国内药学院校同行的欢迎。在全国高等医药院校药学类教材编写委员会的大力支持下，根据新时期药学人才需求的变化、医药领域的发展变化及最新趋势，对新的研究方法和主要成就，尤其是医药相关法律法规、标准及相关学科知识、方法与技术的更新或进展，并结合2025年版《中国药典》，将该教材进行再一次修订，使教材的基本内容与现今药学领域进展基本同步，也使这本教材不断完善。

　　本书延续第五版的框架，共分八章，以药学的6个二级学科为基础进行分章。本教材第一章由吴春福、汤静玉编写；第二章由宋少江、韩娜、黄肖霄编写；第三章由吴成军编写；第四章由王立辉、张阔编写；第五章由赵龙山、赵旻编写；第六章由杨星钢编写；第七章由陈羽编写；第八章由黄哲编写。另外，本次修订增加了与教材配套的数字化资源，包括相应章节的PPT课件、知识点体系、同步习题以及微课视频资源等，教师和学生可以免费在医药大学堂的平台上进行在线学习，提升教学与学习效率。

　　限于水平与经验，不足之处在所难免，恳请读后予以指正，以使本教材在应用中日臻完善，在培养更多药学领域高级人才的进程中，切实地发挥出重要的作用！

编　者
2025年5月

目　录

1　第一章　绪论
1　第一节　药学的概念
1　一、药的含义
2　二、药学的概念
3　第二节　药学的起源与发展
3　一、现代药学的起源
4　二、现代药学的发展
5　三、我国药学的现状与发展
7　第三节　药学的任务
7　一、研究新药
8　二、阐明药物的作用机制
8　三、研制新的制剂
8　四、制订药品的质量标准，控制药品质量
8　五、开拓医药市场，规范药品管理
9　第四节　药学的地位
9　一、药学学科在现代科学中的地位
9　二、药学在国民经济中的地位
10　三、药学与其他学科的关联

12　第二章　中药、生药与天然药物化学
12　第一节　中药的起源与发展
12　一、中药与生药的概念与区别
13　二、中药的起源与发展
13　三、药用资源
14　第二节　中药学
14　一、中药的药性
14　二、中药的四气五味
15　三、中药的升降沉浮
15　四、中药的归经
16　五、中药的炮制
17　第三节　生药学
17　一、生药学的起源与发展
18　二、生药学的研究内容和任务
19　三、生药的鉴定

21　第四节　天然药物化学
21　一、天然药物化学的性质和主要研究内容
26　二、天然药物化学的主要任务
31　三、天然药物化学的发展历史及进展

37　第三章　药物化学
37　第一节　药物化学的基本定义、研究内容和任务
37　一、药物化学在药学中的地位
37　二、药物化学的基本定义
38　三、药物化学的研究内容
40　四、药物化学的主要研究任务
41　五、药物化学与其他学科的关系
42　第二节　药物化学的历史与现状
42　一、药物化学的历史回顾
48　二、我国药物化学的发展现状
49　第三节　药物化学在新药研究与开发中的作用
49　一、新药研究与开发的现状
50　二、新药研究的挑战性
50　三、药物化学发展的新方向
51　四、新药研究与开发过程

54　第四章　药理学
54　第一节　药理学的性质与任务
54　一、药理学的概念
54　二、药理学与其他学科的关系
55　三、药理学发展简史
56　四、药理学分支
56　第二节　药理学的研究内容
57　一、药效学
61　二、药物体内过程与药物代谢动力学
64　三、药物的毒理学
64　四、药理学研究方法
66　五、药理学研究实例

69 第五章 药物分析学
69 第一节 药物分析学的性质和任务
69 一、药物分析学的性质
69 二、药物分析学的发展历史
70 三、药物分析学的任务
71 四、药物分析学与相关学科
72 第二节 药物分析学的研究内容
72 一、我国药品质量标准体系
72 二、《中国药典》与主要国外药典
76 三、药品质量管理与监督
78 四、药品检验工作的基本内容
83 五、药品质量标准的制订

88 第六章 药剂学
88 第一节 药剂学的基本概念
89 第二节 药物剂型的重要性与分类
89 一、药物剂型的重要性
90 二、药物剂型的分类
91 第三节 药物递送系统
91 一、药物递送系统的概念
91 二、药物递送系统的分类
93 第四节 药剂学的发展与任务
93 一、药剂学的发展
94 二、药剂学的任务
95 第五节 药剂学的分支学科
95 一、物理药剂学
95 二、工业药剂学
95 三、生物药剂学
96 四、药物动力学
96 五、药用高分子材料学
96 六、临床药学
96 第六节 药物制剂的制备工艺
96 一、片剂
99 二、注射剂
101 三、延释制剂
102 四、经皮给药系统
103 五、靶向给药系统

105 第七章 生物技术、生物工程与生物制药
105 第一节 生物技术的发展与现状
105 一、生物学发展史简介
106 二、基因组学与生物信息学
108 三、生命科学与生物制药的前沿
110 第二节 现代生物工程简介
110 一、基因工程
113 二、酶工程
115 三、细胞工程
118 四、发酵工程
118 五、基因药物实例

122 第八章 药事管理学
122 第一节 药事管理概述
122 一、药事的定义
122 二、药事管理的定义
122 三、药事管理的目标
123 四、药事管理学的定义
123 五、药事管理学的性质与特点
124 第二节 药事管理的重要性
124 一、药品的特殊性与药事管理
125 二、医药产业的特点
126 第三节 药事管理的研究方法
126 一、药事管理定性研究
127 二、药事管理定量研究
128 三、药事管理研究报告的撰写
130 第四节 我国药事管理组织机构
130 一、药品监督管理行政机构
132 二、药品监督管理技术机构
134 第五节 我国药事管理主要内容
134 一、药品研发管理
136 二、药品注册管理
140 三、药品生产管理
142 四、药品经营管理
144 五、药品使用管理

147 参考文献

第一章 绪 论 ⓔ微课

PPT

1. 通过本章学习，掌握药学的基本概念及药学的各主干学科的内容；熟悉药学的起源发展及各学科现状、任务、地位及相关性；了解药学的地位及与其他学科之间的联系。

2. 具备从宏观视角分析药学问题所属学科的能力。

3. 养成严谨科学态度、创新精神，树立科学的世界观、人生观、价值观，能深刻理解药学工作者的社会责任、环保意识及团队合作精神。

第一节 药学的概念

一、药的含义

从《词源》中可以了解"药"有以下几种含义：第一，指"治病草也"。古时认为凡可以治病者，皆谓之药，并以草、木、虫、石、谷为五药。例如，人参属草类，具有大补元气、回阳救逆的功效；黄柏属木类，可清湿热；蝎子属虫类，能镇惊息风、攻毒散结；石膏属矿石类，具有清热泻火的作用；谷类如麦芽，又称浮小麦，具有养心益气的作用。第二，药在古代也为"术士服饵之品"，即古时术士们所谓健身防老所用的"仙丹"。另外，药也作动词，为"疗也"，如不可救药。此外，药还有芍药、火药等含义。

今天所指的药或药物是用于防病、治病、诊断疾病的物质，通常具有明确的适应证、禁忌证、用法和用量。药物最基本的属性包括安全性和有效性。

值得注意的是，要将药物与食物或机体中的正常成分相区别。随着使用剂量和机体状态的不同，有些食物中的成分或机体自然存在的正常成分可以起到药物的作用，有些药物也可能对机体产生毒性。例如，水果中的维生素 C（也称抗坏血酸）是食物的成分之一，大剂量使用时能够影响机体的正常功能，如导致腹泻、增加胃酸，严重者可致溶血，而在疾病状态下能改善机体的功能，如针对坏血病，可改善倦怠、厌食以及出血等症状，此时维生素 C 就是药物。肾上腺分泌的可的松是机体内重要的糖皮质激素之一，具有调节机体糖、蛋白质、脂肪的生物合成和代谢的作用，大剂量应用时具有抗炎、免疫抑制、抗休克等作用，是临床上较为重要的抗炎药。吗啡是一种强效镇痛药，短期用于其他镇痛药无效的剧烈疼痛，但长期大量使用不仅会降低其镇痛效果，还会造成生理和心理的依赖性，即俗话所说的成瘾，引起机体和精神上严重的损害。此外，还需要将药物与保健食品加以区别。保健食品是指声称具有保健功能或者以补充维生素、矿物质等营养物质为目的的食品。即适宜于特定人群食用，具有调节机体功能，不以治疗疾病为目的，并且对人体不产生任何急性、亚急性或慢性危害的食品。

知识拓展

"毒物"还是"灵丹妙药"

1948 年诺贝尔生理学或医学奖授予了瑞士化学家 P. H. 米勒，用以表彰他发现并合成了高效杀虫剂 DDT。DDT 能够消灭虱子、蚊虫等，根除斑疹伤寒，使登革热、脑炎等发病率接近于零，在全球抗疟疾行动中居功至伟。1965 年，美国科学院发表研究报告称：DDT 使用 20 年来，在全世界范围内至少拯救了 5 亿人的生命，DDT 被视为"人类的救星"。作为杀虫剂，DDT 在农业上更是大显神通。但是 DDT 不易分解、可累积，会破坏环境，在较大型动物体内，随着时间的推移，可能累积足以致命的 DDT。因此，DDT 的形象逐渐跌入谷底。鉴于它的高残留性以及对环境的破坏，1973 年，美国开始禁用 DDT，包括中国在内的多个国家也于 20 世纪 80 年代加入了禁用的行列。其实造成这一切问题的根源在于人类毫无顾忌地滥用或操作不当。

2000 年 7 月，《自然》杂志发表文章，呼吁在非洲重新使用 DDT。世界卫生组织（WHO）建议只在疟疾高发区进行室内防治，在防止蚊虫叮咬时使用 DDT，绝不允许大规模大剂量在室外空间使用 DDT。南非重新启用 DDT 之后，已使疟疾发病率和死亡率降低 90%。在撒哈拉以南的非洲，已有 10 个国家在采取这种方式控制疟疾。虽然杀虫剂有毒，但跟任何化学物质的情况一样，正确使用才是关键因素。只要正确使用，大部分的现代杀虫剂是相当安全的，只有错误使用时才会在动物或人类身上产生毒害。

二、药学的概念

药学是以现代化学、医学为主要理论指导，研究、开发、生产、销售、使用、管理用于预防、治疗、诊断疾病的药物的一门科学。主要包括药物化学、药理学、药剂学、生药学、药物分析学、微生物和生化药学、临床药学以及药事管理学等主干学科（图 1-1）。

那么，如何理解药学与化学和医学的关系呢？

首先，研究药学应以化学为基础。人体是由物质组成的，物质的本身是化学的。机体功能的正常维持是由体内特定的化学物质间相互反应并不断处于动态平衡来完成的。例如，呼吸频率是由体内 O_2 和 CO_2 浓度的动态变化而决定的。静息状态下，体内耗氧量低，产生的 CO_2 较少，因此，呼吸的频率较低，约为 15 次/分。运动时，尤其剧烈运动时，机体耗氧量增大，对 O_2 的需求增加，则吸入的量就大；同时，产生的 CO_2 也多，呼出的量同时增加，因此，呼吸的频率也就随之加大。又如煤气中毒，严格说是 CO 中毒，是因为 CO 占据了血红蛋白上与 O_2 结合的位置，O_2 不能被血红蛋白带到组织中，因此产生缺氧中毒现象。此时，正常的特定物质间的平衡被打破，正常的生理功能受到影响，产生病理状态。对于 CO 中毒，吸氧就是一个最有效的治疗手段。O_2 在此时发挥了一个"药"的作用。另外，帕金森病（Parkinson's disease，PD）属于中枢神经系统退行性疾病，此病早期表现为手足震颤，运动迟缓，晚期甚至出现穿衣、吃饭困难，最终卧床不起，危及生命。瑞典神经药理学家卡尔森（Arvid Carlsson）发现该病主要是脑中黑质 - 纹状体神经通路中多巴胺能神经元退变造成纹状体缺少多巴胺引起的，他因此获得了 2000 年诺贝尔生理学或医学奖。据此理论，目前临床上应用左旋多巴来补充体内合成多巴胺的原料，达到治疗帕金森病的目的。总之，机体的正常生理状态的保持和病理状态的产生都是有其物质基础的，即机体内化学反应的不断持续或失去平衡的结果。药物就是通过维持或干预这些化学反应来达到治疗的目的。

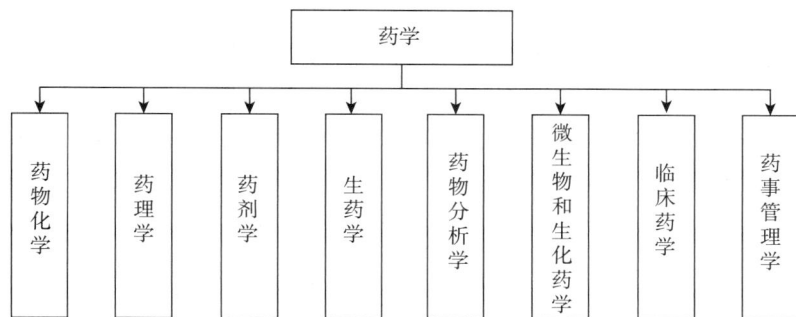

图 1-1 药学的主干学科

其次，研究药物应以临床医学为指导。由于药物是用于防病、治病和诊断疾病的物质，因此药物的发现一定是在疾病的发现之后，否则药物就失去了其本身的意义。如阿尔茨海默病（Alzheimer's disease，AD）最早是由一位德国的精神科医生兼神经病理学家 Alois Alzheimer 在 1906 年报道的，因此，此病以他的名字而命名。临床医学研究发现，此病属于神经退行性疾病，患者的脑部神经细胞逐渐丢失，相关脑功能退化，主要表现为记忆力、判断力、抽象思考力、推理能力及空间辨别力等的退化甚至丧失。20 世纪 70 年代末，英国的科学家发现了此病患者脑内胆碱能神经系统出现退化，导致脑内乙酰胆碱浓度的下降，产生相关的行为改变。在此基础上，临床上才出现了相应的作用于中枢胆碱能神经系统的治疗药物。如乙酰胆碱酯酶抑制剂加兰他敏，可以抑制乙酰胆碱的分解从而提高乙酰胆碱的浓度，进而缓解 AD。对艾滋病（acquired immunodeficiency syndrome，AIDS）的药物治疗也是同样的道理。AIDS 是获得性免疫缺陷综合征的简称，1981 年美国首先报道此病，截至 2022 年底，全球已约有 8560 万人感染艾滋病毒，其中 4040 万人死于 AIDS 相关疾病。我国 2023 年底报告现存活 HIV 感染者 129 万例，当年死亡 3.5 万例，新增 11 万例。医学研究表明，其病原是一种能对人免疫系统产生破坏力的逆转录病毒人类免疫缺陷病毒——（human immunodeficiency virus，HIV）。HIV 感染人体后，病毒特异性地侵犯并损耗免疫系统，最后并发各种严重感染和恶性肿瘤。目前越来越多有效的药物（或合并用药）在不断被推出。如抗病毒药物齐多夫定、拉米夫定等，通过抑制 HIV 的复制达到治疗目的，是目前我国常用的临床抗 HIV 的一线药物。

由此可见，药学是化学和医学间的桥梁学科，二者缺一不可。一个优秀的药物学家往往同时具备雄厚的化学基础和丰富的医学知识。

第二节 药学的起源与发展

一、现代药学的起源

药物的起源可以追溯到远古时代。古人类在发现火之前，处于所谓的"穴居野人""茹毛饮血"的原始时代，常因生食动物肉、虫、鱼等生冷食物而患寄生虫病、胃肠疾病、疼痛等。在采集食物过程中，他们同时也发现有些植物具有泻下、止痛、愈伤、催吐或止泻功效，于是便有意或无意地应用这些动植物来治疗疾病或缓解机体不适。

著名的生理学家巴甫洛夫认为"有了人类就有了医疗活动，医学的历史是从有文字记载开始的，此种观点是错误的"。据考证，早在公元前 6 世纪人们就已知晓用酒曲治胃病的方法。酒曲主要含酵母菌，这与今天常用的多种含益生菌制剂治疗消化不良的道理是一样的。现代对非洲黑猩猩的研究发现，黑猩猩具有简单的但目的性很强的应用特定植物治病的行为。原始人类的生活环境与现代的灵长类动物无显著差别，而且人类具有比其他灵长类更高的智商。上述说明，药学起源于原始人类活动经验的积累。

最早记载的医学实践之一可能是在巴比伦时代（公元前 2600 年），当时的医生是集神父、药师、医生为一人。埃及的医药可追溯到公元前 2900 年。古埃及有世界上已知的重要药学著作，即成书于约公元前 1500 年的《埃伯斯纸草书》（*Papyrus Ebers*），书中共收集了 800 个处方、700 种药物。中国的《神农本草经》成书于东汉以前，可称为世界上较早系统记载药物的专著，共收载了 365 种药物。

希波克拉底（公元前 460 年—公元前 370 年）是古希腊的著名医生，他认为四种液体（血液、黏液、黑胆汁和黄胆汁）失调是疾病产生的原因。盖伦（Galen，公元 129—199 年）是世界药学史上的一位重要人物，他把数种草药混合使用称为复方，这些配方及用法后来就被称为盖伦制剂（Galenical preparation）。即使是今天，在世界制剂学领域中还是能看到盖伦制剂（即指简单的植物浸膏）的影子。阿维森纳（Avicenna，公元 980—1037 年）是古阿拉伯医学的代表，他在主要著作《医典》（*Canon*）中，收录了 800 种药物，包括糖浆、软膏、搽剂、乳剂、油脂剂等。希波克拉底、盖伦和阿维森纳被后世称为古希腊 - 古罗马 - 阿拉伯古典医学体系三座里程碑。在公元 8 世纪，阿拉伯人开设了世界上第一家私人药店，从此开创了医药分家的局面。世界上第一个国家药店是我国北宋（公元 1076 年）的熟药所。它是政府开办的售药机构，从药材的收购、检验、管理到监督中成药（丸散膏丹）的制作，都有专人负责，且在前人基础上改进制药方法，创制了如苏合香丸、至宝丹、紫雪丹等许多著名中成药。

药典是一个国家记载药品标准、规格的法典，一般由国家药品监督管理部门主持编纂、颁布、实施。世界上第一部官方药典是公元 7 世纪由我国唐朝政府组织编纂的《新修本草》，于公元 659 年颁布，又称《唐本草》，共收载中药 850 种。欧洲的第一部官方药典是 1498 年在佛罗伦萨出版的《新调剂大全》（*Nuovo Receptario Composito*）。公元 1546 年纽伦堡的瓦莱利乌斯医生编著出版的《纽伦堡药典》（原名《药方书》）是世界医学史上著名的药典，它的出现为药品质量标准化和规范化指明了方向。

盖伦学说在欧洲统治了上千年，第一个向盖伦学说提出严峻挑战的是瑞士医生巴拉塞尔苏斯（Paracelsus，公元 1493—1541 年）。他反对使用由混合成分组成的"万灵药"，也敦促炼丹术士们停止炼制毫无作用的"长生不老药"，而应把他们的技术和知识应用到从矿物提炼单一成分的化学物质上，以满足治疗疾病的需要。他对所有的有效药物制剂不管是来源于动物还是矿物，都要寻根问底，探究有效的奥妙所在，这在当时是超时代的举动。

然而，直到 1805 年，德国药剂师塞脱纳（Sertüner）从阿片中提取出吗啡（morphine），人类才从自然界中成功地提取出第一个纯化合物活性成分，是现代药学的一个里程碑。1818 年法国学者佩尔蒂埃（P. J. Pelletier）与卡文顿（J. Caventou）从番木鳖中分离出番木鳖碱和马钱子碱，1820 年他们又从金鸡纳树皮分离出了奎宁。随后，可待因、阿托品、可卡因等植物活性成分相继被分离出来。

佩尔蒂埃与卡文顿分离出奎宁之后，开始敦促医生们对此进行治疗性研究，这一要求立即得到医生们的响应，这标志着纯化合物药物应用于临床的一个新起点，因为在此之前分离出的化合物仅仅为了实验研究而非用于治疗目的。到第二年，巴塞罗那爆发疟疾。佩尔蒂埃将药送到巴塞罗那，并在那里开设了制药工厂，这个制药工厂被看作是现代制药工业的鼻祖。从此以后，各国也逐渐建立了制药工业。

二、现代药学的发展

（一）药学发展的四个阶段

药学的发展大致可以分为四个阶段。从古代至 19 世纪末可以划为药学发展的第一阶段，此阶段主要是人们利用天然药物的时期。到 19 世纪人们已开始应用现代科学技术研究天然药物的有效成分，据记载，又在 1805—1835 年的 30 年间即有约 30 种重要的有效成分被分离出来。这种分离天然药物有效成分的热潮一直持续到 20 世纪。

19 世纪末药物合成的兴起可以认为是药学发展的第二阶段。虽然从天然药物中分离出的成分确有作用，但当时天然药物的品种和数量有限，提取分离也实属不易。一些年轻的有机化学家便试图一显身手，许多重要的化学药物相继被合成，化学治疗的概念也得以产生和深化。德国科学家埃尔利希（Ehrlich，1854—1915 年）合成 606（arsphenamine，砷凡纳明）可以说是个开端。

百浪多息（prontosil）是 1932 年德国化学家克拉尔（Klarer，1898—1953 年）合成的磺胺染料，后来德国细菌学家杜马克（G. Domagk）发现，该化合物给链球菌感染的小鼠注射后可以有效杀灭细菌，且没有严重的毒副作用，百浪多息因而成为第一个对全身细菌性感染真正有效的化学药物。

青霉素和链霉素等虽然产自微生物，但有机化学也帮了大忙。一般认为，20 世纪是寻找天然有效成分和合成药物并举、通过大量筛选实验得到许多对急性传染病有特效的药物的时期。第二阶段药学的迅速发展正是有机化学发展的结果，而且随着合成药物的发展，药物化学也从普通有机化学中分离出来而形成一门独立的学科。同时在这一阶段，化学与医学产生了汇合。合成和分离的药物未经过严谨的动物实验研究便进入临床试用，并以其最终使用结果来判断其效用和毒性。这一时期努力的结果形成了新药问世的黄金时期，而且对药物作用及其机制的研究也深入到细胞水平。但也孕育着新的问题，最终以 1956 年反应停（thalidomide，沙利度胺）药物上市造成轰动一时的惨剧而完全结束了这一阶段。

药学发展的第三阶段主要是指 20 世纪 40 年代至 60 年代。在合成药物大量上市的同时，生物化学取得了巨大的进展。至 20 世纪 30 年代，大多数维生素已分离成功，并发现了胰岛素；20 世纪 40 年代肾上腺素、皮质激素等激素研究形成高潮，而且糖代谢、脂肪代谢、蛋白质代谢、能量代谢等基本动态变化过程也相继得到阐述。这就吸引人们更进一步去研究体内活性物质及其功能，因而在体内活性物质基础上形成了一系列激素、维生素及其类似药物，同时也为在分子水平上研究药物奠定了基础。

第四阶段是指 20 世纪 70 年代以来这一时期。医学、化学、生物学三者紧密结合，研究体内调控过程，从整体直达分子水平，多学科渗透交叉，可称为生物药学时期。此阶段远比前述各阶段发展迅速，成果辉煌。

（二）药学各学科发展现状

近几十年，药学各学科随着相关学科不断发展变化和交叉渗透，逐渐发展成具有基础知识、基本理论和大量实验手段的重要学科。药物化学正由过去的随机、逐个、多步骤的液相合成发展到计算机辅助设计、定向一步固相合成药物的组合化学阶段，大大提高了新药研究的速度和命中概率。药理学对新药的筛选也发展到高质高效的机器人筛选；对药物作用机制研究从整体、器官水平发展到细胞、分子、量子水平。药物制剂学方面，由一般制剂发展到缓释、控释、速释制剂；由以工艺为主到与生物效价相结合。药物分析化学的手段不断更新，从化学比色到高效液相色谱（HPLC）、气相色谱（GS）、质谱（MS）及其联用；体内药物分析的灵敏度不断提高。生药学方面从形态学、显微水平观察发展到化学、基因水平研究；从研究陆地药物发展到研究海洋资源。微生物与生化药学借助现代生物技术发展进步更快，使从基因水平上研究与开发药物成为现实。

三、我国药学的现状与发展

（一）药物化学方面

1949 年前，中国制药工业极为薄弱。20 世纪 40 年代，化学合成药物（原料药）的生产完全是一片空白，全部依赖进口，制剂加工厂也很少。中华人民共和国成立后，党和政府高度重视，制药工业发展很快。以原料药品为例，第一个五年计划末期有 200 多种，中华人民共和国成立十五年增加到 300 种，到 1978 年达到 900 种。发展到今天，我国已拥有了 4700 多家化学制药企业，能生产抗生素、激素、维生素、解热镇痛药等千余种原料药，成为世界上原料药生产的第一大国。

在过去的几十年中，我国以仿制生产药物为主。1993 年我国将化合物实体（即药物、农药）纳入专利保护制度，这就意味着从此以后在生产与使用药物上，我国将不能随意地仿制正处于专利保护期中的化学药物。

我国新药研究正处于由过去几十年的仿制为主到以创新为主、仿制为辅的转型时期。这就需要我国的药物化学家不断发现新的化合物实体，在药理学家的配合下，筛选其活性，申请专利，开发成具有自主知识产权的专利药物。目前，国内的许多研究单位和制药企业正在进行创新药物的研究，并应用计算机辅助设计修饰某些已知结构的药物和创造新的功能化合物。

（二）药物制剂方面

中华人民共和国成立前，我国药物制剂生产水平很低，大部分靠进口。目前我国制剂学已从简单的调配发展成集药学、生物学、化学、物理学、数学、工艺学乃至电子学为一体的完整现代药剂学。根据临床的不同要求，可采用纳米技术、微粉化技术、固体分散技术加速药物的溶出、释放及生物利用度，采用膜控技术、包衣技术、渗透泵技术控制药物在体内的释放速度。采用包衣、微胶囊、大分子包合等技术除去药物苦味，解决儿童用药的问题。采用透皮机制，使眼内、鼻内、肺内及皮肤用药突破了传统局部用药范畴，使蛋白肽类等不宜口服的药物能够给药。制剂辅料的开发也取得很大进展。

（三）药理学方面

我国的现代药理学起步于 20 世纪 20 年代末对麻黄碱的研究，药理学家陈克恢（Chen K. K.）发表了有关麻黄碱药理活性的论文，在世界上引起了较大反响，至今有关麻黄碱的研究未断。但是，药理学在我国的发展却较缓慢，相当一段时间里，药理学主要是配合药物化学验证仿制药物的疗效。药理学得以较快的发展始于改革开放以后，尽管目前大多数工作还是以验证为主，但近些年有关中药药理的基础性研究和现代药理学手段与方法大大促进了药理学的独立发展。在心血管药理、神经药理、生化药理等领域已有了一些达到国际先进水平的研究成果。

（四）药物分析方面

药物分析的发展与分析化学的发展息息相关，尤其是近年理化测试与分析仪器和计算机技术的进展，大大促进了药物分析的发展。体内药物分析、中药的质量控制等领域均取得了较大的进展。

（五）生物技术与生物制药方面

中华人民共和国成立初期，我国仅有上海杨氏制药厂生产少量生化药物，如口服水解蛋白、肝素注射液及垂体后叶注射液等。而目前全国的生化制药企业近 400 家，并建立了先进的生化药物生产线，能生产胰岛素、肝素、玻璃酸等多种现代技术产品。自 1989 年干扰素上市以来，我国已有约 37 种生物技术药物实现了国产化。

（六）抗生素方面

自 1929 年英国细菌学家弗莱明（Fleming，1881—1955 年）发现第一个抗生素——青霉素到 1943 年应用于临床已过去半个多世纪了。这半个世纪以来，抗生素为人类健康作出了卓越的贡献。1949 年以前，我国青霉素完全依赖进口。抗日战争期间，我国学者汤飞凡开始研究抗生素。1946—1949 年间他与童村教授在当时的北平中央防疫处开始进行青霉素发酵。1950 年经国家批准建立青霉素试验所，同年 9 月得到青霉素钾结晶。1953 年 5 月 1 日正式生产，开创了我国抗生素工业的新纪元。其后，沈家祥教授在大连、沈阳主持研究氯霉素，于 1955 年在东北制药总厂生产。1958 年 6 月，第一批青霉素正式下线迅速带动了国内青霉素的普及和降价，曾贵比黄金的青霉素降为几毛钱一支，结束了我国青霉素依赖进口的历史，开创了我国大规模生产抗生素的历史。此后，中国抗生素行业继续发展壮大，不仅在国内市场占据重要地位，还积极参与国际竞争。

国际上抗生素研究与发展很快。有文献报道的已有数万种。近年来，抗生素研究已从过去单纯的开发抗菌药物发展为广义的以微生物为主要来源的药物研究。现在，由微生物产生的酶抑制剂、免疫调节剂、受体拮抗剂等层出不穷。

然而，目前我国临床应用的抗生素极少是我国独自研究的品种。我国抗生素研究开发目前还是以仿制、寻找高产的菌株为主。广开菌源、应用新的筛选体系及基因工程技术将是我国微生物制药的主要发展方向。

（七）中药与天然药物方面

中药是我国劳动人民在数千年与疾病作斗争中发展起来的，并取得了辉煌的成就。它与中医一起形成了一个完整的传统医药体系，至今仍发挥着重要的作用。

中药虽有悠久的历史，但其发展却较缓慢。中华人民共和国成立以前，中医药处于自生自灭的状况；中华人民共和国成立后，党和政府非常重视保护和发展中医药事业，相继开设了中医药研究与教育机构。全国各地的中医学院大都是在1958年左右成立的，国家组织了多次中药与天然药物资源的大规模普查。最近一次普查表明，我国可供药用的植物、动物、矿物已达18817种，是世界上药用资源最丰富的国家之一。

由于用药量大及资源保护的需要，我国常用中药已有400余种实现了人工栽培，广为栽培的超过250种。有些进口的中药也引种成功，如西洋参、胖大海、番泻叶、水飞蓟等。

在保护与继承的基础上，我国对中药的现代化研究也取得了较大的进展。目前已对多种中药进行了较系统的化学研究，如人参、三七、大黄、甘草、黄连、白术、丹参、天麻等。在中药的药理方面，也做了大量的工作，国内已有了数种有关中药研究的学术期刊。在中药的新药研究方面，目前我国已经拥有中成药9600余种。

然而，作为一个中药和天然药物大国，我国的中药产品在国际市场上的地位还不是很高，仅占市场份额的3%~5%。在我国对外开放、加入世界贸易组织的背景下，这是一个很严峻的问题。日本、韩国及东南亚的中药产品在国际市场占有较大的份额。其原因除我国对外宣传不够外，还有对中药产品的现代化研究水平与发达国家差距大。主要原因是中药的质量控制尚达不到现代社会用药的要求水平，许多中药的有效成分还不是很清楚，中药的成分比例含量不能有效地控制等。目前正在研究药材的标准化及栽培的标准化（good agriculture practice，GAP）问题。2009年，国务院颁布的《关于扶持和促进中医药发展的若干意见》，2016年国务院印发《中医药发展战略规划纲要（2016—2030年）》，2017年7月1日开始施行，2023年国务院颁布《中医药振兴发展重大工程实施方案》，这些政策对中药行业的持续快速发展起到积极的促进作用。在不久的将来，我国的中药一定会在世界药学领域中占有重要的一席。

第三节　药学的任务

一、研究新药

随着现代科学的不断进步，物质生活的不断丰富，人们对生活质量的要求越来越高。人类的平均寿命从二战前的平均 40 岁已达到现在中国人的平均寿命已近 78.6 岁，瑞士、日本已超过 80 岁。究其原因，除了战争的减少、人们营养状况的改善之外，主要的原因之一应归于药学的发展。如青霉素的发现带动了抗生素的研究与发展，使目前一般的细菌性感染不会对人类生命构成威胁。

然而，任何药物均不是万能的。已有药物的毒副作用、常用药物引起的机体和病原微生物产生的耐受性和抗药性，需要人们去研究和开发疗效更好、毒副作用更小的药物。例如，青霉素类药物的副作用、过敏、耐药菌的出现，迫使人们研究新的抗菌药物。

另外新疾病的出现，如禽流感、SARS 等；原有的非主要致命性疾病逐渐上升到主要致命疾病之列，如心血管疾病、肿瘤、糖尿病等；原有的不为人们关注的小病及不适也成为影响人类生命质量的主要问题，如胃溃疡、胃动力障碍、抑郁症等。这更需要人们去研究和开发针对性更强、疗效更好的新药。

二、阐明药物的作用机制

一种药物治疗疾病是通过怎样的途径、作用在哪一个部位或酶、受体而发挥作用的？这是药学工作者，尤其是药理工作者需要解决的问题。确定药物发挥作用及产生毒副作用的机制，则有利于更高效低毒药物的研究与开发。

如非甾体抗炎药吲哚美辛，作用机制与抑制前列腺素合成酶 COX－1 和 COX－2 有关，但具有诱发胃溃疡的副作用。研究表明，只抑制 COX－2 则不仅保留抗炎活性，还可以减少胃溃疡的发生。因此，20 世纪 90 年代新型非甾体抗炎药——COX－2 特异性抑制剂上市了。然而，十年的应用发现，此类新型非甾体抗炎药有增加心血管疾病发病的风险，其机制可能与通过 COX－2 的特异性抑制而影响了体内血栓生成、降解的平衡有关。这就进一步提出了如何研发没有这方面不良反应的新型抗炎药的难题。

三、研制新的制剂

一个药物发现之后，并不能直接用于临床。其中有许多因素，如用药是否方便、药物能否被吸收、药物何时能起作用等问题都需要对药物进行制剂学方面的研究。各种剂型有其独特的应用价值，如片剂服用方便，其中包括控释、缓释、速释的片剂；需要快速起效、口服不能被吸收或易被破坏的药物可制成注射剂进行肌内注射或静脉注射。此外，还有颗粒剂、糖浆剂、贴膏剂、搽剂、气雾剂、滴鼻剂、栓剂、丸剂、散剂等。然而这些普通制剂，很难完全满足高效、速效、低毒、控制药物释放和发挥定向给药作用等多方面的实际要求。因此，积极研究与开发新的剂型是药剂学的一项重要任务。如进行靶向性的脂质体新剂型研究等。

四、制订药品的质量标准，控制药品质量

在药学学科中，量的概念是非常重要的。日常我们用药时，常常是吃几片、打几针，这是比较宏观的量的概念。在药学领域中，有一个非常重要的分支即药品的质量控制，它包括药物含量和药物杂质的控制。药物含量的控制目的就是研究和应用有效、灵敏、简便的方法控制药物的含量，使用药控制在一个安全有效的范围内；药物杂质的控制是确定药物中杂质的性质和含量，以减少不必要的毒副作用。

此外，国内药品研究开发、生产、销售、使用以及药品质量和质量保证体系等所进行的监督管理也是药物分析学的重要任务之一。国家药品监督管理局（National Medical Products Administration，NMPA）主要职责之一是进行全国药品的监督管理工作。

五、开拓医药市场，规范药品管理

随着社会的发展与进步，社会的分工越来越细，同时交叉也越来越多。开拓医药市场，虽属于经济

学领域的问题，然而，医药作为一种特殊的商品，在具有一般商品可以购买的性质的同时，由于对其使用不当会直接引起一些不可挽救的后果（包括中毒死亡），因此它又具有特殊性。医药同时也是一种高科技产品，需要既具有医药知识又具有经济学（市场）理论的人去从事它的营销工作。

由于药品的特殊性使得社会对其从研究、生产到使用的一系列管理备受关注。就研究而言，首先要证明它的有效性和安全性。然而，如果没有合格的实验动物、规范的实验操作，这种研究的结果也可能有很大局限性，不具有普遍意义，也可能是假阳性结果或阴性结果。"反应停"事件是新药安全性研究的一个典型的反面案例。当今世界许多国家对新药研究做出的种种严格规定，是以临床上人类所得到的惨痛的教训和付出高昂的代价换来的。

目前，药物研究的各个过程都要求有严格的规范，这包括了《中药材生产质量管理规范》（good agriculture practice，GAP）、《药品非临床研究质量管理规范》（good laboratory practice，GLP）、《药物临床试验质量管理规范》（good clinical practice，GCP）、《药品生产质量管理规范》（good manufacture practice，GMP）、《药品经营质量管理规范》（good supply practice，GSP）等。

第四节　药学的地位

一、药学学科在现代科学中的地位

"医药不分家""药食同源"两句俗语比较恰当地反映出药学与医学、药学与食品保健的关系。然而在学科分类上，药学更接近于医学。因为其研究目的是保证人们身体的健康，这与医学是一致的。尽管它与化学、工程、医学相互交叉，然而在其基本知识结构上，化学是它的重要基础。因此，在专业分类上药学的属性更偏重理科或工科。

鉴于上述原因，药学作为医学、化学、生物学交叉的一门学科，构成了一门独立的学科。作为一个独立的一级学科，与医学、农学、林学、数学、物理、化学等并列。与数学、物理、化学等不同的是，药学是一门应用科学，它主要是应用现代化学、医学、生物学、物理学的理论与成果，研究与开发新的药物，直接服务于社会。

二、药学在国民经济中的地位

（一）药学事业为人类的身体健康提供保障

前面提到，人类平均寿命的延长很大一部分归功于药学事业的发展和高效低毒药物的不断发现。直至二战以前，世界各国记载了无数次灾难性瘟疫的流行，如霍乱、天花、流感、伤寒。到今天天花已基本从地球上消灭了。流感虽然也有流行，但已不是一种可以直接诱发人类死亡的重要疾病。霍乱也仅在小范围内发生，且可以抢救，死亡率大大降低。伤寒也不是一个直接致死性疾病了。肺结核在二战以前还是无药可用的致命疾病，虽然现在仍有一些发病，但由于链霉素、异烟肼、利福平的应用，已不再是一种谈之令人色变的疾病。1921年发明的胰岛素使成千上万的1型糖尿病患者得以正常生存。

但是药学的任务远远没有完成。除了大多数感染性疾病外，许多疾病如心脏病、阿尔茨海默病、2型糖尿病、风湿性关节炎等，还不能通过药物得以根治，而仅仅是缓解症状、延缓病程。

人吃五谷杂粮，谁能无病。由此可见，药学的发展是人类健康的最基本的保障之一。

（二）药学在市场经济中的地位

只要有人类生存，就有疾病的发生，就需要药物的治疗，人们就要花钱买药。这就决定了药学在经济领域中具有其他行业不可替代的特性。因而国际制药工业一个多世纪来一直不断发展，而且蒸蒸日上。我国制药行业同样在改革开放 40 多年来得到了蓬勃发展。

药品是一个高科技的产品，因此它也具有高的附加值。药品尤其是新药会为企业带来巨大的经济利润。虽然研究一个新药平均需要投入上亿美元，费时平均达十余年，但一旦研究成功并投放市场，它将给一个企业带来数十亿美元乃至更多的回报。这也是为什么制药企业不惜巨资投入新药开发的原因之一。因此，制药行业虽然在整个国民经济中占有的份额不像交通、石油行业所占份额之大，但它的不可替代性，使其在国民经济中扮演着一个十分重要的角色。

三、药学与其他学科的关联

完整的药学学科与之相关联的各个学科有着千丝万缕的联系。从当今药学高等教育的角度来看，药学与化学关系最为密切，然后是生物学、医学及数学、物理学等学科。

数学是打开科学大门的钥匙。可以说科学的每个分支都离不开数学。对于药学学科来讲，数学将为计算机的应用、科学数据的统计、药剂学中药物动力学的计算、药物分析中现代数论的应用，甚至药物化学中分子间相互作用的计算打下基础。

物理学更是渗透在药学的各个领域。如药物仪器分析中光谱、色谱理论与应用，药剂学中粉体的行为等。

无机化学是药学教育中化学课程群中的第一门化学。第一，许多药物是无机物，如 $Al(OH)_3$、Li_2CO_3、Ca^{2+} 剂、Fe^{3+} 剂等；第二，无机化学中学习到的一些基本的化学理论会直接应用到有机化学和分析化学中，如分析化学中关于无机药物、含金属药物的分析等。

有机化学是药学的重要基础，它直接为学好药物化学奠定基础。在当今世界上应用的药物中，90% 以上是有机化合物。因此，有机化学渗透于药学的每个角落。

分析化学以无机化学、有机化学、物理学为基础，是药物分析的基础。通过化学反应的颜色、沉淀、物质的理化特性等来定性或定量的分析化合物。

数学、物理学为物理化学奠定基础，物理化学同时又是药物制剂学的重要基础。比如，一种药物不溶于水，如果将此物质加到水中，它立刻就会沉淀到下层。但又需要将它制成液体，如何使它能均匀地分散到水中呢？这需要物理化学的知识来解决。

药学教育中的医学和生物学群课程有解剖生理学、药理学、生物化学、微生物学等。解剖生理学是药理学的基础。如不了解心脏跳动的原理就不可能理解心律失常病因，更不能理解各种各样的抗心律失常药是如何发挥作用的。

如果说药物化学是新药研究的先导，那么药理学则是新药研究的眼睛。没有药理学，药学将与精细化工相差无几。因为只有药理学才能说明化合物对人体有什么作用，否则它将永远是没有任何药用价值的化合物，与碳、涂料没有什么区别。

生物化学也需要有机化学为基础。淀粉分解成葡萄糖、蛋白质分解成氨基酸而为人们所利，这一系列的反应都有有机化学中的合成分解原理。

思考题

答案解析

1. 简述药学的定义及其主要研究内容，并列举至少四个药学的主干学科。
2. 药学与化学、医学的关系如何？请结合具体实例说明。
3. 药学发展的第二阶段（19 世纪末至 20 世纪中期）有哪些主要特征？列举该阶段的两项代表性成果。

（吴春福　杨静玉）

书网融合……

微课　　　　　　　习题　　　　　　本章小结

第二章　中药、生药与天然药物化学

PPT

📖 学习目标

　　1. 通过本章学习，掌握中药、生药与天然药物化学的研究内容，中药、生药与天然药物化学的联系和区别；熟悉生药的鉴定方法，中药的药性、四气五味、升降沉浮、归经和炮制，天然药物化学常用提取分离和结构鉴定方法与生物合成研究；了解我国传统中药资源分布情况以及中药的起源与发展简史，生药学的起源和发展，天然药物化学的发展简史及其研究进展。

　　2. 具备从宏观视角跨学科整合能力，将传统中医药理论与现代药物化学、分子生物学等学科结合，推动中药现代化研究；以及批判性思维，能够辩证看待传统中药的疗效与局限性，科学评估其临床价值。

　　3. 树立科学理性与传统智慧结合的思维模式，培养对自然资源的敬畏与责任感，为未来从事药物研发、质量控制或中医药现代化工作奠定基础。

第一节　中药的起源与发展

一、中药与生药的概念与区别

　　如果以医学理论体系而论，药物的分类可以分为在现代医学理论体系指导下使用的药物，和在传统医学理论体系指导下使用的药物两大类。前者包括化学药、生物制品、天然药物等，其中化学药和生物制品习惯上亦称为西药。后者在我国包括中药、藏药、蒙药、维药、彝药等。由于中药历史悠久、使用的人非常广泛，故将中药单列一类，而藏药、蒙药、维药、彝药等统称为民族药。

　　中药（traditional Chinese medicine）是指依据中医学的理论和中医临床经验，应用于医疗保健的药物。不论是单味药还是复方药，都有中医药学理论相适应的特征，即性味、归经、升降沉浮、功效、配伍规律，并按中医理论考虑其应用的范围。所以，中药不同于一般天然药物，除少数品种，如青黛、阿胶、冰片等为加工品外，大都是来源于自然界植物、动物、矿物的非人工合成品。当然，有些民间药物或天然药物，随着人们医疗实践的深化，通过研究、归纳、总结，确定其重要的基本特性又遵循中医理论来使用，就可以称为中药。如穿心莲，原本是用来做苦味补剂并可治疗细菌性痢疾的民间药，通过多年临床实践及科学研究，人们归纳总结了它的中药特性，并收载于《中国药典》1990年版一部。因此，在历史发展过程中，也不断丰富发展了中药。

　　生药（crude drug）是指来源于植物、动物和矿物的新鲜品或经过简单的加工，直接用于医疗保健或作为医药用原料的天然药物。例如，植物生药人参、洋地黄，动物生药斑蝥、水蛭，矿物生药朱砂、信石等。此外，由植物中制取的淀粉、黏液质、挥发油，自植物和动物制取的油脂、蜡类，还有一些医用敷料（如脱脂棉）、滤材（如滑石粉、白陶土）以及具有杀虫作用的除虫菊等，也都属于生药。生药一般指取自生物的药物，兼有生货原药之意，它包括了本草未有记载，中医不常用而为西医所用的药物（如麦角、洋地黄叶等）。在国外，生药一般不包括矿物药。中药包括中药材和中成药，其中中药材属于生药的范畴。

近年来，随着对自然界动植物药效活性研究的不断深入，出现了天然药物这一名词，为了解天然药物的活性成分，阐明其作用机制，对天然药物利用现代分离手段获得其中的单体成分，并利用波谱技术解析其结构，进行后续的活性和结构改造研究，属于天然药物化学的研究范畴。有关天然药物化学的内容将在第四节进行详细介绍。

在人类发展早期，生药是最早应用并且在当时几乎是治疗疾病的唯一选择，随着有机化学与药学的发展以及天然药物中有效成分结构的不断阐明，对有效成分结构的修饰、简化和合成，并伴随其他学科的发展逐步形成了合成药。

二、中药的起源与发展

本书绪论中已概述了药物的起源，在此不再详述。

中医药学有着悠久的历史、独特的理论体系和极为丰富的内容。中药是防病治病的重要武器，也是我国医药学发展的物质基础。我国地大物博，中药资源极为丰富。中药的来源有动物、植物和矿物之分，其中植物占大多数，所以古来相沿把记载药物的书籍称为"本草"。我国历史上著名的本草著作有《神农本草经》《唐本草》《本草纲目》等。《本草纲目》自 1596 年刊行后，影响深远，17 世纪就传到国外，并先后被译成多种文字，被誉为"东方医药巨著"。

三、药用资源

（一）中药及天然药物资源

我国使用天然药物历史悠久，古有神农尝百草之说，商代有伊尹用药草为汤液的记述，《诗经》记载药物 50 余种。《山海经》（公元前 770—220 年）记载药物 139 种，秦汉三国时（公元前 221—265 年）的《神农本草经》记述药物 365 种，《唐本草》（659 年）记载 844 种，宋代《证类本草》记载药物 1445 种，至明代（1596 年）李时珍《本草纲目》记述药物已达到 1892 种，到了清代，经《本草纲目拾遗》（1765 年）增补，药物达到 2813 种。1977 年出版的《中药大辞典》收载的药物为 5767 种，《新华本草纲要》记载 6000 种。

1982 年国家组织 2 万多人的专业队伍进行全国规模的中药资源普查，历时近 10 年编写了《中国中药资源》等 6 本专著，此次普查共收集到动植物药 12727 种，其中植物药 11146 种，动物药 1581 种，在植物药材中菌类 115 种，苔藓类 43 种，地衣类 52 种，蕨类 456 种，种子植物 10118 种。

根据以上资料，我国天然药物种类可界定为 6000 种左右，药典或部颁标准收载中药材种类约 2712 种。

（二）民族药用资源

我国民族医药资源广博，应用经验丰富，特别是藏、蒙、维、彝等民族医药已成为筛选天然活性物质的主要来源之一。此外，开展国际传统药学的比较研究，阐明其药性品质差异及物种关系，将进一步弘扬中药特色和优势，实现中药质量标准规范化、国际化，有效抵御"洋中药"对我国中药的冲击，同时吸收并用国外植物药新资源新成果、不断丰富中医药学宝库，以促进国际传统医药文化交流。

（三）中药资源保护

由于人们生命活动范围的扩大和盲目采挖开发，生态环境的破坏及药用动植物物种资源流失严重，不少名贵中药品种濒临灭绝。生物多样性保护已成为国际社会瞩目的重大环境问题之一。种质资源是中药品种选育的物质基础，保护生物物种多样性，将是保证我国中药资源宝库取之不尽、用之不竭、永续利用的重要手段和环节。目前药用植物种质资源保护与遗传多样性研究广泛开展，以保护求发展，就地保护与迁地保护相结合、天然更生与人工培育相结合，将是中药资源合理利用与保护的基本对策。

（四）中药资源创新

将生物技术应用于药用资源创新，是 21 世纪中药及天然药物研究中最富活力和前景的领域之一。中药分子的标识育种，运用 DNA 分子标记和重组 DNA 等技术，筛选和培育高产优质高抗灾性的中药新品种，实现中药种质资源强优组合与品种改良，目前这方面尚处于遗传学基础研究阶段中，难度较大，具有挑战性，但潜力巨大。

1. 利用转基因植物生产活性物质　利用转基因技术，将外源药用基因导入植物的基因组，通过高效表达获得新型药物和基因工程疫苗，植物表达系使表达产物可糖基化、酰胺化等转译后加工性强的特点，在免疫原性、安全性、来源和成本等方面，较细菌、酵母、昆虫细胞及哺乳动物细胞等表达体系具有更潜在的优势。目前一些名贵生物医药制品如基因工程疫苗、活性多肽和蛋白质药物，已能在转基因烟草、番茄、马铃薯、油菜、酵母、颠茄中整合、转录和表达。

2. 细胞组织培养　主要应用组织培养和细胞培养技术，生产天然活性产物以及进行药用植物快速繁殖。近年来，植物基因工程的研究进展，出现了基于发根农杆菌（*Agrobacterium rhizogenes*）的毛状根培养和基于根癌农杆菌（*Agrobacterium tumefaciens*）的冠瘿组织培养的转基因器官培养技术，将药用植物细胞培养的研究与开发推向新阶段。

自从 1902 年首次进行细胞培养实验以来，经过科学家们半个世纪的努力，全世界已有 1000 种植物进行过细胞培养方面的研究。目前我国科学工作者已建立了三七、人参、西洋参、三尖杉、紫草、丹参等 40 多种药用植物的液体培养系统，经过对培养基和培养条件的操作已使部分有效成分含量达到或超过原植物。

转基因已获成功的药用植物有：烟草、毒扁豆、辣根、菊苣、莨菪、龙葵、骆驼蓬、甘草、玉米、花生和番茄等。

第二节　中药学

中药学（traditional Chinese pharmacy）是研究中药基本理论和各味中药的来源、性味、功效及应用方法等知识的一门科学。中药学和天然药物化学都是祖国医药学的重要组成部分，对保障人民健康起着重要的作用。

一、中药的药性

药性是指药物的性味和功能。中药的药性包括四气、五味、升降沉浮、归经等。药性是在长期医疗实践中对药物作用于机体所发生的反应和对疾病产生疗效的总结，是以中医的阴阳、脏腑、经络、治法等中医学说为理论基础，是中医药学理论体系的重要组成部分。

二、中药的四气五味

四气又称四性，是寒、热、温、凉四种不同的药性，是依据药物作用于机体所发生的反应归纳出来的。例如，石膏、黄连、栀子等能治疗热性病，表明这些药物具有寒凉性质。反之，附子、干姜等能治疗寒性病，也就表明这两种药物具有温热性质。一般来说，寒性、凉性的药物具有清热泻火的作用；温性、热性的药物具有温里散寒的作用。寒凉与温热是两种不同的属性，寒凉属阴，温热属阳。寒与凉，温与热只是程度上的差别。

热性病用寒凉药治疗，寒性病用温热药治疗，这是中医临床用药必须掌握的原则。运用中药如果不明四气，治疗热性病用热药，治疗寒性病用寒药，必然会产生不良后果。

五味是指辛、甘、酸、苦、咸五种不同的味。味是表示药物作用的标志，不同的味有不同的治疗作用。简单地说"辛散、酸收、甘缓、苦坚、咸软"，就是对五味的归纳。

辛：有发散、行气、行血的作用。如麻黄、桂枝治风寒表证，木香、红花能行气活血。

甘：有补益、和中的作用。如人参、黄芪能补益元气，甘草、大枣能调和脾胃及调和药性。

酸：有收敛、固涩的作用。如五味子、山茱萸能敛汗涩精，五倍子能涩肠止泻。

苦：有燥湿、泻降的作用。如黄连、黄柏能清热燥湿，大黄能泻下。

咸：有软坚、泻下的作用。如海藻、瓦楞子能软坚散结，芒硝能泻下通便。

此外，还有一些药物具有淡味或涩味。淡味有渗湿、利尿作用，多用于治疗小便不利、水肿等症，如猪苓、茯苓等。涩味有收敛、固涩的作用，与酸味药相同。

每一种药物都具有气和味，因此，两者必须综合来看。药物的气味相同，则有类似的作用，气味不同则作用不同。例如，麻黄与薄荷同为辛味药，辛能发散，具有发汗解表的共性，但麻黄性温，适用于风寒表证；薄荷性凉，则适用于风热表证。又如黄连与生地黄同为寒性药，具有清热共性，但黄连苦寒，苦能燥湿，而生地黄甘寒，甘能养阴生津，能治阴虚内热证。由此可见，气同味异或味同气异的药物，其作用也不相同，只有认识和掌握每一药物的全部性能，才能全面而准确地使用药物。

三、中药的升降沉浮

升降沉浮是指药物作用的趋向。升是升提，降是下降，浮有上行发散之意，沉有下行泄利之意。升浮属阳，沉降属阴。升与浮、沉与降的趋势类似，不易严格区分，故常以"升浮""沉降"合称。凡是升浮的药物，一般都是主上行而向外，有发汗、升阳、散寒、催吐等作用；沉降的药物一般都是下行而向内，有降逆、清热、泻下及收敛等作用。例如，黄芪、升麻等能治疗久泻脱肛、子宫下垂等气虚下陷的疾病，具有升的作用。石决明、牡蛎等能治疗肝阳上亢的头晕、头痛，具有降的作用。麻黄、桂枝等能治疗风寒表证，具有浮的作用。大黄、芒硝等治疗肠燥便秘之实证，具有沉的作用。凡病变部位在上在表的用药宜升浮不宜沉降，在下在里的宜沉降不宜升浮。若病势上逆的用药宜降不宜升，下降的则宜升不宜降。

药物作用的升降沉浮与药物的气味及质地轻重有一定的关系。凡味属辛甘、气性属温热的阳性的药物，大多升浮；味属苦酸咸、性属寒凉的阴性药物，大多沉降。花叶等质轻的药物，大多升浮；种子及矿物等质重的药物，大多沉降。然而也有例外。

此外，药性的升降沉浮还受配伍或炮制的影响。例如，升浮药在众多沉降药中，便随之下降；沉降药在众多升浮药中，也能随之上升。有些药，酒炒则升，姜汁炒则散，醋炒则收敛，盐水炒则下行，这都说明药物的升降沉浮，在一定条件下可以互相制约，相互转化。

四、中药的归经

归经是指药物对于机体某部分的选择作用。药物在人体所起的作用有一定的适应范围，如寒性药物虽都具有清热作用，但作用范围不一样，有的偏于清肺热，有的偏于清心热，有的偏于清肝热，有的偏于清胃热等。再如同为补药，也有补心、补肺、补脾、补肾之区别。因此，将药物功效进行归纳，使之系统化，便形成了归经理论。

归经是以脏腑、经络等理论为基础的。经络能沟通人体内外表里，在病变时，体表的疾病可以循经络影响到脏腑，脏腑的疾病也可以由经络反映到体表，人体各部分发生病变时所出现的证候，可以通过经络而获得系统的认识，然后再选用相应的药物治疗。药物的归经与药物的四气五味、升降沉浮等药性是相辅相成的，在治病用药时必须相互结合。

五、中药的炮制

中药炮制是以中医药理论为指导，依据医疗、制剂和调剂的不同要求，对原药材所进行的各种加工处理的总称。经加工炮制后的中药通称"中药饮片"。多数中药需经过炮制才能符合治疗的需要，充分发挥药效。中药炮制的目的主要有以下七点。

（一）降低或消除药物的毒性或副作用

有的药物虽有较好的疗效，但因其毒副作用太大，临床应用不安全，则需通过炮制改变其毒副成分的量和质，使服用后不致产生不良反应。如半夏、天南星等含有强烈刺激性物质，经洗、漂和白矾等辅料炮制后，可消除其刺激咽喉的副作用。朱砂水飞后可降低毒性很大的游离汞和水溶性汞盐的含量。

马钱子具有通络止痛，散结消肿之功效。主要用于治疗风湿顽痹，麻木瘫痪，跌打损伤，痈疽肿痛，小儿麻痹后遗症，类风湿关节痛等。马钱子中主要成分为士的宁和马钱子碱，两者既是有效成分又是毒性成分，但士的宁疗效高，而马钱子碱毒性大。马钱子经砂烫炮制后士的宁含量下降最少，马钱子碱含量降低最多。这是因为马钱子碱的分解温度为178℃，士的宁的分解温度为286~288℃，而炮制时的温度为200~260℃，通过炮制使其毒性降低。

附子具有回阳救逆，补火助阳，逐风寒湿邪之功效。主要用于亡阳虚脱，肢冷脉微，阳痿，宫冷等症。附子主要含有二萜双酯类生物碱，其二萜双酯类生物碱的代表性成分是乌头碱，该类化合物的毒性很强，以乌头碱为例，0.2mg 就可造成中毒，半数致死量为 3~4mg。经水煮炮制后，少部分二萜双酯类生物碱随水流失，大部分则转变成毒性大大降低的二萜单酯型生物碱，二萜单酯型生物碱的毒性只有二萜双酯型生物碱的1/2000。

甘遂具有泄水逐肿，消肿散结之功效。主要用于水肿胀满，胸腹积水，二便不利等症。甘遂主要含有大量的萜类成分。在炮制过程中，醋中的有机酸能与药物中的毒性物质相结合从而使毒性物质失去毒性。如甘遂中萜类成分主要富集于二氯甲烷部位中，甘遂加醋炮制时，甘遂萜类成分在醋制过程中发生结构转化，且醋制后二氯甲烷部位16个萜类成分（9个巨大戟烷型二萜、3个假白榄烷型二萜以及4个三萜）中12个含量降低，4个含量上升，毒性下降，但药效保留。

（二）缓和或改变药性

如麻黄为辛温解表药，主要含有两类成分，即挥发油和生物碱。其中前者主要用于辛温解表，治疗感冒等症。后者具有止咳平喘的作用，主要用于治疗气管炎等。麻黄蜜炙后挥发油降低1/2，而生物碱含量基本不降，使其辛散作用降低，止咳平喘作用增强。

（三）增强疗效

如款冬花、枇杷叶经蜜炙后，由于蜂蜜的协同作用，可增强润肺止咳作用。元胡中止痛的有效成分是生物碱，炮制前用水煎煮只能提出25%的生物碱，用醋炮制后采用同样的方法则可提出49.3%的生物碱，使其止痛作用大大增强。白芥子主要成分为白芥子苷，服用白芥子后，白芥子苷在胃内缓慢水解产生具有辛辣气味而又有挥发性的芥子油，从而发挥温胃散寒，助消化，温肺化痰等作用。但白芥子中同时含有芥子酶，为防止芥子苷被芥子酶水解成芥子油挥发损失，故需炒（杀灭芥子酶）后入药。

（四）改变或增强药物作用的部位和倾向

如黄柏为清下焦湿热药，酒炙后借酒力引药上行，清上焦之热，若盐炙后，则引药下行，增强滋阴降火作用。

（五）易于粉碎，适应调剂、制剂的需要

如龙骨、石决明炮制后可使质地酥松，易于粉碎，并有利于有效成分的煎出。

（六）保证药物的净度

中药在采收、运输、保管过程中，常混有沙土、杂质及霉败品等，或保留有非药用部位。故需经严格的净制，使其达到一定的纯洁度后才可使用。如根茎类药材残留的芦头，种子类药材附有的果柄、果壳都应除去。

（七）有利于贮藏、保管，且有矫味、矫臭、便于服用等作用

中药经干热或湿热等法炮制，可进一步洁净干燥、杀死虫卵、微生物、酶等，利于贮藏，保存药效。紫河车、蛇类、动物类含有三甲胺等腥味成分，酒炙后可除去这些腥味成分。

第三节　生药学

生药学（pharmacognosy）是应用植物学、动物学、植物化学、药物分析学、药理学及本草学等学科理论知识和现代技术来研究生药的基原鉴定、生产加工、活性成分、药理作用、品质评价及资源利用等问题的科学。

一、生药学的起源与发展

一般认为，德国学者 Martius 是生药学（pharmakognosie，pharmacognosy）的先驱者，他于 1825 年在大学课程中设立了"Pharmakognosie"的科目，这个词的本意为药学，但当时的药都来自天然，所以被翻译为生药学。其实人类了解生药学研究的主体——生药的历史却是开始于发现食物的远古时期（医食同源），因此生药学的发展大致可分为三个时期，即传统本草学（或药物学）时期、近代商品生药学时期和现代生药学新时期。

（一）传统本草学时期

从公元前 4500～公元前 4000 年有生药记载开始到 19 世纪中期，世界各国都处于传统的本草学时期，那时对药物（生药）的认识主要靠感官和实践经验，本草书籍记载的内容都以医疗效用为主，兼及生药的名称、产地、形态和感官鉴别的特征等。由于地域的不同和人们经验的差异，对药物的认识很难一致，更由于当时科学未兴，对药物的认识难免粗浅，但是从临床药理学的观点看，确实积累了宝贵的经验。

（二）近代商品生药学时期

19 世纪中期到 20 世纪中期，生药学发展成为一门独立的学科，当时由于国际交通和贸易的发展，生药购销区域随之扩大，种类和数量增多，生药便成为国际贸易的特殊商品。当时生药学的主要内容是研究商品生药的来源，鉴定商品生药的真伪优劣。

随着生物学和化学等学科的发展，商品生药学的研究方法和手段不断得到充实。以显微镜为手段的显微鉴定方法开始应用于生药鉴定，与此同时，化学定性和定量方法也被应用于生药鉴定工作中。尤其是在 19 世纪初从阿片中分离出具有麻醉作用的吗啡后，诞生了以生药有效成分制成的药品，此后大量合成药物的研究都是建立在生药的化学和药理学研究结果之上。

（三）现代生药学新时期

从 20 世纪 60 年代开始，随着分离和分析技术的不断进步，柱色谱、薄层色谱、气相色谱、高效液相色谱，红外光谱、紫外光谱、原子吸收光谱、核磁、质谱、电泳、X 射线衍射、扫描电镜及 DNA 分子标记技术等，先后应用于生药鉴定、生药化学成分的分离和结构确定，以及生药化学成分的定性和定量等，推进了生药的规范化和标准化的进程。

随着植物化学成分的类型和数目的大量积累，对植物化学成分与其亲缘关系进行了探讨，形成了植物化学分类学（plant chemotaxonomy）这一新的分支学科，不仅具有分类学上的意义，而且将促进新的生药资源的寻找。

近年对海洋生物化学成分的研究有了突飞猛进的发展，从海洋藻类、海绵动物、腔肠动物、环节动物、软体动物、节肢动物、苔藓动物及棘皮动物等中，发现了有生物活性的新物质，促进了海洋生物资源的开发。由此又产生了海洋生药学（marine pharmacognosy）这一新的分支学科。

随着现代生命科学的兴起及分子生物学的迅猛发展，推动了一些交叉学科、边缘学科的诞生，生药学与分子生物学相融合，产生了分子生药学（molecular pharmacognosy）这一新的分支学科，为生药学的发展又开拓了一个新的领域。

近年来，由于合成药物的种种毒副作用，人们对它望而生畏，而对来自大自然的生药及其制剂，寄予很大的期望。生产科学化、现代化、符合国际规范的生药及其制剂，打入国际市场，无疑是生药学学科为国民经济发展服务的重要内容。因此，21 世纪生药学学科的主要发展方向是：①道地药材的研究及建立高质量、规模化、科学管理［中药材生产质量管理规范（GAP）；标准操作规程（SOP）］的生药生产基地，同时相应地制定符合国际规范的生药标准；②生药及其制剂的科学、规范的质量控制方法的研究；③将智能化信息技术的应用研究引入生药研究的各个领域，建立科学的系统和研究方法；④多层次、多途径开发和利用生药资源，包括海洋生物资源；⑤细胞培养、细胞工程、基因工程的研究及利用以上研究成果开发新药。

中药现代化，首先要在其源头上解决现代化，即生药（中药材）的现代化。药学的研究起始于生药的研究，随着"回归自然"和"绿色运动"的推动，药学研究的重点，还将回到生药的研究。

二、生药学的研究内容和任务

生药的研究内容与任务包括如下四方面。

（一）准确识别、鉴定生药

生药种类繁多，来源十分复杂，加上各地用药历史、用药习惯的差异和生药名称的不统一，导致"同名异物"（homonym）、"同物异名"（synonym）现象十分普遍且严重，如同名为"贯众"的药材原植物有 9 科 17 属 50 余种蕨类植物，如爵床科植物穿心莲 *Andrographis paniculata*（Burm. f.）Nees，又名一见喜、苦草、四方莲等。如果缺乏生药鉴定知识，可能会造成生药来源或鉴定错误，轻则造成资源浪费，重则出现毒副作用甚至威胁患者生命。《中国药典》收载的生药中也存在不少生药为多来源的情况，如大黄、麻黄、甘草等，对它们进行来源鉴定需要有丰富的生药学知识。

（二）调查、考证生药资源

中华人民共和国成立以来，已开展了四次大规模中药资源调查。新的药用植物或同种植物新的用途不断被发现，如过去本草著作无记载或认为无药用价值的萝芙木、长春花、喜树、红豆杉、银杏叶等，至今已从中提取到有效的降血压成分利血平、抗癌成分长春新碱、喜树碱和紫杉醇，以及治疗心血管疾病的银杏提取物。为了合理地、可持续地利用和开发这些药用资源，应摸清它们及其近缘种类的分布、生境、资源蕴藏量、濒危程度等，以便更好地保护野生资源或创造适宜条件引种栽培，保证药源供应。要做到这些，就要有广博的植物学、生药学及其相关学科的知识和技能。

（三）评价生药品质、制订质量标准

对生药进行性状鉴别、显微鉴别、理化鉴别、DNA 分子标记鉴别、并测定生药的浸出物、有效成分或指标成分的含量，检查重金属、农药残留量、黄曲霉毒素等有毒物质的蓄存量，以及检验生药的药效作用，建立生药的品质评价方法，明确优质品种和可以利用的类同品。在此基础上，对于优质品种，要建立能确保生药品质的质量标准；对于可以利用的类同品，亦需要制订其质量标准，确定恰当的生药名，以达到"一物一名"和"一药一物"。为完善《中国药典》、部颁标准或申报新药的研究资料等提供生药或其制剂的质量依据。

（四）为中药材生产规范化服务

根据我国制药工业的发展和国内外医药市场的需要，要求中药及其原料的质量标准化。中药标准化（traditional Chinese medicines standardization）包括中药材标准化、饮片标准化和中成药标准化，其中中药材的标准化是基础，它是中药产品开发、研制和应用一系列过程的源头。中药材要做到标准化，必须使药材生产过程规范化与规模化、即按照《中药材生产质量管理规范》（good agricultural practice, GAP）的要求生产药材。要做到这些，就要掌握丰富的植物生长和引种栽培等知识，了解中药材产地生态环境、种质和繁殖材料、栽培与养殖管理、采收与产地加工等一系列相关知识和技能。

三、生药的鉴定

因生药的种类繁多，同名异物、同物异名现象普遍存在，又因生药的类同品、伪品以及生药的产地、采收季节、原植（动）物年龄、采收后的保存年数、保存状态等的不同，使生药的化学成分、药理作用和生药制剂（中成药）的临床疗效都受到影响。因此，有必要对生药的真伪优劣进行科学的鉴定。生药的鉴定一般包括基原鉴定、性状鉴定、显微鉴定、理化鉴定和 DNA 分子标记鉴定。

商品生药的鉴定，必须注意供检定药材取样的代表性。

（一）基原鉴定

基原鉴定又称原植（动）物鉴定，是应用植（动）物分类学的方法把各种植（动）物生药的植（动）物来源鉴定清楚，确定学名和药用部位，进行生药原植物鉴定，须有完整的原植物标本，再根据标本，应用植物分类学方法，仔细观察植物体各部分的形态，特别是花、果实、种子的形态特征，参考《中国植物志》《中国高等植物图鉴》、地方植物志类等书籍及《植物分类学报》等有关杂志。必要时核对植物标本室中收藏的模式标本或已由植物分类学家鉴定学名的植物标本。

（二）性状鉴定

生药的性状鉴定，主要是利用感官，即用看、摸、闻、尝等方法对生药的形态、大小、色泽、表面特征、质地、折断现象、断面特征及气、味等进行描述。

我国医药学宝库中积累了丰富的传统鉴别经验，如党参皮松肉紧有"狮子盘头"，松贝形似"怀中抱月"，海马外形为"马头蛇尾瓦楞身"，野山参则为"雁脖芦、枣核艼、铁线纹、珍珠须"，何首乌断面有"云锦纹"，黄芪断面有"菊花心"，苍术断面有"朱砂点"等，形象地描述了各种生药的特征。

（三）显微鉴定

显微鉴定是利用显微镜来观察生药内部的细胞、组织构造及细胞内含物的特征，来鉴定生药的真伪

或制定生药显微鉴别的依据。

根据观察的对象和目的，制作不同的显微制片，一般用徒手、滑走或石蜡切片。也可将切碎的生药做粉末片进行观察。中成药可直接取样，制片观察。根据根、根茎、皮、叶类、全草、花、果实及种子类生药的不同显微形态特征，进行鉴定。

观察细胞和细胞内含物时，常需要测量其直径或长短（以 μm 计）作为鉴定依据之一。测量可在目镜测微尺下进行。

近年来，扫描电子显微镜已成为新的手段应用于各类生药的鉴定。

还可以将显微和化学手段结合起来，利用显微化学反应在显微镜下观察药材粉末、切片或浸出液与化学试剂生成的结晶、沉淀或颜色变化等来鉴别特定的生药。

（四）理化鉴定

理化鉴定是通过物理和化学的方法，对生药（及其制剂）中所含主要成分或有效成分进行定性和定量分析，根据分析结果，鉴定生药真伪优劣。近年来随着现代分析仪器的发展，各种色谱和光谱方法相继应用于生药的鉴定，如应用荧光分析、紫外 – 可见分光光度法和红外光谱法等鉴定和分析生药质量的优劣；用气相色谱法、高效液相色谱法及气相、液相与质谱联用对生药中某种成分进行定量分析；对含有挥发油类生药进行挥发油的含量测定；为保证生药不因水分过多而发霉变质，对生药进行水分含量测定；为保证生药品质和洁净程度而进行灰分测定；还有对有效成分尚不清楚的生药进行浸出物的测定等，这些对鉴定生药的真伪优劣都具有重要的意义。近年来，近红外技术也被用于中药材和中成药的快速定性鉴别上，在大样本建模的基础上，能快速地鉴别生药的真伪。另外，指纹图谱作为综合的、可量化的鉴定手段，也已经广泛用于评价生药及其制剂半成品的真实性、优良性和稳定性，世界卫生组织早在 1996 年生药评价指导原则中就规定，如果生药的活性成分不明确，可以提供色谱指纹图谱以证明产品质量的一致性；国外指纹图谱的应用主要解决成分复杂，有效成分不明确的植物药的质量检测以及产品批次间质量差异的问题。德国研制的银杏叶提取物制剂的指纹图谱的研究就是一个很好的研究范例。目前我国已对中药注射剂做出了必须用指纹图谱进行检测的规定，在中药材规范化生产实施过程中指纹图谱亦有较广泛的应用。

（五）DNA 分子标记鉴定

通过比较 DNA 分子的差异来鉴别生药的物种就是 DNA 分子标记鉴定（identification by DNA molecular marker）。与传统的生药鉴定方法相比，DNA 分子标记鉴定生药具有下列特点。

（1）遗传稳定性　DNA 分子作为遗传信息的直接载体，不受外界因素和生物体发育阶段及器官组织差异的影响，因此用 DNA 分子特征作为标记进行物种鉴别更为准确可靠。

（2）遗传多样性　DNA 分子标记技术直接测定遗传物质本身（DNA 序列）的变化，不同物种、种内变异等均可在 DNA 分子上找到差异，这就是生物的遗传多样性（geneticdiversity）。由于 DNA 分子不同区域（基因区和非编码区）在生物进化过程中所承受的选择压力不同，使得 DNA 分子的不同区域有不同程度的遗传多样性。因此，选择适当的 DNA 分子标记技术即可在属、种、亚种、居群或个体水平上对研究对象进行准确的鉴别。

（3）化学稳定性　DNA 分子除具有较高的遗传稳定性外，比其他生物大分子，如蛋白质（包括同工酶）等具有较高的化学稳定性。即便是陈旧标本中所保存下来的 DNA 仍可用于 DNA 分子标记的研究。

目前常用的 DNA 分子标记技术如下：①传统的 southern 杂交为基础的 DNA 分子标记技术；②聚合酶链式反应（PCR）为基础的分子标记技术；③重复序列为基础的分子标记技术；④DNA 序列分析（DNA sequencing）。

无可置疑，DNA 分子遗传标记技术在生药鉴定及其相关研究方面具有独到的优势和广阔的应用前景，采用 RAPD 技术、cty－b 测序分析研究蛇类生药的鉴别，依据 DNA 分子差异设计的特异性鉴别引物可准确地区别乌梢蛇及其混淆品，该鉴别方法被 2025 年版《中国药典》采用。

第四节　天然药物化学

一、天然药物化学的性质和主要研究内容

天然药物化学（natural medicinal chemistry）是运用现代科学理论与方法研究天然药物中化学成分的一门学科。与中药学、生药学不同的是，天然药物的来源更为广泛，包括植物、动物、海洋天然产物、矿物和微生物。天然药物化学的研究内容非常广泛，包括天然药物中化学成分的结构特征、物理化学性质、提取分离方法、结构鉴定方法、生物活性、生物合成、天然产物结构修饰和全合成等相关内容，为获得疗效更高、选择性更好、毒性和副作用更低、安全性更好的新药奠定基础。现对天然药物化学主要研究内容的目的意义简述如下。

（一）天然药物化学成分的主要结构类型

天然药物中的化学成分种类繁多、数量巨大。同类型的化合物在理化性质、谱学特点、结构测定方法、提取分离方法、生物活性、生物合成途径等方面具有一些共性。就像学习无机化学时要把无机物分成酸、碱、盐和氧化物等，学习有机化学时要把有机化合物分成烃、卤代烃、醇、醚、醛酮、羧酸、磺酸衍生物等一样，为了方便学习、记忆，了解它们的理化性质、提取分离方法、化学结构测定等，需要将天然药物的化学结构分成许多类型。

天然药物中化学成分的分类方法有许多种，如可根据化学结构特点将其分为苯丙素类、醌类、黄酮类、萜类、甾体类、生物碱类等。根据化学成分的酸碱性将其分为酸性成分、碱性成分、酸碱两性成分和中性成分四类。根据化学成分的溶解性将其分为非极性成分（亲脂性、油溶性）、中等极性成分及极性（亲水性、水溶性）成分三类。根据有无活性可将其分为活性成分（或有效成分）及无效成分两类。有效成分是指具有医疗效用或生理活性的单体化合物。对于未能获得单体结构的化学混合物而言，药理与临床上通常称之为"有效部分"或"有效部位"。无效成分即相对某一疾病而显无效的化学成分，如糖类、蛋白、油脂等，无效成分又常被称为杂质，按极性的大小又细分为水溶性杂质与脂溶性杂质。根据化学成分的生合成途径，可将其分为一次代谢产物和二次代谢产物（次生代谢产物）两类。如糖类、核酸、蛋白质等，为生物体所共有，且是维持生物体所必需的物质，称为一次代谢产物。如生物碱、黄酮、皂苷等，非生物体所共有，也不是生物体正常生存所必需，需通过生物体各自特殊的代谢途径产生的物质被称为二次代谢产物。因它们往往有特殊的生物活性，故二次代谢产物是天然药物化学的主要研究对象。此外，还会对一些具有特殊性质的化合物进行分类，如具有特殊的理化性质的皂苷类以及具有特有的生物活性的强心苷类等。在天然药物化学课程中主要按其化学结构特点来进行分类。

1. 苯丙素类　一个苯环与三个直链碳连在一起为单元（C6－C3）构成的化合物统称为苯丙素类

（图2-1）。通常将苯丙素类分为苯丙酸类、香豆素类和木脂素类三类成分。如丹参中治疗心脑血管系统的有效成分丹参素甲就属于苯丙酸类，秦皮中抗菌消炎的有效成分秦皮苷就属于香豆素类，五味子中具有保肝作用的有效成分五味子丙素就属于木脂素类。

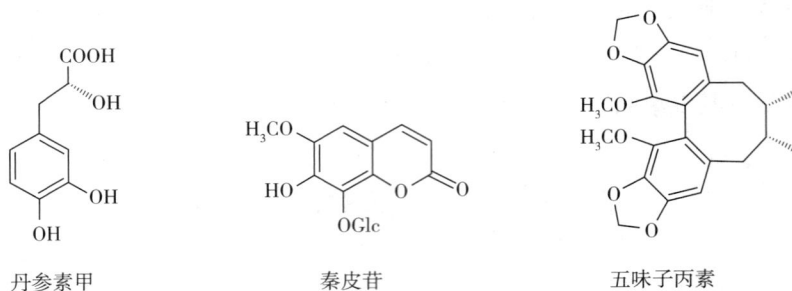

丹参素甲　　　　　　　秦皮苷　　　　　　　五味子丙素

图2-1　代表性苯丙素类结构

2. 醌类　醌类化合物分为苯醌、萘醌、菲醌和蒽醌四类。用于治疗心脏病、高血压、肿瘤等疾病的辅酶 Q_{10} 就属于苯醌类，具有抗菌、抗癌作用的胡桃醌就属于萘醌类，丹参中具有抗菌及扩张冠状动脉的有效成分丹参醌 II_A 属于菲醌类，大黄中具有抗菌消炎的有效成分大黄酸属于蒽醌类（图2-2）。

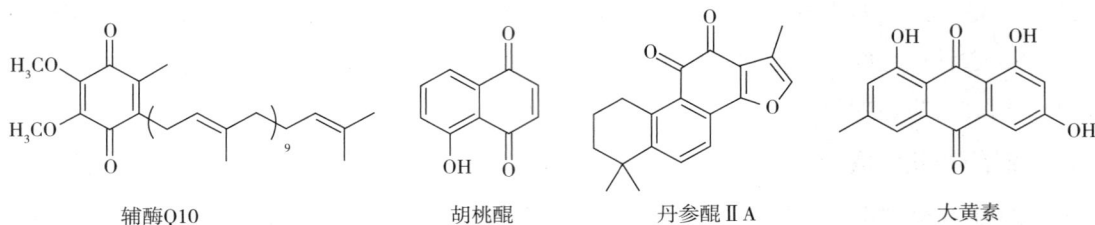

辅酶Q10　　　　　　胡桃醌　　　　　　丹参醌ⅡA　　　　　大黄素

图2-2　代表性醌类结构

3. 黄酮类　两个具有酚羟基的苯环通过中央三个碳原子相互连接的一类化合物（C6-C3-C6）称为黄酮类化合物。在槐花米中含量很高、具有维生素P样作用的芦丁，在大豆中具有雌激素样作用的大豆素等就属于黄酮类（图2-3）。

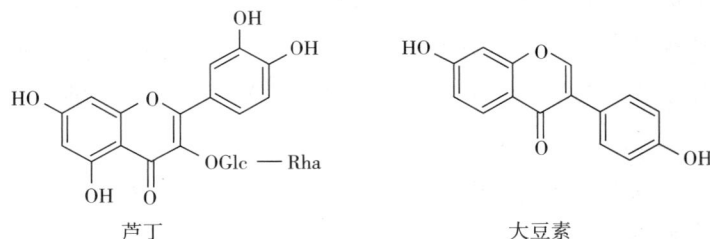

芦丁　　　　　　　　　大豆素

图2-3　代表性黄酮类结构

4. 萜类　由甲戊二羟酸衍生且分子式符合 $(C_5H_X)_n$ 通式的化合物称为萜类。含5个碳原子的称为半萜，含10个碳原子的称为单萜，含15个碳原子的称为倍单萜，含20个碳原子的称为二萜，含25个碳原子的称为二倍半萜，含30个碳原子的称为三萜等。栀子中具有保肝作用的栀子苷属于单萜类，穿心莲中具有抗菌消炎的有效成分穿心莲内酯属于二萜类（图2-4）。

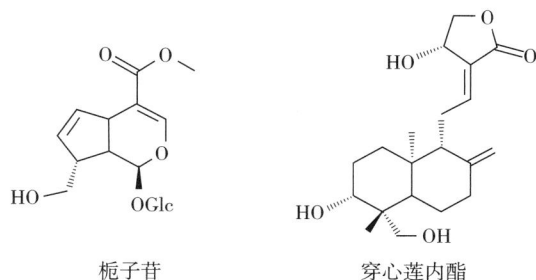

图 2 - 4　代表性萜类结构

5. 甾体类　甾体类化合物的共性是都含有环戊烷骈多氢菲的母核。许多强心苷类药物和具有治疗心脑血管系统疾病的药物属于甾体类（图 2 - 5）。

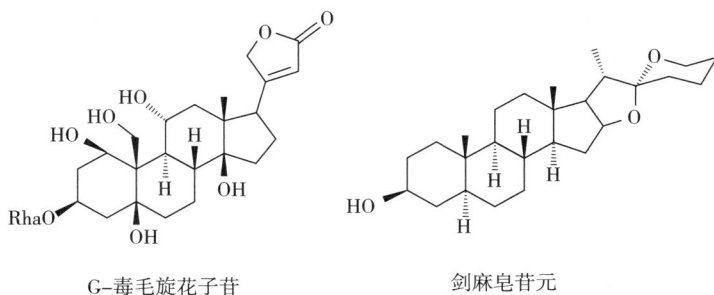

图 2 - 5　代表性甾体类结构

6. 生物碱类　生物碱的共性是都含有氮原子，且多数具有碱性。麻黄中具有止咳平喘作用的麻黄碱，黄连中具有抗菌消炎作用的小檗碱（黄连素），鸦片中具有止痛作用的吗啡碱，秋水仙中具有抗癌作用的秋水仙碱等，就属于生物碱类（图 2 - 6）。

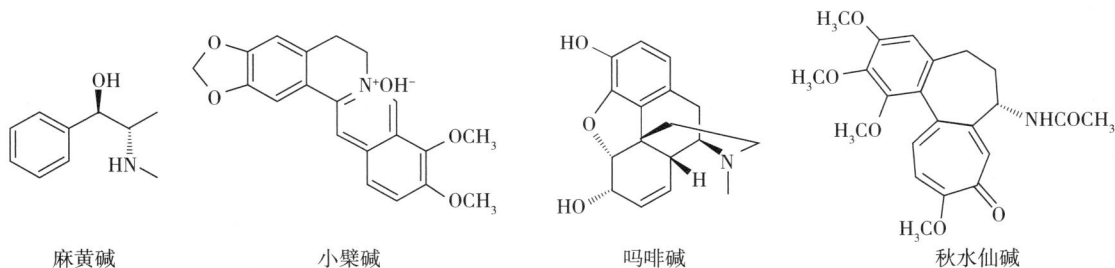

图 2 - 6　代表性生物碱类结构

（二）天然药物化学成分的物理化学性质

掌握天然化合物的理化性质，在提取分离、鉴别和结构鉴定等方面具有重要作用。如根据普遍在黄酮类化合物中存在的酚羟基及 γ - 吡喃酮环特征结构片段，盐酸 - 镁粉（或锌粉）反应可以大致推测化合物的类型。多数黄酮、黄酮醇、二氢黄酮及二氢黄酮醇类化合物及其苷类显橙红至紫红色，少数显紫色至蓝色；当 B 环上有—OH 或—OCH$_3$ 取代时，呈现的颜色亦即随之加深。但查耳酮、橙酮、儿茶素类则无该显色反应。利用上述方法，可以很方便地鉴别甘草黄酮 A 和查耳酮（图 2 - 7）。

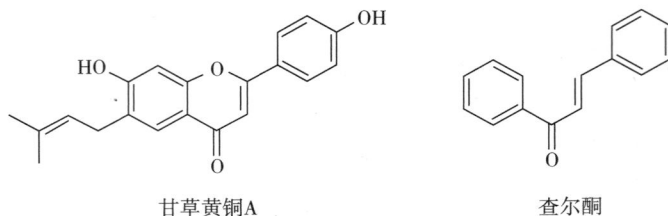

图 2 - 7 甘草黄酮 A 和查耳酮的结构

（三）天然药物化学成分的提取分离方法

掌握天然化合物的提取分离方法对于新药的研究开发、质量控制、科学化用药等具有重要的作用。如屠呦呦通过尝试不同的溶剂，控制温度并考虑酶解等因素，不断改进提取方法，最后成功从黄花蒿中提取出具有很强抗疟活性的青蒿素，挽救了数以百万计人的生命。又如从红豆杉的树皮中，通过不断改进提取分离方法，分离出其主要的抗癌活性成分——紫杉醇。它被认为是人类 20 年间最有效的抗癌药物之一。

（四）天然药物化学成分的结构鉴定 ⓔ 微课

天然产物的一切性质都源于它们的结构，因此想要对天然单体化合物开展下一步的研究就必须先对其结构进行确定。目前，主要通过紫外光谱、红外光谱、核磁共振及质谱对天然产物的平面结构进行确定；利用 NOESY 谱、旋光、ECD 谱或 X 射线单晶衍射对化合物的立体结构进行确定。近年来，计算机辅助结构解析（computer - assisted structure elucidation）对确定复杂化合物的平面结构，量子化学计算（quantum chemistry calculations）对确定化合物的立体结构提出了新的方法，进一步加速了化合物的解析速度。

（五）天然药物化学的生物合成研究

天然产物的研究可分为三个层面，一是以发现新颖或具有生物活性的天然分子为目的的经典研究模式；二是从转化机制和分子水平来研究天然产物的生物合成途径和规律；三是利用基因工程及蛋白质工程实现难获得的天然产物的制备。三个层面层层递进，并以前者为依托。天然产物的生物合成研究以第一层面为基础，以第二层面为研究对象，并为第三层面提供支撑。

概括来说，生物体中主要含有五大生物合成途径（图 2 - 8）。

（1）醋酸 - 丙二酸途径　合成脂肪酸类、酚类、蒽醌类化合物。

（2）甲戊二羟酸途径　合成萜类、甾体类化合物。

（3）桂皮酸途径和莽草酸途径　合成以香豆素、木脂素为代表的具有 C6 - C3 碳骨架的天然分子。

（4）氨基酸途径　合成生物碱类化合物。

（5）复合途径　综合利用上述四种生物合成途径，形成杂合或聚合型天然分子。

探索天然产物的生物合成途径在学术研究及工业应用上具有重要意义：①有助于复杂天然产物的结构解析；②可基于"基因 - 酶 - 代谢产物"证据链判断生物体之间的亲缘关系；③指导天然产物的"仿生合成"；④可提高重要天然分子制备的速率与产率；⑤是实现工程化合成天然产物的理论基础与前提。目前，随着生物技术、分析技术的发展及人工智能、计算化学等多学科融合的不断加深，天然产物的生物合成研究已成为天然药物化学领域的研究热点之一。

构造单元	生源前体	代表分子

C_1 — CH_3

L-甲硫氨酸

松柏醇　　麻黄碱

C_2 —

醋酸-丙二酸途径　　乙酰辅酶A　　丙二酰辅酶A　　丁酸　　6-羟基水杨酸　　endocrocin

C_5

甲戊二羟酸途径　　甲羟戊酸　　磷酸甲基赤藓糖　　薄荷醇　　没药烯　　紫杉二烯

C_6C_3

桂皮酸途径和莽草酸途径　　L-苯丙氨酸　　L-酪氨酸　　伞形花内酯　　鬼臼毒素

氨基酸途径

C_4N　　L-鸟氨酸

C_5N　　L-赖氨酸　　（−）-莨菪碱　　胡椒碱

C_6C_2N　　L-苯丙氨酸　　L-酪氨酸　　吗啡

吲哚C_2N　　L-色氨酸　　长春新碱

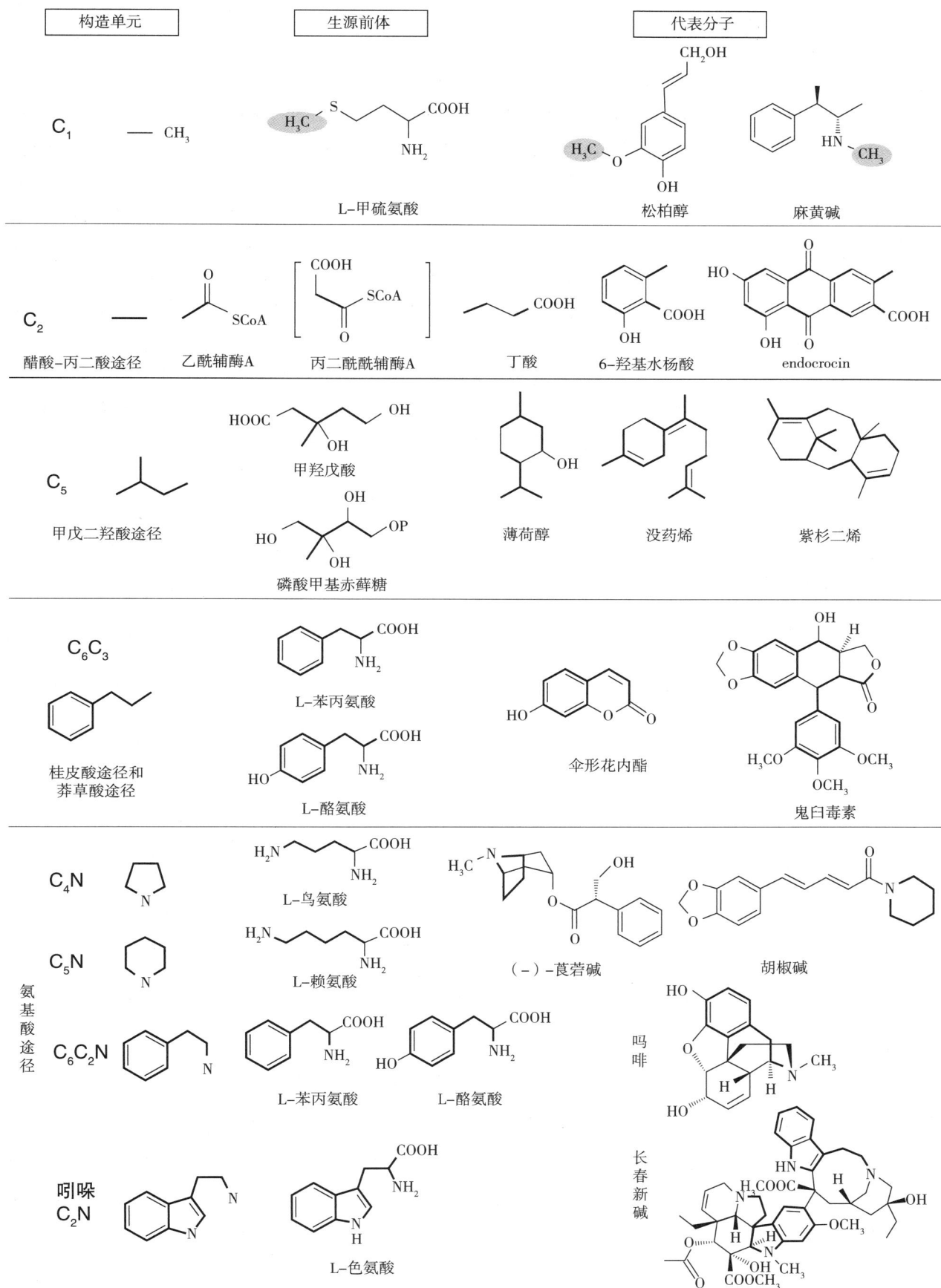

图2-8　天然产物的五大生物合成途径

二、天然药物化学的主要任务

（一）研究开发创新药物

我国有着丰富的天然药物资源，在临床应用等许多方面更有着丰富的经验积累，是一个亟待发掘、整理提高的巨大宝库。据 2024 年统计数据，我国现有天然药物资源 18817 种，其中药用植物资源 15321 种。分属 324 个科，2747 个属。占到目前已知药用资源种类的 81.42%。药用动物 2517 种，分属 13 门 36 纲 141 目 469 科 1203 属，资源种类约占总量的 13.38%。另外，在过去的 10 年里全球有 300 多个新分子实体和新生物制品获得批准上市，其中半数以上的小分子直接或间接来源于天然产物及其类似物。由此可见天然药物化学在新药的研究开发中起着非常重要的作用，各国政府高度重视从天然药物中研究开发新药。

1. 直接从天然药物中发现新药 从天然药物中通过活性追踪或化学成分的系统分离得到的单体化合物，如果活性和毒性等均符合新药的要求，即可将其直接开发成新药。如从蛇足石杉中研究开发的治疗老年痴呆症的石杉碱甲；从麻黄中研究开发的具有止咳平喘作用的麻黄碱；从古柯叶中研究开发的具有局麻作用的可卡因；从紫杉中研究开发的抗肿瘤药紫杉醇；从喜树中研究开发的抗肿瘤药喜树碱；从黄连中研究开发的具有抗菌消炎作用的黄连素（小檗碱）；从长春花中研究开发的具有抗肿瘤作用的长春碱和长春新碱等（图 2-9）。

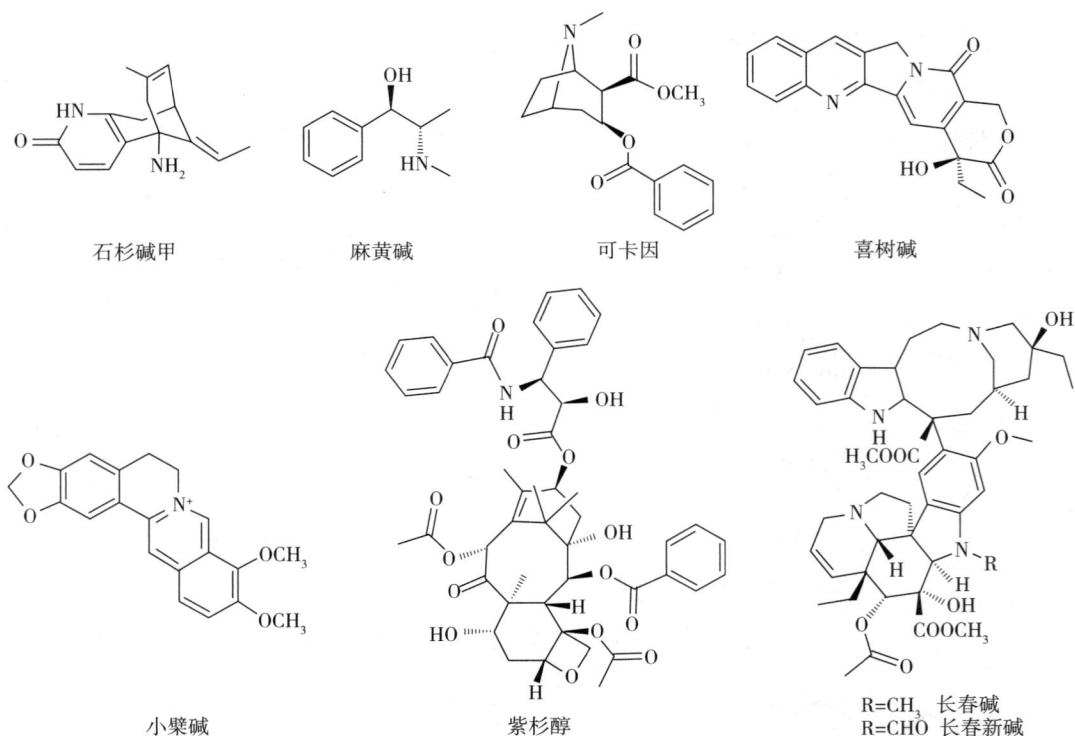

石杉碱甲　　麻黄碱　　可卡因　　喜树碱

小檗碱　　紫杉醇　　R=CH₃ 长春碱　R=CHO 长春新碱

图 2-9　直接从天然药物中发现的新药结构

2. 以天然药物中活性成分为先导化合物研究开发新药 如果从天然药物中分离得到的单体化合物具有一定的研究开发前景，但在活性、毒性、生物利用度等方面存在一定的缺陷，则不能将其直接开发为新药，可将其作为创新药物先导化合物，通过化学结构改造、生物转化、体内代谢、构效关系研究等将其开发成创新药物。

疟疾仍是世界上最严重的传染病之一，每年有几百万人死亡，主要原因是恶性疟疾对氯喹等抗疟药产生抗药性。20 世纪 70 年代，我国药学工作者从黄花蒿中分离得到与以往抗疟药化学结构完全不同的新型带过氧基团的倍半萜内酯类化合物——青蒿素，打破了以前抗疟药均是含氮化合物的框架。经大量的化学、药理、毒理和临床试验证明，青蒿素对恶性疟疾和间日疟疾均具有良好的效果，开辟了抗疟药的新领域。但青蒿素具有两大缺点：一是它的水溶性和油溶性均不好，且口服生物利用度很低，难以制成合适的制剂。二是口服复染率高。为克服这些不足，以青蒿素为先导化合物，对其进行了结构修饰、构效关系等研究，从而发现了高效、速效、低毒、复染率低的抗疟疾新药蒿甲醚。临床研究结果表明，蒿甲醚在 1088 例疟疾患者中有效率为 100%，且未发现明显的毒副作用，是我国为数极少的首创且进入国际医药主流市场的新药（图 2 - 10）。

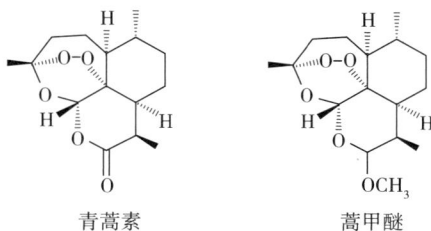

青蒿素　　　　　　　蒿甲醚

图 2 - 10　青蒿素和蒿甲醚的结构

长春碱和长春新碱是从夹竹桃科植物长春花中分离得到的双分子吲哚类生物碱，具有抗白血病作用，临床抗肿瘤药物。因长春碱和长春新碱具有神经毒性，限制了它们的临床应用。以长春碱和长春新碱作为先导化合物，对其进行结构修饰、构效关系等研究，从而发现了抗肿瘤新药长春地辛。临床研究结果表明，长春地辛对成年非淋巴细胞白血病和儿童急性淋巴细胞白血病有显著疗效，且神经毒性比长春碱和长春新碱低（图 2 - 11）。

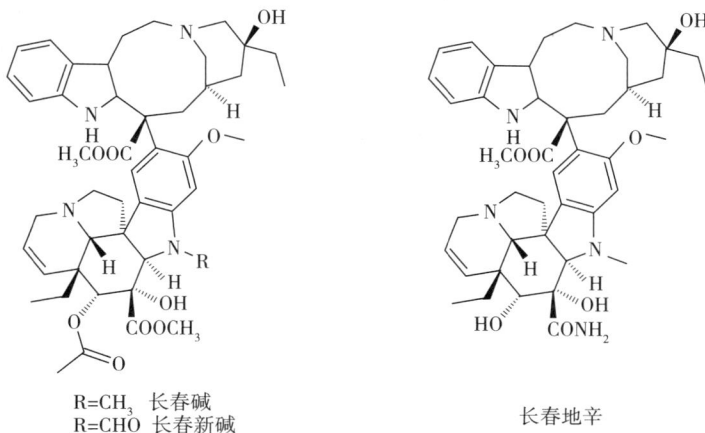

R=CH₃ 长春碱
R=CHO 长春新碱　　　　　　　　　长春地辛

图 2 - 11　长春碱、长春新碱和长春地辛的结构

喜树碱是 1966 年由 Wall 等人从喜树中分离获得的喹啉类生物碱，是重要的广谱抗肿瘤天然药物。喜树碱在临床上对胃癌、直肠结肠癌、肝癌、白血病等恶性肿瘤具有较好的疗效，但因它有骨髓抑制、出血性膀胱炎及腹泻等毒副作用，大大限制了在临床上的使用。由于喜树碱具有严重的毒副作用和水溶性差等较严重缺点，为了寻找高效、低毒且具有水溶性的喜树碱衍生物，人们对其进行了一系列的结构修饰。发现了 9 - 二甲氨基 - 10 - 羟喜树碱（又称 TPT，商品名为拓扑特肯）和 7 - 乙基 - 10 - （哌啶基 - 1 - 哌啶基）羰氧喜树碱（又称 CPT - 11，商品名为伊诺替康）两个抗肿瘤新药。拓扑特肯是一种

水溶性的半合成喜树碱衍生物，用于晚期难治的卵巢癌，甚至用于其他化疗药物无效的卵巢癌的治疗，对小细胞肺癌和非小细胞肺癌均有一定的疗效。伊诺替康对转移性结肠直肠癌有效，对经5-氟尿嘧啶治疗过的结肠直肠癌也有效，这标志着自5-氟尿嘧啶发现以来，第一个用于治疗转移性结肠直肠癌的新型药物问世了，此外伊立替康对非小细胞肺癌和小细胞肺癌也有一定疗效（图2-12）。

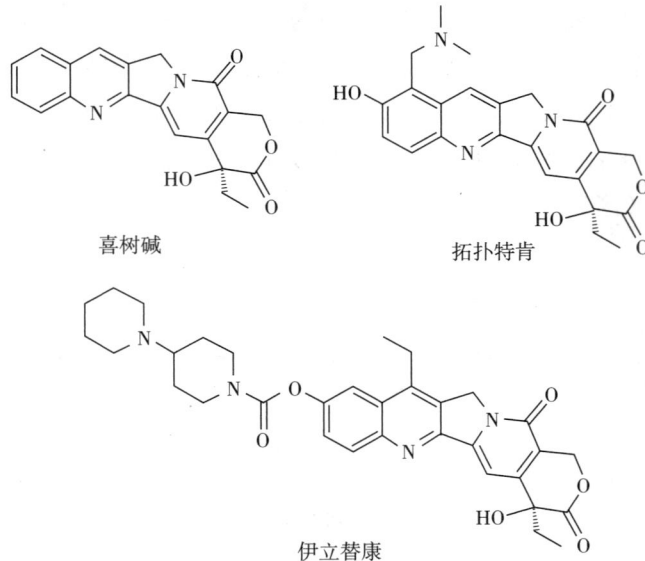

图2-12 喜树碱、拓扑特肯和伊立替康的结构

五味子丙素是从五味子中分离获得的一个成分，动物实验结果表明，五味子丙素对小鼠因四氯化碳引起的肝损伤具有明显的保护作用，但因五味子中含有许多类似物，分离纯化比较困难，含量也比较低，难以开发成对肝损伤具有保护作用的新药，故对五味子丙素的类似物进行了合成，发现五味子丙素类似物联苯双酯能降低四氯化碳引起的小鼠血清丙氨酸氨基转移酶升高，并对肝脏病理损害具有明显的保护作用。在此基础上，又对其结构进行了修饰，进而发现了对肝损伤具有保护作用的新药——双环醇（商品名称为白赛诺）。临床研究结果表明双环醇对服药6个月的慢性乙肝患者血清丙氨酸氨基转移酶复常率为53.5%，停药3个月70%以上血清丙氨酸氨基转移酶恢复正常的患者血清丙氨酸氨基转移酶保持稳定；血清天冬氨酸转移酶复常率为48.7%，停药3个月全部血清天冬氨酸转移酶恢复正常的患者血清天冬氨酸转移酶保持稳定。对慢性丙肝患者的血清丙氨酸氨基转移酶复常率为64.1%，其中70%恢复正常的患者血清丙氨酸氨基转移酶保持稳定（图2-13）。

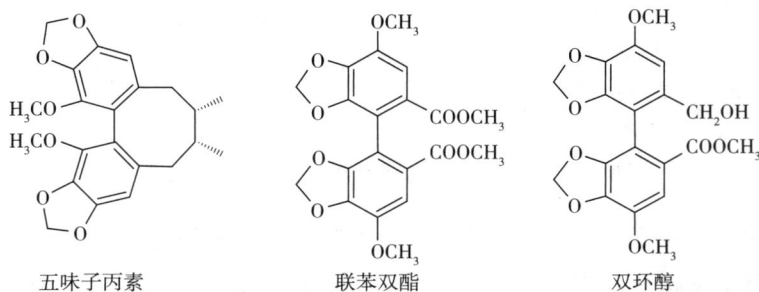

图2-13 五味子丙素、联苯双酯和双环醇的结构

吗啡碱是1804—1806年从罂粟中分离获得的生物碱，1925年确定化学结构，1952年完成全合成。吗啡碱虽具有很强的止痛作用，但因其具有成瘾性、耐药性、便秘、呕吐等毒副作用，大大限制了在临床上

的使用。为了寻找毒副作用小、止痛效果好的药物，以吗啡碱作为先导化合物，对其进行了一系列的结构修饰工作，发现了非那罗辛和喷他佐辛两个止痛新药。非那佐辛的镇痛效果是吗啡碱的 3 ~ 10 倍，成瘾性也较小。喷他佐辛的镇痛效果虽然只有吗啡碱的三分之一，但其毒副作用大大降低（图 2 - 14）。

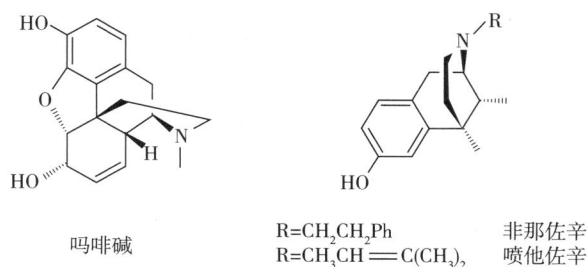

R=CH₂CH₂Ph　　非那佐辛
R=CH₃CH=C(CH₃)₂　喷他佐辛

图 2 - 14　吗啡碱、非那佐辛和喷他佐辛的结构

天然药物常山用于治疗疟疾已有两千多年的历史，其有效成分之一是常山乙素，因其有强烈的催吐作用，限制了在临床上的使用。经结构修饰，发现其结构修饰物常咯林具有抗疟疾的作用。经临床研究结果表明，常咯林抗疟疾作用近期疗效与氯喹相仿，毒性和副作用明显低于氯喹，但仍有疟原种早期再现的缺点，不宜作为抗疟疾药物使用。但在抗疟疾临床观察中发现，常咯林有减少心脏异位节律作用，再进行动物实验证明常咯林有阻止由乌头碱、乌巴因、氯化钡或缺血引起的室性心律失常等作用。现在常咯林已作为抗心律失常药物用于临床（图 2 - 15）。

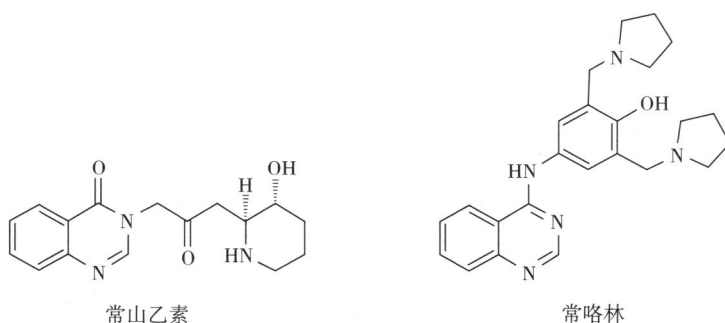

图 2 - 15　常山乙素和常咯林的结构

可卡因是从古柯叶中研究开发的具有局部麻醉作用的局麻药，普鲁卡因则是以可卡因作为先导化合物研究开发的局麻药。由以上这些实例可看出，以天然药物中的化学成分作为先导化合物研究开发创新药物，与先导化合物相比有的化学结构的变化并不大，如蒿甲醚、长春地辛等；有的化学结构却发生了很大的变化，如普鲁卡因、常咯林、非那佐辛、喷他佐辛等（图 2 - 16）。

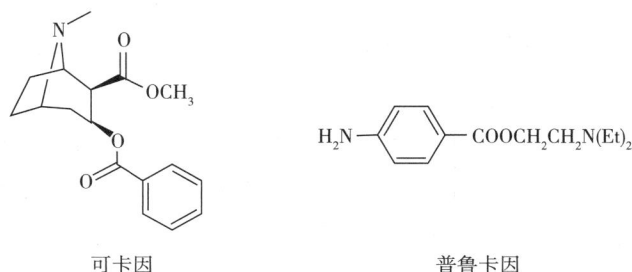

可卡因　　　　　　　　普鲁卡因

图 2 - 16　可卡因和普鲁卡因的结构

（二）推进中药现代化进程

随着生活环境的变化，现代疾病对人类的威胁正在或已经取代了以往的传染性疾病，人类的医学模式已由"生物医学"向"生物－心理－社会医学"转变，医疗模式也已由单纯的疾病治疗向预防、保健、治疗、康复相结合的模式转变。此外，化学药物由于毒副作用大，容易产生抗药性，已很难满足人们日益提高的健康需要，而天然药物由于毒副作用小，受到人们的青睐。中医药正逐步在世界范围得到接受。全世界已有124个国家建立了各种类型的中医药机构。每年来我国接受正规培训的中医药人员约9000人次。目前法国约有2800个中医诊所，45个协会，参加人数1.2万人，每年消耗中药4.3万吨。英国也准许经营中医业，仅伦敦就有600家中医诊所。美国于1994年颁布了"饮食补充剂健康与教育法"，后来又专门制定了"植物药研究指南"开始接受中药作为治疗药。此外，我国经济的发展和现代科学技术的发展为中药提供了广阔的市场前景，为中药现代化提供了良好的机遇。

实际上，中药现代化的机遇与挑战共存。中药现代化在迎来前所未有的机遇的同时也面临着严峻的挑战，如中西医文化背景和理论体系的差异；医药市场国际化和"洋中药"对我国中药产业的冲击；中药知识产权的保护；重金属和农药残留超标的问题；中药质量均一性的问题等。

中医药历史悠久，经久不衰，必然有其共同的物质基础和内在科学性。通过对天然药物化学知识和技能的学习，来弄清楚这些化学成分的结构，再结合药理实验，阐明如清热解毒类中药的相关成分，活血化瘀类中药的相关成分等，这对探讨中医学理论有重要的科学性，还能推动具有中药特色新药的开发研制。国内外学者在这方面已做了探索性的研究，并取得了一定的进展。

1. 研究开发服用方便、安全有效、质量可控的中药及天然药物新药　要研究开发服用方便、安全有效、质量可控的中药及天然药物新药，首先就要阐明中药及天然药物中的有效成分及化学成分或有效部位和有效部位中的有效成分及化学成分，然后才能根据有效部位中含有的有效成分的理化性质研制出有效部位的提取分离方法，制备工艺，以及科学合理的质量控制方法等。

2. 降低毒性，提高疗效，科学化用药　如长春花具有抗肿瘤作用，但其中含有70余种生物碱，如不了解其中的抗肿瘤有效成分而直接服用生药，要达到治疗肿瘤的目的，则需每天服用一公斤，不但难于服用，而且还有使心跳加快的副作用。通过天然药物化学的研究，发现其中主要的抗肿瘤有效成分是长春碱和长春新碱，如果服用长春新碱，则每周只需1mg即可达到治疗肿瘤的目的。又如，东汉末年我国著名的医学家华佗在做外科手术时用"麻沸散"做麻醉药，虽然"麻沸散"已经失传，但据考证"麻沸散"处方中的君药是洋金花。在20世纪"大搞中草药运动"中发现洋金花确有镇静麻醉的作用，但由于具有使患者狂躁的副作用，限制了洋金花在临床上的使用。经对洋金花中镇静麻醉有效成分的研究，发现洋金花中主要含有两种成分，即莨菪碱和东莨菪碱，其中前者具有狂躁的作用，而后者则具有镇静麻醉的作用，根据这一研究结果，在临床上用东莨菪碱和哌替啶起到了较好的麻醉作用。

3. 为中药及天然药物质量标准的制定提供科学依据　中药及天然药物是否有效，疗效如何，主要取决于其中所含有效成分的含量及是否含有毒性成分。影响中药及天然药物中的有效成分及毒性成分含量的因素有很多，如药物的产地、产地近年的气候、环境、采收季节、炮制方法和工艺等。只有阐明了中药及天然药物中的有效成分和毒性成分是什么，才能制定出科学合理的质量控制方法。如清热解毒药黄芩中含有黄芩苷和黄芩素，黄芩素在体内很快吸收发挥疗效，但也很快被进一步代谢失去疗效，而黄芩苷在肠道不吸收，只有在肠道缓慢代谢成黄芩素后才能吸收。如果黄芩中只含黄芩苷，则会造成服药数小时后才能发挥疗效，如果黄芩中只含有黄芩素，就会在服药后很快发挥疗效，但很快又会失去疗效。这就是说黄芩中黄芩苷和黄芩素的含量要达到一个合适的比例才是质量好疗效高的药物。

4. 扩大药物资源 如小檗碱是通过对黄连中抗菌消炎有效成分的研究开发成的抗菌消炎药物。虽然小檗碱在黄连、黄柏中含量较高，但黄连和黄柏属于较贵重的药材，从黄连和黄柏中制备小檗碱不但会造成成本较高，而且也会在市场上造成黄连和黄柏紧缺的问题。通过天然药物化学的研究发现在三颗针植物中也含有小檗碱，三颗针植物就可以作为提取、使用小檗碱的替代品。

知识拓展

青蒿素的研究获得诺贝尔生理或医学奖

2015 年 10 月 5 日，85 岁的中国科学家屠呦呦因在研制青蒿素等抗疟药方面的卓越贡献与威廉·C·坎贝尔、大村智共同被诺奖委员会授予该年度诺贝尔生理学或医学奖，以表彰"三人发展出针对一些最具毁灭性的寄生虫疾病具有革命性作用的疗法"。这是中国科学家因为在中国本土进行的科学研究而首次获诺贝尔科学奖，是中国医学界迄今为止获得的最高奖项。

青蒿素的发现始于 1967 年 5 月 23 日正式启动的集中全国科技力量联合研发抗疟新药的"523 项目"。屠呦呦以中医研究院科研组长的身份加入该项目。典籍记载青蒿确实可以治疗疟疾，但是大量实验发现，青蒿提取物抗疟效果并不理想，其他科研机构也得出类似结论。屠呦呦领导的课题组经长期反复实验，首次采用乙醚为溶剂，制备出具有明显抗疟效果的青蒿提取物。屠呦呦提出用乙醚提取对于发现青蒿的抗疟作用和进一步研究青蒿都至关重要。2004 年 5 月，世界卫生组织正式将疟疾"克星"——青蒿素类药物，列为治疗疟疾的首选药物，其对恶性疟疾的治愈率达到 97%。屠呦呦及其领导的团队的成果，被誉为"中药研究的丰碑"。这是我国中药及天然药物研究在世界医药史上的里程碑。

三、天然药物化学的发展历史及进展

（一）我国是最早进行天然药物化学研究的国家

国外一般认为从天然药物中分离所含的有机化学成分，系以瑞典药剂师、化学家舍勒（Carl Wilhelm Scheele，1742—1786 年）于 1769 年将酒石（酒石酸氢钾）转化为钙盐，再用硫酸分解制得酒石酸作为开端。后来，舍勒又用类似方法从天然药中得到了苯甲酸（1775）、乳酸（1780）、苹果酸（1785）、没食子酸（1786）等有机酸类。但早在这之前我国就有了明确的记载。如明代李挺的《医学入门》（1575）中记载了用发酵法从五倍子中得到没食子酸的过程。书中谓"五倍子粗粉，并矾、曲和匀，如做酒曲样，入瓷器避不见风，候生白取出。"《本草纲目》39 卷中则有"看药上长起长霜，药则以成矣"的记载。这里的"生白""长霜"均为没食子酸生成之意，没食子酸为世界上最早制得的有机酸，比舍勒的发明早了 200 年。又如樟脑的记载在我国最早见于 1711 年洪遵著的《集验方》一书，后由马可波罗传至西方。《本草纲目》34 卷下详尽记载了用升法等制备、纯化樟脑的过程，但欧洲直至 18 世纪下半叶才提出了樟脑纯品。由此可见，我国古代的医药化学与其他自然科学一样，在世界上居于领先地位，故有"医药化学来源于中国"的高度评价，后人应当引以为豪。

(二) 结构测定和发现新化合物的速度越来越快

天然药物化学的发展离不开现代科学技术的进步。过去，一个天然化合物从天然药物中分离、纯化，到确定结构、人工合成需要很长的时间。以吗啡（morphine）为例，从 1804—1806 年发现，1925 年提出正确结构，1952 年人工合成，总共花了约 150 年时间。而利血平（reserpine）从发现、确定结构到人工合成，只用了几年的时间（1952—1956 年）。近 30 年来，由于各种色谱技术及波谱技术的进步与广泛应用，天然药物化学的发展取得了更为显著的进步，研究工作的速度大大加快，水平大大提高，研究工作的深度与广度也已今非昔比。许多过去令人望而生畏、不敢涉足的领域，如机体内源性生理活性物质，微量、水溶性、不稳定的成分以及大分子物质等都已提上了研究日程。仅以生物碱类成分为例，1952—1962 年中发现的新生物碱的数目（1107 个）就已超过了在此之前 100 年中发现的总数（950个），1962—1972 年的十年中发现的新生物碱数（3443 个）又比前十年超出了三倍之多。目前，生物碱类成分总数已达到一万多个。

过去在测定一个化合物结构时，往往需要用化学方法进行降解或做成适当的衍生物进行比较才可能确定，因此通常需要至少数百毫克甚至数克、数十克的纯物质。十几毫克乃至几十毫克的纯物质往往因为无法测定化学结构而被束之高阁。现在科学技术的飞速发展，尤其是核磁共振技术（NMR、2D－NMR）、质谱（MS）、X 射线单晶衍射（X－ray crystal analysis）在设备、性能及测试技术等方面的大幅度改善，以及计算机的广泛运用，化学结构测试所需的样品量已大幅度降低，数毫克样品就可以完成化学结构测试工作。分子量在 2000 以下的大多数样品不必进行化学降解，单用 NMR 等测试技术就可以确定其化学结构。有的微量成分，分子量虽然较大，结构也很复杂，但只要能得到良好的单晶（每边不少于 0.1mm），则单独采用 X 射线单晶衍射的方法就可在几天内确定整个分子的化学结构。

(三) 内源性、微量、水溶性、不稳定的生物活性成分越来越受到关注

现在，研究者们开始注意那些微量甚至超微量的活性成分，包括水溶性的、不稳定的成分以及生物体内源性生理活性物质，企图从中发现新的化合物或者新的骨架类型。蚕蛾醇（bombykol，10E,12-Z-hexadien－1-ol）的分离及结构鉴定即可作为超微量生理活性物质分离、鉴定的一个突出例子。从 50 万只蚕蛾中才得到 12mg 蚕蛾醇，这是一种雌性信息素（pheromone），其 10^{-10} μg/ml 的超微量浓度即可对蚕的雄性成虫有明显的诱引活性。至于从 500kg 蚕蛹中才得到 25mg 蜕皮激素（ecdysterone）可算是超微量物质分离的另一个突出例子（图 2－17）。

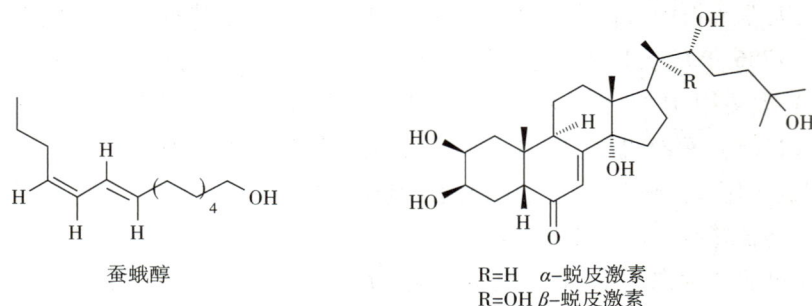

蚕蛾醇

R=H　α-蜕皮激素
R=OH　β-蜕皮激素

图 2－17　蚕蛾醇和蜕皮激素的结构

传统中药含有的有效成分绝大多数是次生代谢产物，它们的生物合成途径非常复杂，往往有几个、十几个到几十个酶参与，因而找出形成特定产物的关键酶就成为利用基因工程技术生产传统中药有效成分的关键步骤，而克隆关键酶的基因，选用合适的载体和在受体适当发育时期表达的研究也是十分重要

的内容。药用植物次生代谢酶基因克隆的研究主要集中于生物碱、黄酮、萜类等生物合成和一些多酚氧化酶上，现已有 50 多个此类基因被克隆。如日本学者发现天仙子胺－6－β－羟基化酶是合成莨菪胺（scopolamine）的关键酶，将编码此酶的基因通过 Ri 质粒转移到富含天仙子胺（hyoscyamine）的莨菪毛状根中，莨菪胺的含量比对照者增加了 5 倍。

（四）有效成分和无效成分的概念在发生改变

随着研究的深入，人们认识到有效成分和无效成分的划分并不是绝对的，如鞣质，在多数中药中被视为无效成分，但在地榆、五倍子等中药中则被认为是有效成分，具有抗菌、收敛的作用。过去认为在天然药物及中药中只有小分子化合物才是有效成分，大分子化合物是无效成分，在提取分离过程中总是要千方百计地除掉大分子化合物。现在来看，在某些天然药物及中药中大分子化合物也是有效成分，如人参多糖、黄芪多糖具有较好的增强免疫作用，天花粉（蛋白质）则是计划生育用药。

（五）研究对象越来越广泛

传统的天然药物化学主要以中药材及天然陆生植物为研究对象，但随着菌类培养技术，海洋开采技术及提取分离技术的发展，微生物活性物质的研究及海洋药物的开发越来越受到人们的重视。另外，由于病原微生物获得抗药性的速度远大于从陆生微生物中获取新抗生素的速度，因此人们寄希望于从海洋细菌、放线菌及真菌中找到能对抗超级细菌的抗生素。

海洋生物体内蕴藏着巨大的药用宝库早为人们所知。传统中药中已有应用海洋生物治疗疾病的记载。海洋生物物种之间的生态作用远比陆生生物复杂和广泛，其作用多通过物种间化学作用物质比如信息素（pheromones）、种间激素（kairomones）、拒食剂（feeding deterrents）等来实现，因此海洋生物活性物质的活性远比陆生生物要强，而且有些表现独特。对海洋天然产物的深入研究是从 20 世纪 60 年代以后开始的。60 年代初河豚毒素（tetrodotoxin）结构测定成功，1971 年完成其人工合成并对其生理活性进行了深入研究。该化合物毒性极强，引起动物死亡的最小剂量约为 0.008μg/g（图 2－18）。

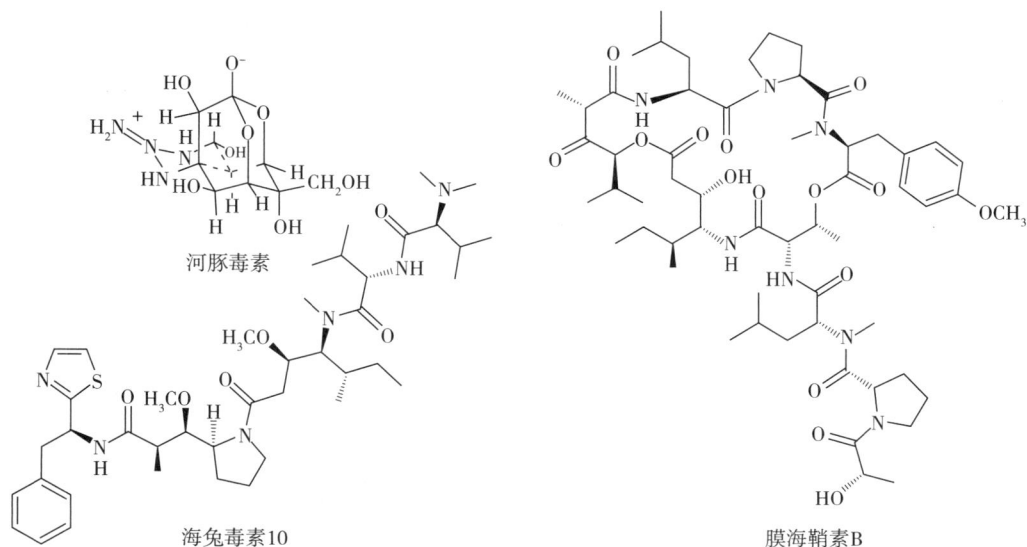

河豚毒素

海兔毒素10

膜海鞘素B

图 2－18　代表性的海洋药物

20 世纪 70 年代以后兴起了海洋天然产物的研究高潮，经几十年的发展，海洋天然活性产物研究已成为目前天然产物化学中的一个重要分支。到目前为止，已从不到 1% 的海洋生物种群中发现各种具有生物活性的天然产物 10000 余种，它们广泛分布于海洋微生物（生活在海洋中的细菌、真菌和放线菌）、海洋植物（各种海藻等）及海洋动物（海绵、腔肠动物、被囊动物、软体动物、棘皮动物等）中。有些海洋天然产物如膜海鞘素 B（didemnin B）、海兔毒素 10（dolastatin 10）等已开发为新药或进入临床研究阶段。

（六）天然产物的全合成及结构修饰

由于提取分离及结构解析特别是二维核磁技术的飞速发展，人们发现新化合物的数量也在飞速增长。但从天然来源获取往往面临产量稀缺的问题。植物中活性成分含量极低，过度采集会破坏生态环境。通过全合成技术可大量制备天然产物，满足临床用药需求。此外还由于溶解性、代谢稳定性、毒性、对靶点的特异性等成药性的限制，想要从天然产物中直接发现可以成药的化合物已经越来越困难。因此，需要对活性显著的先导化合物进行结构修饰，在保留或增强活性的同时改善其成药性。

例如，1835 年由法国化学家在苹果树树皮中分离得到的根皮苷（phlorizin），根皮苷及其苷元根皮素目前被认为是苹果中有益健康的多酚物质，可用于治疗高血糖和肥胖。Vidavalua 等人用间苯三酚和对羟基苯丙酸在 $BF_3 \cdot Et_2O$ 为催化剂的条件下合成，产率为 30%，具体合成路线如图 2 – 19 所示。

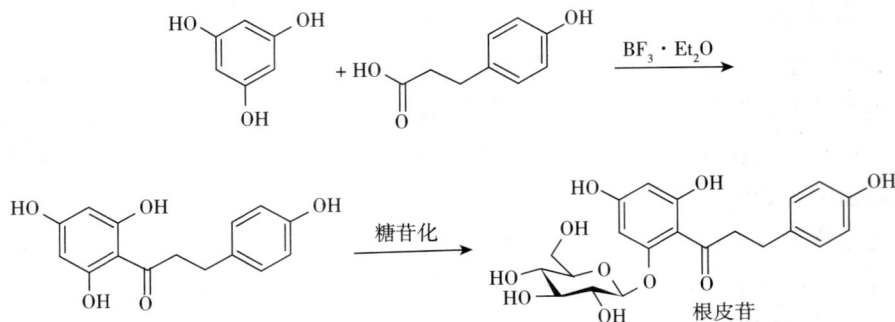

图 2 – 19　根皮苷的合成路线

根皮苷是第一个治疗糖尿病的 SGLT 竞争性抑制剂，但对 SGLT2 的选择性很差。另外，由于根皮苷为氧苷，其代谢稳定性较差，使之甚至不能成为候选药物。2008 年，药物化学家在合成根皮苷衍生物的时候获得了一个具有碳苷结构的化合物。对该化合物进行构效关系研究，最终发现了达格列净（dapagliflozin），与根皮苷相比，氧苷变为碳苷，增加了代谢稳定性，同时活性提高了 30 多倍，对 SGLT2 靶点的特异性提高了 120 多倍，这也是一个天然产物结构修饰的经典案例（图 2 – 20）。

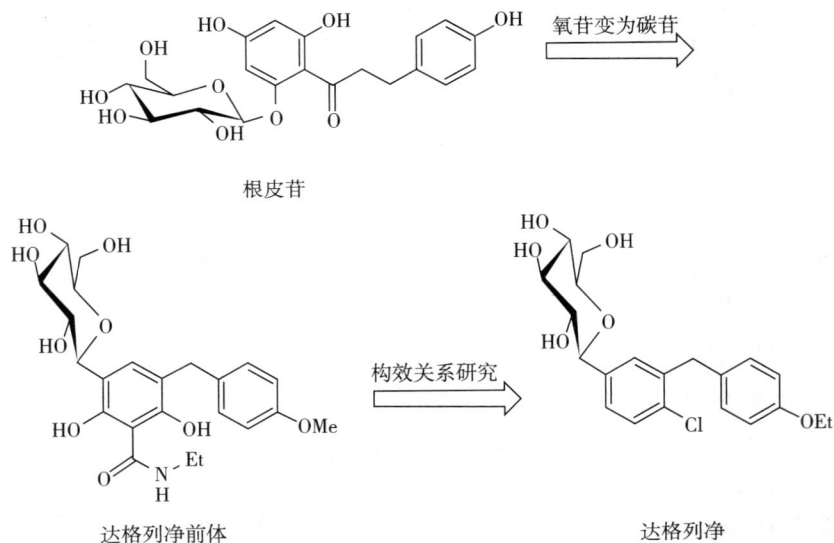

图 2 – 20　达格列净结构修饰的路线

🔖 **知识拓展** --

紫杉醇的全合成

从 1980 年至今，超过 60 个课题组参与其中。在此期间，一共开发了 11 条不同的全合成路线，但是都没能够成为大量合成紫杉醇的替代方案，主要是由于路线比较长，目前最短的全合成路线是南方科技大学李闯创团队的合成方案，总效率相比之前的方案有大幅度提高。该小组合成紫杉醇的汇聚式方法基于 A 环和 C 环偶联的在 C10－C11 位点（顶部位置）进行，随后通过分子内 SmI_2 介导的频哪醇偶联反应在 C1－C2 位点（底部位置）生成具有挑战性的 B 环。该合成的其他显著特点包括使用 Hutchins－Kabalka 方法还原重排策略来构建具有挑战性的 C3 立体中心，以及一锅法完成 C2 苯甲酸酯的形成和 C13 侧链的偶联（图 2－21）。

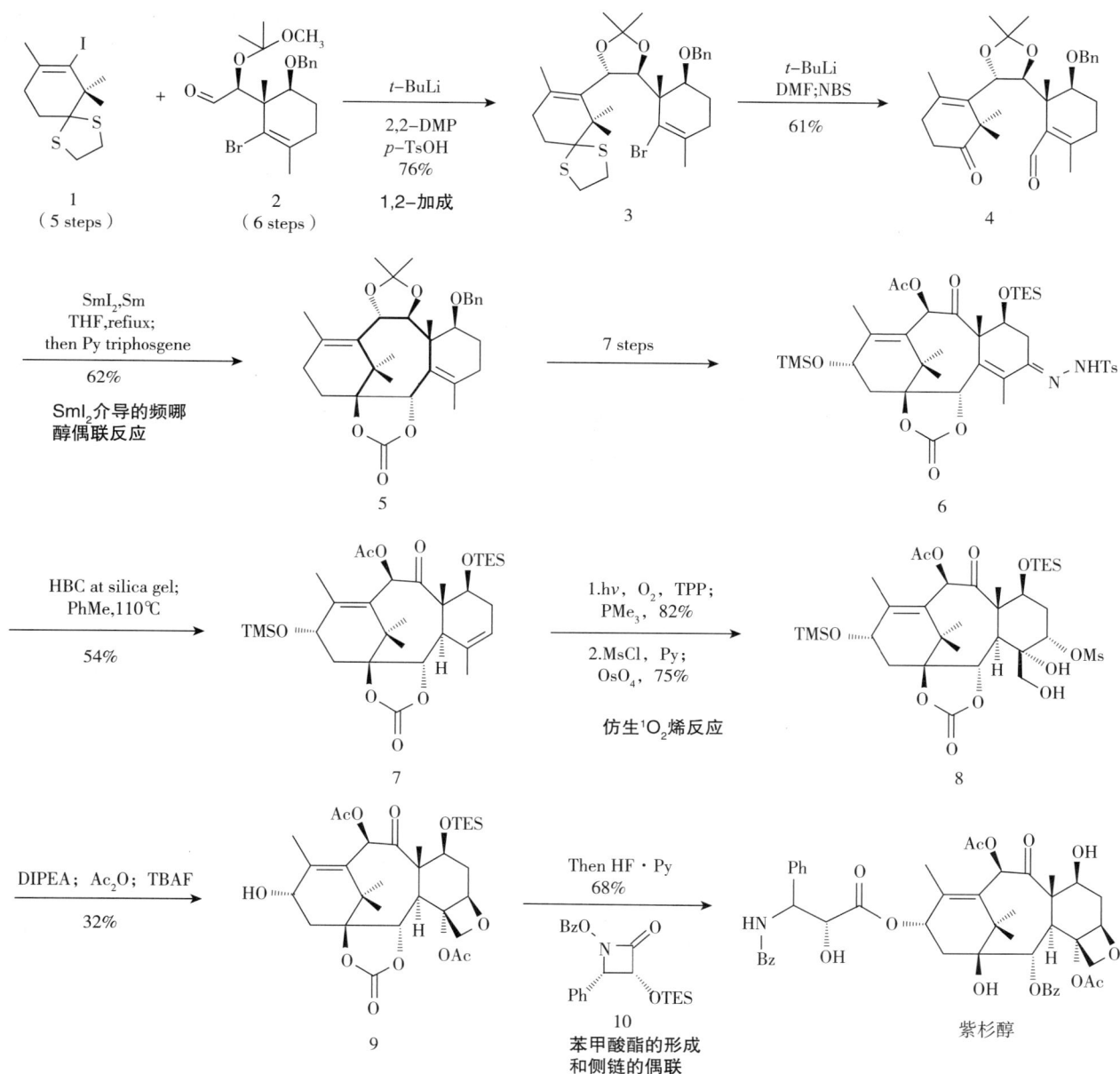

图 2－21 李闯创团队的紫杉醇全合成路线

思考题

1. 中药炮制的目的是什么？请列举几种常见的中药炮制方法（如炒、炙、蒸、煮等），并分别说明其炮制原理和对中药药性、药效的影响。以大黄为例，谈谈不同炮制方法（如生大黄、酒大黄、熟大黄等）在临床应用中的差异。

2. 请准确界定生药的概念，并说明生药与中药、天然药物之间的关系。在实际应用中，如何区分这三者？试举例说明一些既是生药又是中药或天然药物的药物。

3. 天然药物化学的研究任务有哪些？请结合具体实例，说明如何通过天然药物化学的研究来发现新的药物先导化合物、开发新的药物制剂以及提高药物的质量和疗效。例如，在青蒿素的发现过程中，天然药物化学发挥了怎样的作用？

4. 天然药物化学在发展过程中也面临着一些问题和挑战。例如，天然药物成分的复杂性、活性成分的低含量、药物的成药性等问题。请针对这些问题，提出一些可能的解决思路和方法。以提高天然药物活性成分含量为例，谈谈生物技术、化学合成等方法的应用前景。

（宋少江　韩　娜　黄肖霄）

书网融合……

微课　　　　　　　习题　　　　　　　本章小结

第三章　药物化学

PPT

📖 学习目标

　　1. 通过本章学习，掌握药物化学的基本定义、研究内容和任务；熟悉药物化学在新药研究与开发中的作用；了解药物化学的历史与现状。

　　2. 具备从宏观角度分析药物化学相关领域发展趋势、前沿动向和行业需求的能力，能够综合运用药物化学理论知识分析和解决相关实际临床需求问题。

　　3. 树立研发原创新药的远大志向，认识药物创新的可行途径及时代印迹。

第一节　药物化学的基本定义、研究内容和任务

一、药物化学在药学中的地位

　　药物化学（medicinal chemistry）是药学专业中一门非常重要的课程，是药学专业的核心课程，是药学专业的物质基础课程。通常我们说的药物，即市售的药物，应该叫药品。构成药品的物质有许多，并不是每种物质都具有药效作用，一些物质是用于保证药品形状或药品在体内崩解速度的，而能起到药效作用的物质被称为药物，药物化学主要研究药物的理化性质、化学结构、药物的体内代谢化学、药物的制备方法以及将天然产物有效成分用化学方法进行结构修饰或改造去研究开发新药。药物化学中重要的工作是创造用于治疗、诊断和预防疾病的新药，这个新药被称为新化学实体（new chemical entities，NCE）。这个新化学实体是世界上没有的，是新创造出来的，这并不是说新的化学物质就一定是新药，新的化学物质需要进行一系列的药学研究才能成为新药，而这种具有一定药效的新化学物质是由药物化学的研究来发明的。因此，药物化学是为药学专业中各学科提供基础物质的学科，被称为药学专业中的龙头学科。

二、药物化学的基本定义

　　药物及药物的使用和制造是人类历史上最辉煌的一页。数千年来，只有一个中心目标就是为改善人们的健康，延长人类的寿命而努力。药物是指对失调的机体某种生理功能或生物化学反应过程呈现有益调节作用的化学物质，包括对疾病的预防、诊断和治疗。广义的药物还包括生物制品如疫苗、类毒素和抗毒素等。

　　药物化学是关于药物的发现、发展和确证，并在分子水平上研究药物作用方式的一门学科。这是国际纯化学和应用化学联合会给药物化学学科所下的定义，由此可以看出药物化学是建立在化学学科基础之上，涉及生物学、医学和药学等各个学科的内容。

　　药物是对疾病具有预防、治疗和诊断作用或用以调节机体生理功能的物质。根据药物的来源和性质不同，可以分为中药或天然药物、化学药物和生物药物。其中化学药物是目前临床应用中使用的主要药物，也是药物化学研究的对象。化学药物可以是无机的矿物质，合成的有机化合物，从天然药物中提取

的有效成分或单体，或者通过发酵方法得到的抗生素和半合成抗生素。化学药物是一类既具有药物的功效，同时又有确切化学结构的物质。因此，可以看出化学药物是以化合物作为其物质基础，以药物发挥的功效（生物效应）作为其应用基础。由此也可以认识到，以化学药物作为其研究对象的药物化学是多种化学学科和生命科学学科相互渗透的一门综合性学科。

三、药物化学的研究内容

药物化学研究的主要内容是基于生物学科研究揭示的潜在药物作用靶点（target），参考其内源性配体或已知活性物质的结构特征，设计新的活性化合物分子；研究化学药物的制备原理、合成路线及其稳定性；研究化学药物与生物体相互作用的方式，在生物体内吸收、分布和代谢的规律及代谢产物；研究化学药物的化学结构与生物活性（药理活性）之间关系（构效关系）、化学结构与活性化合物代谢之间关系（构代关系）、化学结构与活性化合物毒性之间关系（构毒关系）等；寻找和发现新药。而如何设计和合成新药，是药物化学的重要内容。

以羟甲戊二酰辅酶 A（HMG - CoA）还原酶抑制剂的研究举例说明药物化学研究的内容（图 3 - 1）。羟甲戊二酰辅酶 A 还原酶抑制剂的研究源于 1976 年美伐他汀（mevastatin）的发现。它是从两个不同的青霉菌属中分离得到的真菌代谢物，并确证它为 HMG - CoA 还原酶的有效竞争性抑制剂，它对 HMG - CoA 还原酶的亲和性为对底物亲和性的 10000 倍。几年后从红曲霉菌（*Monascus rubber*）和土曲霉菌（*Aspergillus terreus*）中分离得到结构类似的名为 mevinolin，后被命名为洛伐他汀（lovastatin）。它的作用为美伐他汀的 2 倍，它与美伐他汀在结构上的不同之处仅为在分子内双环上 6′ - 甲基。美伐他汀和洛伐他汀分子中的羟基内酯结构与还原酶的四面体结构十分相似，所以它们可与 HMG - CoA 还原酶紧密结合。1985 年此理论被进一步证实，由于在狗的实验中发现肠形态学的改变，所以美伐他汀未在临床上使用，而洛伐他汀在 1987 年被 FDA 批准成为第一个上市的 HMG - CoA 还原酶的抑制剂。

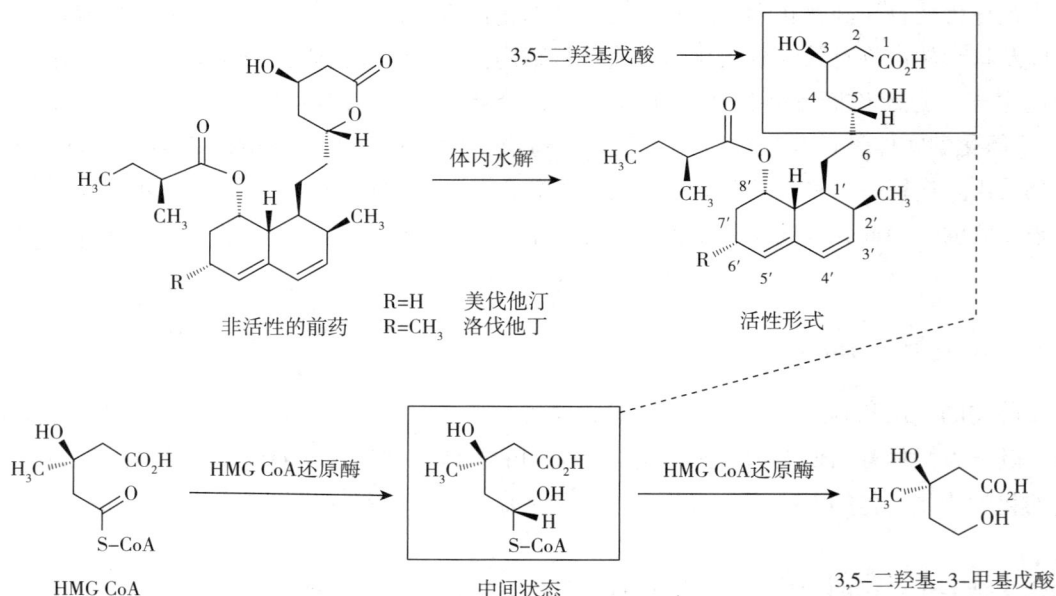

图 3 - 1 HMG - CoA 还原酶抑制剂研究示例

现在临床上使用的 HMG - CoA 还原酶抑制剂主要有 8 个，它们依据化学来源可分为天然（图 3 - 2）和人工合成（图 3 - 3）两类。

美伐他汀和洛伐他汀在 HMG - CoA 还原酶抑制剂的发展中起到了先导化合物的作用，最初的结构改造为对其内酯环和双环及在这两者间的乙烯基桥的修饰。研究结果表明，HMG－CoA 还原酶抑制剂的活性与内酯环的立体化学、内酯环水解性和连接两个环桥的长度密切相关。其后发现双环可以被其他亲脂性的环系所替代，并且这些环的体积和形状对整个化合物的活性是至关重要的。

对洛伐他汀和美伐他汀的双环和侧链进行微小的修饰，发现了普伐他汀（pravastatin）和辛伐他汀（simvastatin）。普伐他汀比辛伐他汀和洛伐他汀具有更大的亲水性，这种亲水性的增加优点是减少了药物进入亲脂性细胞、对肝组织有更好的选择性，及减少了辛伐他汀和洛伐他汀偶尔出现的副作用。

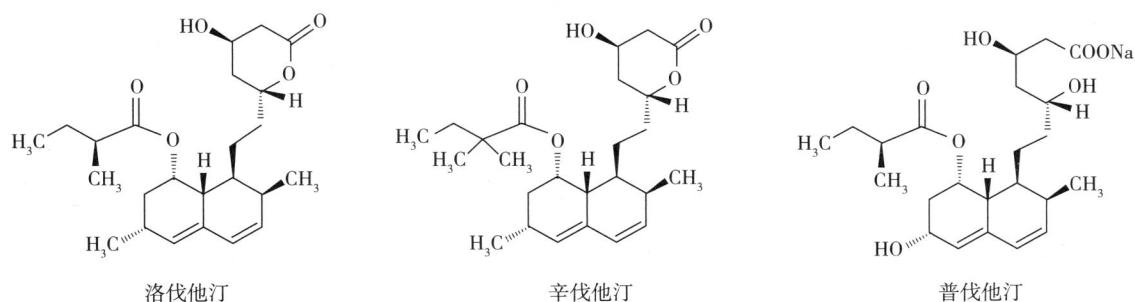

洛伐他汀　　　　　　　　辛伐他汀　　　　　　　　普伐他汀

图 3－2　天然的 HMG－CoA 还原酶抑制剂

洛伐他汀分子中的双环可以被其他环替代，初始为了简化美伐他汀和洛伐他汀结构，使用芳香环替代双环部分，发现了氟伐他汀（fluvastatin）、阿伐他汀（atorvastatin）及西立伐他汀（cerivastatin）。西伐他汀虽降血脂作用较好，但由于毒副作用而从市场上撤回。在所有合成的他汀类药物的结构中都引入了 4－氟苯基和异丙基，这些取代基都有助于产生较好的活性。

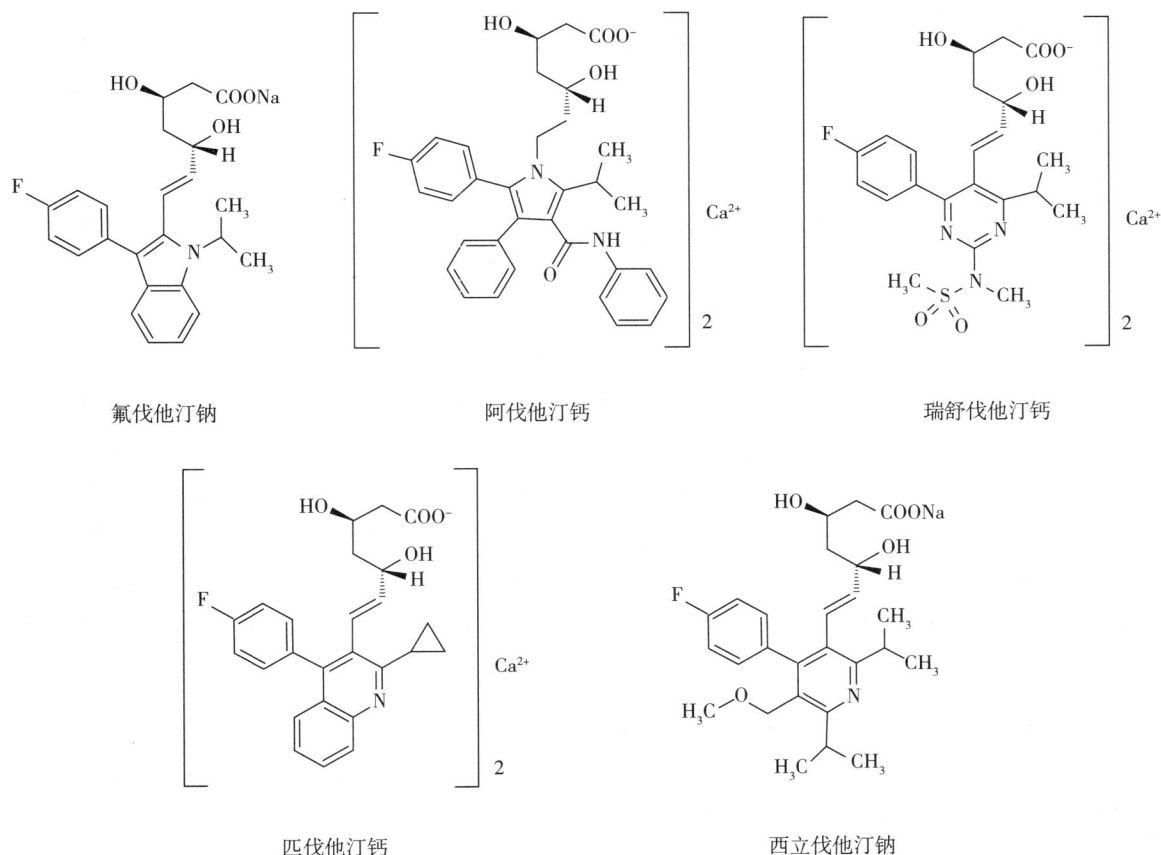

氟伐他汀钠　　　　　　　阿伐他汀钙　　　　　　　瑞舒伐他汀钙

匹伐他汀钙　　　　　　　西立伐他汀钠

图 3－3　人工合成的 HMG－CoA 还原酶抑制剂

洛伐他汀晶体在贮存过程中，其六元内酯环上的羟基会发生氧化反应，生成二酮吡喃衍生物。洛伐他汀在水溶液中，特别在酸或碱水溶液中，内酯环能迅速水解，产生羟基酸，较为稳定，水解反应伴随的副反应较少。

洛伐他汀为无活性的前药。在体内水解为羟基酸衍生物成为羟甲戊二酰辅酶 A（HMG - CoA）还原酶的有效抑制剂（图 3 - 4）。洛伐他汀可产生活性和无活性代谢产物。主要活性代谢物是洛伐他汀开环羟基酸和 3 - 羟基、3 - 亚甲基及 3 - 羟基甲基衍生物，这些活性代谢物的活性比洛伐他汀略低，当 3 - 羟基洛伐他汀进一步重排为 6 - 羟基代谢物后，则失去活性。

这些代谢物都存在内酯环结构和羟基酸结构两种形式。洛伐他汀的代谢物主要随胆汁排出。

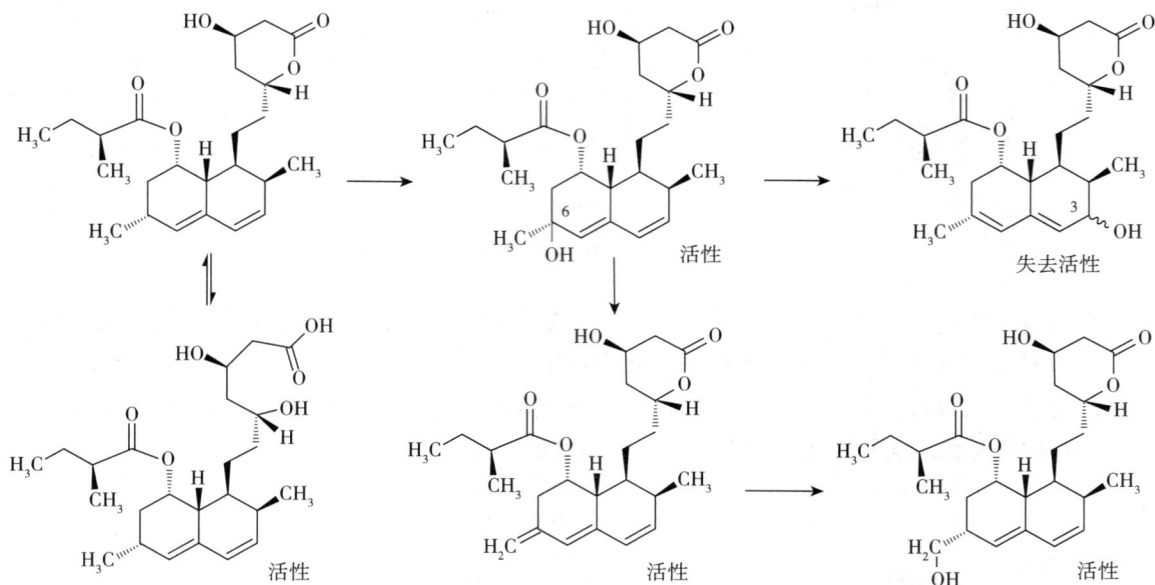

图 3 - 4   洛伐他汀的体内代谢

四、药物化学的主要研究任务

（一）为有效利用现有化学药物提供理论基础

为有效利用现有化学药物提供理论基础是当前药物临床使用的需要。

研究药物的理化性质与化学结构的定性与定量关系，以及药物稳定性方面的探讨，不仅可以确保药物的质量，还为制剂剂型的选择、分析检验和药物流通过程中药物的贮存条件奠定化学基础。研究药物的结构与生物活性之间的关系，为临床药学研究中配伍禁忌和合理用药，以及新药研究和开发过程中药物的结构改造奠定化学基础。药物在机体的代谢过程及代谢产物的推测和确定，以及对药物作用机制的了解，既为制剂剂型的制备提供依据，也为药物的化学结构修饰提供重要依据。药物代谢动力学、前体药物与软药的理论研究和实践，以受体作用模式为基础的合理药物设计，促使这一任务不断深化，也为近代分子药理学的研究奠定了相应的化学基础。

（二）为生产化学药物提供经济合理的方法和工艺

研究药物合成路线及工艺条件，提高合成设计水平，发展新原料、新工艺、新技术、新方法和新试剂是主要内容。提高产品的质量和产量，降低成本，获得最高的经济效益，是中心环节。把研究成果转化为生产实践，构成生产工艺学。近 20 多年的发展已将这方面单独演化出一门新的学科分支，即化学制药工艺学。目前，使用有机合成反应相关数据库，在有机合成设计的基础上，发展药物合成工艺设计，快速找到经济合理合成工艺路线已经成为现实。

（三）探索开发新药的途径和方法

只有不断探索开发新药的途径和方法，才能使制造化学药物的任务得以实现。为此，创制新药已构成近代药物化学的首要任务。创制新药的首要步骤是先导化合物的发掘。所谓先导化合物是指最初发现的具有特定生理活性和全新结构的化合物，可用来进行结构修饰的模板，通过构效关系、定量构效关系和三维定量构效关系研究，以获得预期药理作用的理想药物。先导化合物的发掘有多种途径，随机筛选与意外发现已不再是发现先导化合物的主要途径和方法。有的放矢地对天然产物中的活性成分进行分离，为获得先导化合物的一种主要途径。近年来，由生命基础过程的研究、受体契合方法和对已知药物的总结性研究发掘先导化合物最为引人注目。创制新药的研究已经构成药物化学的一个重要学科分支——药物设计学。近年来，随着药品专利法的实施，我国新药研究开发战略也已经开始由仿制向创制转轨，药物设计学这一新兴学科也日益受到人们的重视。随着计算机技术与生命科学的相互渗透，开拓了新药研究开发的新领域——计算机辅助药物设计。

药物化学的总体目标是创制新药和有效利用或改进现有药物，不断地提供新品种，促进医药工业的发展，保障人民健康。但针对不同专业的学生，教学内容有所偏重。药学专业的教学内容主要在第一方面——临床药物化学，使学生能够利用现有药物的基本理论、基本知识和基本技能为药品检验和临床药学服务。制药工程专业的教学内容则侧重第二方面，使学生能够掌握药物合成设计和合成工艺原理，为化学制药工业服务。对本科生学习药物化学的基本要求是：掌握常用化学药物的制备原理以及合成路线的设计和评价；熟悉化学药物的结构、理化性质和药理作用关系；了解新药研究的一般途径和方法。研究生学习期间着重要求第三项任务，也是最重要的任务。

五、药物化学与其他学科的关系

药物化学作为一门应用基础科学，同化学和生物学的各个分支有着密切的联系。近年来，计算机科学、量子化学、分子力学和数学也逐渐渗透到药物化学学科中来，见表 3-1。

表 3-1　药物化学相关学科分类列表

化学类	生物类	其他
有机化学、无机化学、分析化学、物理化学、量子化学和物理有机化学等	生理学、病理学、药理学、毒理学、生物化学、分子生物学、分子药理学、药物代谢动力学、基因学和生物工程学等	X 射线结晶学、计算化学、计算机图形学、数学和物理学等

通过借鉴或直接应用有机化学的结构理论和反应机制，对讨论药物小分子和机体内生物大分子间相互作用和分析其构效关系，往往可以得到满意的解释。应用量子化学计算药物分子的轨道参数、能量和电荷密度，物理化学和物理有机化学涉及的能量过程和分子的结构参数，成为药物分子化学结构的重要表达方式。

药理学、毒理学和药物代谢动力学为评价药物的活性、安全性和在体内的处置过程提供动物模型、试验方法和数据，得出量效关系和时效关系，可推断药物作用的化学本质和作用机制。分子药理学和分子生物学则从分子水平上研究药物的作用与过程，解析药物与受体部位的相互作用。通过药物小分子与机体内生物大分子（酶、蛋白、核酸等）的化学或物理化学反应，揭示药物产生效应（活性和毒性）的微观过程，以把握受体部位的理化环境和拓扑结构以及与药物的相互作用的本质。生理学和病理学，提示机体正常组织与器官同病态的组织器官之间的结构与功能的变化和差异，这种差异为合理地设计新药，尤其是研制具有特异选择性作用的新药，提供生理学和生物化学依据。

计算机辅助药物研究（computer - aided drug research，CADR）是近期发展起来的新技术，将构效关系的研究和药物设计提高到新的水平。定量构效关系和其他多元统计方法精确地揭示药物分子影响药效学和药物代谢动力学性质的结构因素和物理化学因素，并且可以预测化合物的生物活性与体内命运。X射线结晶学、计算化学和计算机图形学相结合，发展成为计算机辅助药物研究的新技术，可以映现药物分子与受体在三维空间中的相互位置和作用，为研究药物分子的药效构象、诱导契合和与受体作用的动态过程提供了方便而直观的手段。

第二节　药物化学的历史与现状

一、药物化学的历史回顾

药物是人类为了繁衍生息而对自然界的改造过程中发现和发展起来的，而对药物的化学研究和化学、生物学、医学的研究和发展密切不开的。

人类应用动物、植物、微生物和矿物等天然产品防治疾病的历史，可追溯至数千年前。但作为一门科学，却始于19世纪，当时统称为药物学，包罗了现今的药物化学、天然药物化学、药理学和药剂学等内容。随着人类社会的进步和自然科学的发展，上述内容逐渐从药物学中独立出来，药物化学成为一门独立的、有特定研究范围的应用学科。

药物化学的发展史就是药物研究和开发的历史，是个由粗到精、由盲目到自觉、由经验性地试验到科学地合理设计过程。大致可区分为3个阶段：发现阶段（discovery）、发展阶段（development）和设计阶段（design）。

（一）发现阶段

发现阶段始自19世纪末至20世纪30年代。其特征是从动植物体中分离、纯化和测定许多天然物，如生物碱、苷类、激素和维生素类化合物等。这些天然产物具有某种生理或药理活性，直接被用作药物。

18世纪，以机器为特点的大工业迅速发展，钢铁、冶金工业的发展产生了大量的副产品，如煤焦油等。纺织工业的发展，对染料的需求大大增加。19世纪，有机化学工业从无到有发展很快。人们在煤焦油中分离出苯、萘、蒽、甲苯、苯胺等一系列新的化合物。1856年，英国化学家帕金（William Henry Perkin，1838—1907年）以苯胺为原料合成了苯胺紫——第一个人工合成的染料。此后化学家又合成了一系列染料，发现了药物和香料。马克思说："化学工业提供了废物利用最显著的例子，它不仅发现了新的方法来利用本工业的废料，而且还利用其他工业的各种各样的废料，例如，把以前几乎毫无用处的煤焦油，变成苯胺紫染料、茜红染料（茜素），近年甚至把它们变成药品。"这些源源不断出现的有机化合物提供了潜在的药品原料。

1859年，化学家利用大量易得的苯酚十分便利地合成了水杨酸，1875年发现了它的解热镇痛作用，但由于它对胃有强烈的刺激作用，因此被搁置了近20年。直到1893年，化学家霍夫曼将其制成乙酰水杨酸——阿司匹林，经过6年临床试验后大量生产。1884年，化学家克诺尔（L. Knorr）在研究奎宁时，偶然合成了氨基比林，1886年，发现其有退热作用，其衍生物于1893年在一个染料厂被合成出来。1886年，发现染料中间体苯胺及乙酰苯胺（退热冰）有解热镇痛作用，1887年合成了其衍生物非那西丁。这些有机合成药物的偶然发现使人们意识到：有机化学合成能提供自然界没有的新药物。有机合成工业的发展为药物化学的产生奠定了物质基础。对这类新化学药物的研究必然会导致药物学的分化，药物化学的产生是必然的。

19世纪初期，化学研究已有相当的基础，当时主要是利用化学方法提取天然产物中的有效成分，例如，从阿片中提取吗啡（morphine）；从颠茄中提取阿托品（atropine）；从金鸡纳树皮中提取奎宁（quinine）；从古柯叶中提取可卡因（cocaine）；从茶叶中提取咖啡因（caffeine）等。吗啡是一种镇痛药，作用于中枢神经系统，选择性抑制痛觉，同时不影响其感觉。1805 年德国化学家从阿片中首次提纯吗啡，但其化学结构直到 1952 年化学全合成成功后才最后确定。吗啡具有较强的镇痛作用，但有成瘾性、耐受性、抑制呼吸、致吐、便秘以及产生幻觉等副作用。长期以来为寻找镇痛作用强而不具有成瘾性的吗啡代用品进行了大量的工作。

随着科学的发展，人们的理论认识深化了，导致了药物构效关系理论的建立，可卡因作用和结构的研究即是一例。可卡因早在 1856 年就从南美洲的古柯叶中提取出来，1878 年左右发现其有局麻作用，1884 年被用作眼科手术。1865 年，化学家洛逊（Lossen）将可卡因完全水解，得到 3 种成分：爱康宁（托品环）、苯甲酸和甲醇。后经分析，这 3 种成分均不具有麻醉作用，因此推论麻醉作用与原结构中的酯键有密切关系。1890 年，化学家制得结构较为简单的对氨基苯甲酸乙酯（苯佐卡因），发现也有局麻作用，此药被称作麻因（anesthesin）。1897 年，化学家哈里斯（Harris）合成了 β - 优卡因，这是一种带有托品环的芳香酸酯类衍生物，发现其麻醉作用优于可卡因。这些药物的结构分析使化学家有了化学结构与药效相关的初步概念。化学家艾因霍恩（A. Einhorn）在总结局麻药的化学结构时说："所有的芳香酸酯都可能产生局麻作用。"1904 年，他在芳香酸酯基团上引入二氨基，合成了一个非常优良的局麻药——普鲁卡因。以上这一系列化学实验给化学家一种启示：药物分子中有一些特殊的结构，包括特殊基团，是发挥药效必需的，具有相同结构的物质会产生相同的治疗效应。这种特殊的结构被称为药效团（pharmacophore）。在这一理论思想指导下，局麻药的合成进展很快，在 1910—1938 年之间，共有 28 个局麻药被合成出来。

与此同时，某些天然和合成的有机染料和化工中间体也用于治疗某些致病菌引起的感染，发现某些合成的化合物具有化学治疗作用，被用于临床，创立了化学药物抗代谢学说。在这个阶段，只限于从现有的化学物质中寻找和发现可能的药用价值。这是一种孤立的研究方式，未能在天然或合成物质的化学结构与生物活性的关系上作深入的研究。

1891 年德国科学家埃尔利希（Ehrlich）用一种称为亚甲蓝的染料治疗疟疾，通过构效关系的研究，1926 年发现扑疟奎，1932 年发现阿的平（atebrin）等合成抗疟药。1910 年合成的胂凡纳明（又名 606）用于治疗梅毒等疾病，开创了化学治疗的新概念。Ehrlich 对药物化学进展的更大贡献是他进一步明确了1878 年 Langley 提出的受体（receptor）概念，他认为哺乳动物细胞中存在受体，药物与其受体结合后才能发挥药效。在此之后，受体学说的发展解释了许多药物的作用机制，促进了新药的发展。这一时期在解热镇痛药、催眠药、麻醉药和消毒药等领域均有新的发现。受体理论被认为是现代化学治疗（chemotherapy）和分子药理学（molecular pharmacology）的始点。后来，Langmiur 用电子等排概念（isosterism）解释有机化学和药物化学中的构型和构效关系。尽管有这些先进的思想和学说，却受到当时客观条件的限制，未能充分地展开和获得有成效的应用。

（二）发展阶段

发展阶段大致是在 20 世纪 30 年代到 60 年代。其特点是合成药物的大量涌现，内源性生物活性物质的分离、鉴定和活性筛选，酶抑制剂的临床应用等，可称为药物发展的"黄金时期"。这一期间，分子药理学的形成和酶学的发展，对阐明药物的作用原理起了重要的作用。从药物化学的角度看，这一阶段的成就同有机化学的理论和实验技术的发展有密切的关系。药物化学中的某些假说和原理，往往打上了有机化学的烙印。

1932 年发现含有磺酰胺基的一种偶氮染料"百浪多息"（prontosil）对链球菌及葡萄球菌有很好的抑制作用。1935 年 Domagk 将药理实验结果发表后，进一步证明了它对细菌感染性疾病的疗效，开始了现代化学治疗的纪元。为了改善百浪多息的水中溶解度，合成了许多可溶性百浪多息，这对于细菌感染疾病的治疗前进了一步。这类偶氮染料在临床上应用后，受到多方重视，并进一步研究其治疗范围和抑菌机制。当时认为百浪多息等奏效的原因主要在于结构中偶氮苯基团的染色作用。后经试验发现，百浪多息在体外试管内并无抑菌作用，只有在机体内才有活性。Trefouel 等经过系统的研究，证明百浪多息奏效的原因并非偶氮苯基团所致，主要原因是其在机体内被代谢为对氨基苯磺酰胺才有抑制细菌的作用。从而确定了对氨基苯磺酰胺是这类药物有效的基本结构。研究工作的重心也从偶氮染料转至对氨基苯磺酰胺及其衍生物。研究过程的第一阶段，着重探讨这类药物结构的专属性。通过向分子中引入不同的基团，观察其对于抑菌作用和理化性质的影响，以便了解化学结构和抑菌作用的关系；第二阶段的研究工作不是单从药物的结构出发，而是联系到药物对病原体生理、生化的影响和干扰，着重阐述药物的抑菌机制，以指导新药的寻找。1938 年合成磺胺吡啶后，1940 年左右又先后发现了疗效更好的磺胺噻唑、磺胺嘧啶等杂环取代的磺胺类药物。为了改进磺胺类药物的溶解度、减轻对肾脏的损害和降低副作用，1951—1953 年间又找到了磺胺异噁唑和磺胺索嘧啶等溶解度高、毒性较低的药物。1956 年发现了第一个长效磺胺药——磺胺甲氧嗪，后来又出现了广谱增效剂甲氧苄啶（TMP）与磺胺类药物合用，可改变药物的耐受性，延缓耐药菌株的发展和提高疗效。并由此开拓了数十个临床应用的磺胺药，奠定了抗代谢理论。

在这一阶段，甾体激素类药物，如肾上腺皮质激素和性激素的广泛研究和应用，对调整内分泌失调起了重要作用。皮质激素类药物治疗银屑病，被誉为皮肤病治疗的一次革命。以青霉素（penicillin）为代表的抗生素的出现和半合成抗生素的研究、神经系统药物、心血管系统药物，以及恶性肿瘤的化学治疗等方面都显示出长足的进展。

20 世纪 30 年代以后，随着磺胺药、维生素、生物碱、抗生素等强活性药物的出现，构效关系理论深入到立体结构的层次，认识到分子的空间排列及距离、分子的几何构型、光学构型、电子等排等性质均与药理作用有关。20 世纪 50 年代后，抗癌药、抗代谢药、受体拮抗剂等一系列药物的出现，又使构效关系的研究深入到药物如何到达作用部位并与受体相互作用的分子生物学水平。构效关系指药物的化学结构，包括基本骨架、立体构型、活性基团、侧链长短与药理作用之间的特定关系。它是药物化学最基本的核心理论。20 世纪初，这一理论概念初步形成，以后，在现代化学理论、分子生物学等理论的指导下，构效关系理论在实践中不断发展完善起来。

吗啡类药物的研究十分典型地反映出构效关系理论发展的轨迹。吗啡于 1805 年被提纯，1927 年阐明结构，从 1929 年起科学家就开始系统地研究吗啡类药物的构效关系。早期研究发现，不改变吗啡及其衍生物的基本骨架，在侧链局部基团进行烃化、酰化、还原、取代等反应，就可获得强几倍到几十倍的镇痛物质，如苯乙基吗啡。进而发现药物分子结构相同，但几何构型不同，就会产生程度不同的药理作用，如 1947 年发现 β - 安那度尔的镇痛效力大于 α - 安那度尔约 6 倍。1956 年发现不同的旋光异构体影响镇痛作用，右旋吗酰胺有镇痛作用，而左旋体则没有。近数十年来，化学家建立了镇痛药的分子模型，重点研究药物与体内吗啡受体之间的相互作用，提出了多种理论和假设。化学家推测体内吗啡受体呈不规则的凹陷形，镇痛药的结构必须与之相互契合才有作用。如美沙酮，结构上有一个脂肪链，连有两个苯环，末端含有二甲胺。它的分子模型说明，分子内的原子可以形成吗啡型排列和构型，二甲胺的凸面恰好嵌入受体之中，范德华力使此药与受体结合而发挥作用。许多构效关系的理论仍在研究发展之中。

构效关系理论对新药研究有很好的指导作用。在抗疟药、非甾体抗炎药、抗组胺药、精神药物等一大批新药的研究中，科学家就借鉴了已有的药物构效关系规律，自觉地进行实验设计，有目的地进行合成筛选。

随着现代化学的发展出现了新的分析仪器和技术。光度分析法、电化学分析法、色谱分析法、分子结构测定技术、核磁共振技术、X 射线结构分析等技术大大提高了药物结构测定的手段。20 世纪 20 年代至 30 年代，化学家已成功地测定了奎宁（1925 年）、维生素 C（1928 年）、维生素 B_2（1932 年）、甾体骨架（1932 年）、维生素 B_6（1934 年），维生素 A（1937 年）等一大批药物的化学结构。到 40 年代至 50 年代已能测定具有复杂立体构型的药物结构，如番木鳖碱（1948 年）、青霉素（1948 年）、利血平（1954 年）、维生素 B_{12}（1956 年）等。60 年代以后，已基本阐明了胰岛素（1969 年）等蛋白质药物的化学结构。

20 世纪，结构测定技术应用最有影响的范例当属用 X 射线衍射法分析青霉素、维生素 B_{12} 的结构。X 射线晶体学及衍射分析技术在 20 世纪 20 年代至 30 年代建立，它是用 X 射线断层照射分析晶体化合物结构中原子、离子空间的分布排列情况、准确测定物质内部结构的新兴技术。1944 年，英国女化学家霍奇金（D. C. Hodgkin，1918—1994 年）利用这一技术，经过 5 年艰苦工作，准确地测定了青霉素的化学结构，这一工作引起轰动。1948—1956 年，她又准确地测定了维生素 B_{12} 的立体结构。这一药物结构公认为异常复杂，它以钴原子为中心离子形成了螯形化合物，周围有 4 个吡咯环结合型结构，同时又与侧链形成 3 个立体环。这两项成果在 X 射线分析及药物化学的发展中均有较大影响，她因此获 1964 年诺贝尔化学奖。1969 年，她又在胰岛素晶体的结构研究中取得重大进展。

青霉素的合成是 20 世纪药物化学突出的成就之一。1928 年，英国细菌学家弗莱明（A. Fleming，1881—1955 年）发现了青霉素的抑菌作用。1938 年，弗洛理（H. W. Florey，1898—1968 年，英国）与钱恩（E. B. Chain，1906—1979 年，英国）二人重新研究，1940 年得到药物结晶，1941 年成功地进行临床试验，1943 年进行工业合成生产。青霉素的成功导致了一大批抗生素的发现和使用。1942 年，瓦克斯曼（S. A. Waksman，1888—1973 年，美国）从链霉菌中分离出链霉素，为治疗结核病创造了条件。1945 年，他首先命名此类物质为"抗生素"。1943—1953 年，有 3000 多种抗生素通过土壤普查被筛选出来，常用的有土霉素、氯霉素、金霉素等。这些抗生素有的用微生物发酵法生产，有的用化工原料进行化学合成。

奥地利科学家威兹曼（F. Witzmann）说："过去 50 年，对甾体的研究可以说是在制药工业史中空前未有的、最大最集中的研究活动。"20 世纪 30 年代以前，甾体激素被发现，主要提取于动物脏器及分泌物，含量很少。如在 15000L 尿中只能分离出 15mg 雄甾酮，从 5 万头猪的卵巢中才能提取出 20mg 的孕酮，因此化学合成是解决大量用药的唯一途径。早期研究证明自然界有大量甾体化合物存在，它们的基本骨架与甾体激素相似。以后发现羊毛脂中的胆甾醇、胆汁酸中的胆酸、大豆中的豆甾醇、百合科和薯蓣科植物中的皂苷元都是合成甾体激素的原料。第一个甾体激素睾酮，于 1935 年被化学家鲁齐卡（Ruzicka，1887—1976 年，瑞士）由胆甾醇合成而成。此时，这一激素尚未从动物体中分离出来。几年后，他又合成了甲睾酮。1939 年，美国化学家马克尔从植物洋菝葜中提取出皂苷元，只用一个简单的工艺步骤就将其转化为孕酮，再将其转化为睾酮和雌酮也很简便。而后，马克尔又发现薯蓣皂苷元也是理想的合成原料。在激素合成中形成的这类方法又称半合成法，这是一种利用现成的、复杂的、基本骨架（化合物或天然产物）再经简单的化学合成，制备所需药物的方法。

20 世纪 50 年代甾体的全合成也取得进展。科学家相继发明了用萘酚、醌类等小分子化工原料合成出结构复杂的甾体骨架。全合成方法首先在理论上证实了甾体化合物的基本结构，同时也满足了用药的需要，尤其对植物资源缺乏的工业化国家来说，全合成法不乏为一条制药途径。70 年代，美国、法国用此法合成的甾体物质达 300 吨。

1944 年，肯德尔（E. C. Kendall）等人发现肾上腺皮质激素（可的松类药物）的结构和生理作用。1949 年，亨奇（P. H. Hench）发现可的松治疗风湿性关节炎的奇妙效果。当时可的松是以胆酸为原料合成制得的，资源少、得率低、价格贵，每 1kg 药物达 20 万美元，无法满足临床治疗的需要。能否用植物皂苷元为原料来大量合成呢？皮质激素类药物与其他甾体激素在化学结构上略有不同，前者的甾体骨架 C_{11} 位上多一个氧原子。当时，化学家尝试了许多方法想解决这一问题。出乎意料的是经典的化学合成转化方法并未奏效，而细菌学家彼德森（Peterson）等人却发现了一种霉菌——少根根霉菌（*Rhizopus arrhizus*）通过生物转化顺利地在 C_{11} 位上引入了一个氧原子，生物转化的专属性、反应速度大大超过化学合成方法。这是化学合成的一项突破，此后又发现多种微生物有此类生物转化作用。至此，肾上腺皮质激素类药物大多用各种甾体皂苷元为原料，经微生物氧化的方法大量生产。1973 年，全世界甾体的产量达到 1500 吨。

（三）设计阶段

设计阶段始自 20 世纪 60 年代。在这之前药物的研究与开发遇到了困难，一方面包括抗感染药在内的许多药物的发现，使得大部分疾病能够得到治愈或缓解，而那些疑难重症，如恶性肿瘤、心血管疾病和免疫性疾病等的药物治疗水平相对较低，这类药物研究难度大，按照以前的方法做，不仅花费巨大，而且成效并不令人满意；另一方面，欧洲出现的反应停（Thalidomide）事件，造成数万名严重畸形儿的出生，震惊了全世界；硅酮作为乳腺填料使用了十多年，20 世纪 80 年代发现其有致癌作用。因而，世界各国卫生部门制定法规，规定新药需进行致畸（teratogenic）、致突变（mutanogenic）和致癌（caroinogenic）性试验，从而增加了研制周期和经费。因此，客观上需要改进研究方法，将药物的研究和开发过程，建立在科学合理的基础上，即合理药物设计。在此期间，物理化学和物理有机化学、生物化学和分子生物学的发展，精密的分析测试技术如色谱法、放射免疫测定、质谱、磁共振和 X 射线结晶学的进步，以及电子计算机的广泛应用，为阐明作用机制和深入解析构效关系准备了坚实的理论和强有力的实验技术基础，使药物化学的理论与药物设计的方法与技巧不断地升华和完善。

对受体的深入研究，尤其许多受体亚型的发现，促进了受体激动剂和拮抗剂的发展，寻找特异性的仅作用某一受体亚型的药物，可提高其选择性。如 β 和 α 肾上腺素受体及其亚型拮抗剂是治疗心血管疾病的常用药物；组胺 H_2 受体拮抗剂能治疗胃及十二指肠溃疡。内源性脑啡肽类对阿片受体有激动作用，因而呈现镇痛活性，目前阿片受体有多种亚型（如 δ、ε、γ、η、κ 等），为设计特异性镇痛药开拓了途径。

酶是高度特异性的蛋白质，生命活动许多是由酶催化的生化反应，故具有重要的生理生化活性。随着对酶的三维结构、活性部位的深入研究，以酶为靶点进行的酶抑制剂研究，取得很大进展。如通过干扰肾素（renin）－血管紧张素（angiotensin）－醛固醇（aldosterone）系统调节而达到降压效用的血管紧张素转化酶（ACE）抑制剂，是 20 世纪 70 年代中期发展起来的降压药。一系列的 ACE 抑制剂，如卡托普利、依那普利和赖诺普利等已是治疗高血压、心力衰竭的重要药物。3-羟基-3-甲戊二酰辅酶 A（HMG-CoA）还原酶抑制剂，对防治动脉粥样硬化、降血脂有较好的疗效。噻氯匹定可抑制血栓素合成酶。用于防治血栓形成。

离子通道类似于活化酶存在于机体的各种组织，参与调节多种生理功能。20 世纪 70 年代末发现的一系列钙通道阻滞剂（calcium antagonists）是重要的心脑血管药，其中二氢吡啶类研究较为深入，品种也较多，各具药理特点。近年发现的钾通道调控剂为寻找抗高血压、抗心绞痛和 I 类抗心律失常药开辟了新的途径。

细胞癌变认为是基因突变导致基因表达失调和细胞无限增殖所引起的，因此可将癌基因作为靶点，利用反义技术（antisense technology）抑制细胞增殖的方法，可设计新型抗癌药。

20 世纪 80 年代初诺氟沙星用于临床后，迅速掀起喹诺酮类抗菌药的研究热潮，相继合成了一系列抗菌药物，这类抗菌药和一些新抗生素的问世，认为是合成抗菌药发展史上的重要里程碑。

80 年代以后随着计算机学科的图像学技术的应用，使药物设计更加合理、可行；组合化学方法的发展，使快速大量合成化合物成为可能；高通量和自动化筛选技术的应用，缩短了药物发现的时间，大大加快了新药寻找过程。

随着生命科学的研究深入，人们逐渐认识到体内存在的微量生物活性物质在体内扮演着重要角色，对调节体内功能和维持生命起到非常重要的作用。寻找内源性活性物质是药物化学研究的内容之一，近年来发现许多活性多肽和细胞因子。如心钠素（ANF）是 20 世纪 80 年代初从鼠心肌匀浆分离出的心房肽，具有很强的利尿、降压和调节心率的作用。内皮舒张因子（EDRF）NO 是同时期证实由内皮细胞分泌具有舒张血管作用的物质，其化学本质后证实是一氧化氮（NO）。它是调节心血管系统、神经系统和免疫系统功能的细胞信使分子，参与机体的多种生理作用。90 年代后，有关 NO 的研究已成为国际热点。NO 供体和 NO 合酶抑制剂的研究方兴未艾，将为心血管抗炎药等开拓新的领域。

在肿瘤的化学治疗上，由最初的氮芥类烷化剂发展到有目的地进行细胞生长周期的调控，使大部分肿瘤治疗效果有较大的提高。特别是随着分子生物学的研究的发展，人们开始对疾病发生与发展的过程进行研究，为人们认识疾病提供了理论基础，也为新药的研究提供了新的方向。尤其是抗肿瘤药物的研究有了较大的突破，发现了多种具有不同作用机制的抗肿瘤药物。例如，抑制微管功能的抗有丝分裂药物紫杉醇、抑制 DNA 拓扑异构酶的药物伊立替康等；蛋白激酶是催化信号分子磷酸化，从而引发细胞信号传导过程，这一过程在肿瘤的发生和发展进程中起到重要作用。蛋白质酪氨酸激酶（protein tyrosine kinase，PTK）选择性抑制剂伊马替尼（imatinib）通过干扰肿瘤细胞信号传导通路，选择性地抑制肿瘤细胞的生长，达到抗肿瘤作用，临床上用于治疗慢性髓细胞样白血病（CML）。伊马替尼的成功上市，为寻找靶向抗肿瘤药物提供了一个全新的概念，发展了"替尼"类激酶抑制剂抗肿瘤药物，目前全球已上市的靶向抗肿瘤药物已超过 20 个，已用于绝大多数的肿瘤治疗，为有效的控制肿瘤病情的发展提供了可行的治疗方案，在抗肿瘤药物开发历史上具有重要的意义。

随着人类基因组、蛋白质组和生物芯片等的研究的深入，大量与疾病相关的基因被发现，这给新药物的设计提供了更多的靶点分子。新的药物作用靶点一旦被发现，往往会成为一系列新药发现的突破口。因此，靶点分子的增加，给创新药物研究带来了更多的机会，创新药物研究将具有广阔的前景。新的药物设计和发现的方法不断产生和发展，例如，基于结构的药物设计（structure - based drug design）、基于机制的药物设计（mechanism - based drug design）、基于靶点的药物设计（target - based drug design）等方法的发展和运用，可根据药物所针对靶点的结构特点进行"量体裁衣"式的设计，增强了药物的靶向性，降低了药物的毒副作用。生命科学的迅猛发展，新药的设计和研究，由单纯的化学方法向以生物学为导向的，化学和分子生物学相结合的方向发展。近年来发展起来的化学生物学（chemical biology）就是使用小分子作为工具（或探针）研究和解决生物学的问题或通过干扰/调节正常过程了解蛋白质的功能。在某种意义上，使用小分子调节目标蛋白分子的生物学过程与新药研究相类似。 微课

生物技术（生物工程）是近 20 年发展的高新技术，医药生物技术已成为新兴产业和经济增长点。20 世纪 90 年代初以来上市的新药中，生物技术产品占有较大的比例，并有迅速上升的趋势。通过生物技术改造传统制药产业可提高经济效益，利用转基因动物 - 乳腺生物反应器研制、生产药品，将是 21 世纪生物技术领域研究的热点之一。

抑制胃酸分泌的抗溃疡药物的发展就是这一阶段的一个典型成功范例。1972 年 Black 等发现组胺 H_2 受体，开始寻找选择性组胺 H_2 受体拮抗剂，并发现了第一个投入临床试用的选择性组胺 H_2 受体拮抗剂丁咪胺（burimamide），但它口服难被吸收。经进一步结构改造，得到甲硫米特（metiamide），它抑制胃酸分泌作用比丁咪胺大 10 倍，并能明显增加十二指肠溃疡的愈合率。但高剂量慢性毒性试验发现，甲硫米特对肾脏有损害作用，能引起粒细胞减少。1975 年美国史克公司（SK&F）上市了西咪替丁

（cimetidine），组胺 H_2 受体拮抗作用比甲硫米特稍强，几乎没有 H_1 和胆碱能受体拮抗作用，但中断用药后复发率较高，故需维持治疗。1979 年英国葛兰素公司上市了雷尼替丁（ranitidine），其体外抑制胃酸分泌的强度为西咪替丁的 4.5 倍，对组胺 H_2 受体的选择性更高，大剂量对 H_1 和胆碱能受体均无拮抗作用，且副作用较少。1985 年日本山之内公司上市了法莫替丁（famotidine），其体外抑制胃酸分泌的强度为西咪替丁的 64 倍，是一种高选择性的组胺 H_2 受体拮抗剂。随着抗溃疡药物的发展，进一步阐明了胃酸分泌机制。胃壁细胞泌酸过程分为 3 步：①组胺、乙酰胆碱或胃泌素刺激胃壁细胞膜上相应的组胺 H_2 受体、乙酰胆碱受体或胃泌素受体；②经第二信使环单磷酸腺苷（cAMP）和钙离子介导，刺激 H^+ 由细胞内向细胞顶端传递；③在刺激下，细胞内的管状泡与由顶端内陷形成的分泌性微管融合，原位于管状泡处的胃质子泵 $H^+, K^+ - ATP$ 酶移至分泌性微管，将 H^+ 从胞质泵向胃腔，与从胃腔进入胞质的 K^+ 交换，Cl^- 则与 K^+ 一并经顶端膜运转至胃腔。随后，K^+ 与 H^+ 交换，形成 HCl。很显然，如果抑制 $H^+, K^+ - ATP$ 酶，即可以抑制组胺、乙酰胆碱或胃泌素 3 种因素引起的胃酸分泌。因此，1988 年瑞典的阿斯特拉公司（Astra）上市了第一个 $H^+, K^+ - ATP$ 酶抑制剂奥美拉唑（omeprazole），该药使胃溃疡、十二指肠溃疡较快愈合，治愈率较高。

二、我国药物化学的发展现状

我国药物化学的发展主要表现在医药工业和新药研究两个方面。

1949 年以来，尤其是 1978 年实行改革开放以来，我国的医药工业有了长足的发展，现已成为国民经济的一个重要组成部分。目前我国规模以上医药工业企业超过 1 万家，增加值占全部工业增加值比重约 4%，大宗原料药产量约占全球的 40%，在研新药数量跃居全球第二位，一大批创新药、重点疫苗、中药复方制剂和高端医疗器械获批上市，供应保障能力显著提升，有效满足了人民健康需求。医药工业总产值由 1978 年的 64 亿元增加到 2023 年的 2.9 万亿元，增长近 468 倍。我国现在可以生产 24 大类化学原料药近 1500 种，年产量 394.9 万吨，占全球 30% 以上，位居全球首位。能生产各类化学药品制剂，片剂、水针、粉针、胶囊和输液等 34 个剂型 4000 余个品种。一些重要的品种如维生素 C、青霉素在世界上有举足轻重的地位。

中华人民共和国成立初期，我国医药工业的发展战略是以保障人民群众基本医疗用药，满足防病治病需要为主要任务。先后发展了抗生素和半合成抗生素、磺胺药物、抗结核药、地方病防治药、解热镇痛药、维生素、甾体激素、抗肿瘤药、心血管药、中枢神经系统药物等一大批临床治疗药物。化学制药工业的发展形成一定的规模后，技术进步对医药工业的发展起到重要作用。我国科技人员结合生产实际，广泛开展技术革新和工艺改进并取得了较为显著的成果。例如，中华人民共和国成立初期利用国产原料生产氯霉素的新工艺居国际领先水平。20 世纪 60 年代，开展对薯蓣皂素资源的综合利用，自主开发生产青霉素；20 世纪 70 年代经过筛选和培养高产菌株，开发了两步发酵制备维生素 C 的生产新工艺；20 世纪 70~80 年代研究成功的维生素 B_6 唑法合成新工艺，形成了具有特色的维生素 B_6 专利生产技术等。这些生产工艺充分体现了我国医药工业的水平，对某些产品的工艺研究已经达到了世界先进水平。

与此同时，我国新药研究工作也受到很大重视，创制了一些重要类型的化学药。如抗肿瘤药物氮甲、甘磷酰芥、平阳霉素、斑蝥素及其衍生物、三尖杉酯类生物碱等；从生长在我国青藏高原唐古特山莨菪中分离出新生物碱山莨菪碱和樟柳碱分别用于治疗中毒性休克、改善微循环障碍和血管性头痛等；从石杉属植物千层塔中分离出石杉碱甲，可用于治疗阿尔茨海默病。在新药分子的设计中，我国从中药黄花蒿中分离得到青蒿素，并确定其结构为含有过氧桥的倍半萜内酯，打破了抗疟药基本结构的传统概念。青蒿素对恶性疟，尤其对氯喹耐药的脑型疟有较好的疗效，青蒿素的发现者屠呦呦教授获得了 2015

年的诺贝尔生理学或医学奖。在青蒿素结构的基础上经过结构改造得到双氢青蒿素、蒿甲醚和青蒿琥酯，抗疟活性增强，毒性降低，并已在国外注册。在对五味子中有效成分五味子丙素结构改造的过程中，通过结构简化，创制出能降低丙氨酸氨基转移酶，治疗肝炎的药物联苯双酯。对芬太尼结构改造过程中得到新的 μ 阿片激动剂羟甲芬太尼等。我国创新药物的研究形成了基于天然活性成分结构为基础的新药设计和发现的特色。近 20 多年来计算机辅助药物设计、3D－QSAR 学研究、组合化学以及高通量筛选技术的应用在我国药物化学研究中也有了较快的发展。

2024 年，我国共有 40 款国产 1 类新药（以药品批准日期统计，不含疫苗、新增适应证）获批上市，较 2023 年增加了 7 个。其中，小分子化学创新药有 20 款、大分子生物创新药有 17 款、中药创新药有 3 款，22 款 1 类新药属于抗肿瘤和免疫调节剂。

经过 60 多年的建设，我国药物化学取得了很大的成就，形成了一支成熟的研究队伍，建立了较为完整的科研、教学、生产体系，促进了医药工业的发展，保障了人民健康。

🔗 知识拓展

弗莱明与青霉素

弗莱明（Alexander Fleming）是苏格兰农民的儿子，也是世界上最著名的细菌学家之一，他的成功经历可以说是建立在一系列偶然发现基础上的。20 世纪 20 年代，Fleming 从人体中（眼泪）分离得到第一个抗生素——溶菌酶。在清理细菌培养皿时，他发现在一个洗涤槽里积攒的众多培养皿中，有一个培养皿里的营养琼脂上长着一种霉菌。这种非常普通的现象对善于细心观察的 Fleming 来看，非常有吸引力，他发现在这种霉菌的周围没有任何细菌生长，实际上早在 3000 多年前中医典籍就提倡用发霉的豆腐来治疗皮肤感染了，在 19 世纪末 Joseph Lister 和 Ernest Duchesne 也都曾独立报道过用有青霉菌的绷带包扎治疗病菌感染的患者。只不过这些均被科学家们忽略了。直到 Fleming 重新关注它们，并发现了青霉素。后来，弗洛里（Florey）和钱恩（Chain）重新研究，得到了药物结晶。青霉素开创了抗生素研究的新纪元，开创了一个在接下来的几十年抗菌药物飞速发展的新时代。一系列新天然 β－内酰胺类化合物如头孢菌素 C、克拉维酸和甲砜霉素快速演变为药物使用。在青霉素上的杰出贡献，为 Fleming、Chain 和 Florey 赢得了 1945 年的诺贝尔生理学或医学奖。所谓的"青霉素工程"，史上最引人注目的国际合作科学探索之一的发起和实施，为青霉素作为改变世界的抗生素增添了传奇色彩。

第三节　药物化学在新药研究与开发中的作用

一、新药研究与开发的现状

世界新药研究开发经历了 100 多年的历程，构建了规模庞大的世界制药工业。世界制药工业发展的历史表明，世界制药工业是一个长盛不衰的朝阳产业。新药研究开发的成就标示制药工业发展的里程碑。世界范围内现有原料药约 5000 种，其中有机合成药约 50%，动植物有效成分为 30%，生化和微生物药物约 12%，无机药物为 8%。一般认为目前仅有 1/3 左右的疾病可以得到较满意的药物治疗。一些常见病或危害较大的疾病，如肿瘤、脑血管疾病、中枢神经系统疾病、病毒和严重感染等方面的药物，还需要进一步努力研究高效、不良反应小的新药。

据美国癌症研究中心的报道，要获得一个临床有效的新药，往往需要筛选 1 万至 2 万个化合物，花费约 2 亿美元，大约需要 10 年时间。尽管如此，世界各大制药企业都不惜投入重金进行新药的研究与开发。根据 Pharmaprojects 数据库显示，截至 2024 年 1 月，全球共有 22825 款药物正在开发，同比增长 7.2%，接近过去 5 年平均增速。此外，管线增长伴随着新一轮淘汰，2023 年全球新增 5428 款研发药物，3895 款候选药物退出在研管线，这意味着一年中管线药物的流失率相当高。从趋势和特点来看，肿瘤、神经、抗感染是当前最为热门的三大研发领域；在肿瘤、心血管等多种治疗领域的研发中，精准医学产品研发成为趋势；新治疗模式管线爆发性增长，年增长率达到 20%，细胞基因治疗持续成为研究热点，新的技术突破使研发产品从治疗症状到治愈疾病。与药物研发管线迅速增长相似，近 20 多年来，从事药物研发的公司数量也迅速增长。截至 2022 年 1 月，全球从事药物研发的医药企业共有 5416 家，比 2021 年增加了 317 家，增长率为 6.2%。前 20 家公司开发的产品占总产品数的 15%。

近年来，AI 技术在药物研发中的应用正在获得越来越多的关注。随着 AI 技术的持续进步，未来或许能看到更多针对重大疾病的新药面世。根据预计，全球 AI 制药市场规模将从 2022 年的 10.4 亿美元增长至 2026 年的近 30 亿美元，这一庞大的市场显示出 AI 在制药领域的广泛应用潜力。AI 制药正在成为医药行业的新革命，其应用有望大幅缩短药物研发周期，降低成本，并提高成功率。

二、新药研究的挑战性

新药创制是在多维空间中的分子操作，药物分子要具有较好的安全性，较低的毒性，具有较佳的治疗窗口，没有潜在毒性。药物要具有良好药学性质，如类药性、过膜性、水溶性、离解性、分配系数和分布系数、极性表面积和化学稳定性。药物要具有良好代谢稳定性，如药物代谢性质和药物动力学性质、生物转化和特异分布。在此基础上还要具有优秀药效学性质，包括作用强度和选择性。除此之外还要具有易得性，如成本低、环境友好等。

通常药物分子应具有成药性和类药性。成药性是药物具有足以使活性化合物能够进入 I 期临床试验的 ADME 性质和安全性质。"ADME" 指机体对外源化学物的吸收（absorption）、分布（distribution）、代谢（metabolism）及排泄（excretion）过程。外源化学物质的代谢和排泄合称为消除，吸收、分布、代谢和排泄的过程可能同时发生。药物在体内的吸收、分布及排泄的过程称为药物转运（transportation of drug）。类药性是对苗头或先导物的要求；成药性是对先导物优化和候选药物的目标。

药物的成药性与药物的分子结构密切相关，药物的化学结构决定药物的物化性质、生化性质、药物代谢性质、毒理学性质和药效学性质。药物的物化性质是药物与物理性介质作用的表现。主要有分子量、分子形状、pK_a、氢键供体、氢键接受体、极性表面积、可旋转键、化学反应性、物理形态、水溶性、脂溶性、分配性、离解性等。药物的生化性质是药物在离体生物介质中的表现，主要有药物 I 相代谢作用、药物 II 相代谢作用、药物与血浆蛋白结合、药物与组织结合、药物与转运蛋白结合（细胞摄入）和药物与糖蛋白 P170 结合（细胞外排）。药物代谢性质是药物被机体作用的表现，主要有生物利用度、半衰期、清除率、血浆蛋白结合和药物 – 药物相互作用等。药物的毒副作用是药物对机体非靶标作用的表现，主要有作用于非靶标（off – target）——不良反应；作用于遗传基因——致癌、致畸、致突变；作用于 CYP450——底物、抑制剂、诱导剂、毒性、药物 – 药物相互作用；代谢产物引起的毒性等。药效性质是药物对机体靶标作用的表现。

三、药物化学发展的新方向

21 世纪是生命科学发展的重要时期，生命科学的发展将揭示许多人类原本尚未认识的东西，对生命的本质、人类的生殖、疾病的发生和发展机制及其生理、生化基础的更多了解，将会为新药的研究、设计和开发提供新的理论基础和靶物质。其他学科，尤其是计算机科学的发展，将许多新的理论、技术和手段引入药物化学研究中，这将会给药物化学的发展带来许多新的机遇和挑战。

（一）新药研究的新模式

人类基因组计划的实施将揭示人类生命的奥秘，而基因组科学的研究将从根本上改变药物发现和开发的模式。在对致病基因或基因功能的认识以后，可以有针对性设计开发能从根本上改变疾病过程的新药，新药的研究将会产生新的模式。

人们在研究过程中通过寻找和发现与疾病有关基因或致病基因，进行克隆和表达，并在此基础上表达得到相关的蛋白，获得新药作用的靶物质，对此靶物质进行三维空间结构研究，借助计算机技术和手段，进行新药分子的设计或以该蛋白为靶标进行药物筛选，或用计算机对化合物库进行虚拟筛选，可以获得针对性强、选择性高的候选药物（candidate drugs）。

（二）计算机辅助药物设计的新方法

计算机技术的渗透，促进了药物设计的发展，现已成为现代药物研究和开发的一个重要方法和工具。通过计算机技术和手段的应用，进行蛋白质的折叠及三维结构预测，并研究蛋白质结构相对应的生物功能，这就是结构基因组学（structural genomics）。对蛋白质结构的阐明将有助于对药物设计的研究。

"从各种数据源中提取有用数据，将数据转换成信息，信息转换成有效的知识，以加速新药先导化合物的发现和优化。"这是 Frank Brown 对化学信息学（chemoinformatics）所下的定义。化学数据库的数据来源于各制药公司的研究积累，化学品公司、数据库公司的文献，以及组合化学样品库和高通量筛选的数据。充分利用化学信息，可以使先导化合物分子寻找的成功率大大提高。化学信息学、计算机辅助药物设计和分子模拟的结合运用，将在药物化学的研究中占有重要的地位。

（三）手性药物

由于化合物结构中不对称因素的存在，产生了手性分子。含手性结构的手性药物的研究已成为新的研究重点。手性药物进入人体后，在体内手性环境，如酶、受体、离子通道，蛋白质、载体等的作用下产生手性识别，从而在不同立体异构体之间产生药效学、药物动力学和毒理学方面的立体选择性，对人体产生不同的效果。目前世界上手性药物在新药中的比例已占到 1/3。手性药物的研究将成为药物化学研究的重点课题之一。

四、新药研究与开发过程

创新药物研究的全过程是一个相当复杂的系统工程，它是一个由分子生物学、生物化学、有机化学、计算机化学、药理毒理学和临床医学等多学科合作来完成的集体项目。在创新药研究过程中，大量合成的有机化合物和分离得到的天然产物有效成分，经过有效的药理筛选模型进行随机筛选，从而发现具有进一步开发价值的化合物，称之为先导化合物。先导化合物的发现主要有以下几个途径：①天然产物活性成分；②老药发现新的活性；③微生物次级代谢产物；④广泛筛选发现的活性结构；⑤计算机模拟筛选发现的活性结构；⑥机体内源性活性调节物质的研究等。随着分子生物学和结构生物学的发展，许多受体生物大分子的三维结构已经被测定，在此基础上也可以用数据库搜寻或全新药物设计等方法设计新的先导化合物，如图 3-5 所示是以受体实验结构为基础的循环。通过先导化合物的结构修饰，找到了高活性化合物，再经药效学、药代动力学、毒理安全性评价和临床等研究步骤最终成为新药。国际上一个新药的研究和开发投资约 2 亿美元，筛选研究化合物上万个，需要花费 10 年左右的时间。整个新药研究与开发过程可分为 4 个阶段，即研究方针的确定和发现有效的化合物、临床前研究、临床研究和注册上市。

（一）第一阶段　研究方针的确定和发现有效的化合物

根据社会需要和科学发展水平，在了解国内外研究动态和发展趋势的基础上，确定研究目标，并制定研究计划和实验方案，然后进行化学合成或天然产物提取分离，确定结构和有关理化性质，选定活性初步筛选模型，进行初步活性筛选，找到较高活性的化合物，为下一阶段提供研究的物质和对象。

（二）第二阶段 临床前研究

首先用实验动物进行筛选，这是发现生物活性的重要步骤。在上万个化合物中可能只有 30 个左右的化合物可以进入临床前研究，并完成专利申请。经过筛选出来的有效化合物要进行系统的药理药效学研究，有针对性地进行多项药理指标的试验。实验尽可能模拟病理和治疗过程来选择实验动物模型，尽量缩短动物实验和临床间的差距，确证其作用机制。药效学实验要保证药物的效用确切。经过急性毒性、一般药理、长期毒性、特殊毒性（致畸、致突变和致癌等三致试验）以及药物代谢动力学等研究，确保药物的安全性。同时，完成原料药和制剂的制备工艺、质量标准和稳定性研究，确定临床使用剂型。最后，将上述所有研究数据整理成册，上报药品管理部门，申请临床试验研究（图 3-5）。

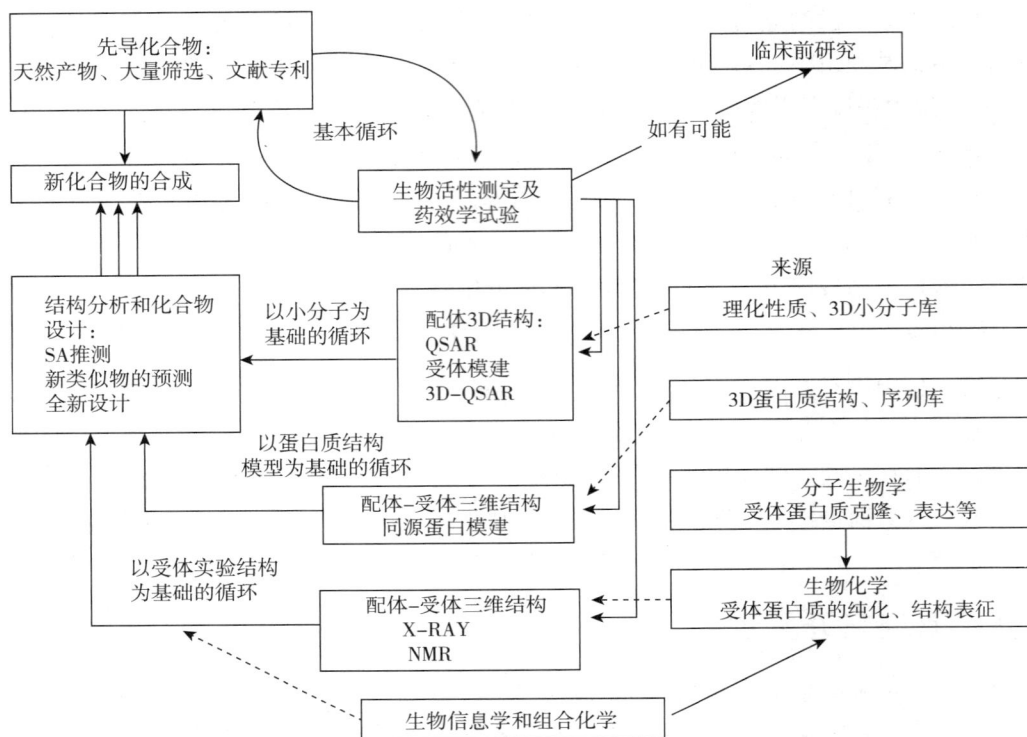

图 3-5 药物先导结构发现的几个循环

（三）第三阶段 临床研究

临床试验是评价新药的关键阶段，一般分为Ⅰ、Ⅱ和Ⅲ期临床。Ⅰ期临床试验主要对健康受试者进行耐受性和人体药物代谢动力学研究，确定合理的临床使用剂量。Ⅱ期和Ⅲ期临床试验须严格选择病例，采用双盲对照试验，首次对患者实行药效对照试验，按照治疗指标在大型医学中心进行大规模临床试验，检验长期给药的疗效和安全性。收集有关疗效和不良反应的情况，制定详细的产品使用说明书。同样，临床研究数据也要通过药品管理部门的审批。我国的新药研究在Ⅱ期临床后，可以申请试生产上市。2 年试生产期间完成Ⅲ期临床试验。同时，完成原料药和制剂的制备工艺中试放大试验。

（四）第四阶段 注册上市和销售

登记注册所需的各种相关材料有：临床试验总结报告、药理试验的专家意见、毒物学试验的专家意见、制剂分析试验的专家意见、颁布的标准和详细的产品使用说明书等。申请商标，做市场计划和销售能力的培训以及包装材料的准备，组织生产上市。

思考题

1. 简述新药研究与开发过程。
2. 什么是药物的 ADME 性质？

（吴成军）

书网融合……

| 微课 | 习题 | 本章小结 |

第四章　药理学

📖 **学习目标**

1. 通过本章学习，掌握药理学的基本概念、主要研究内容；熟悉药物作用的选择性、两重性、药物副作用和毒性反应；了解药理学发展史、毒理学研究的基本内容及药理学研究方法。

2. 具备初步分析和解决药理学研究中实际问题的能力。

3. 树立严谨科学态度和创新精神，立志为祖国药理学事业和人类健康奋斗终身。

第一节　药理学的性质与任务

一、药理学的概念

药理学（pharmacology）一词来源于希腊语 pharmackon（药物或毒物）和 logos（词或论文）。远古时代的人类把植物或植物提取物既用作祛病的药，也用作毒药。无数代人的实践和累积，为当今药理学的发展演变提供了基础。长期以来，一直是经验主义（如洋地黄治疗心脏病，柳树皮退热，罂粟提取物治疗腹泻）促进了药理学的发展与进步。直到 19 世纪下半叶有机化学、生理学的迅速崛起，以及后来生物化学的发展，使经验主义被抛弃，而倾向于用更理性的方法为药理学学科提供依据。

简而言之，药理学就是阐明药物有何作用、作用如何产生及其在体内变化规律的一门学科。它包括两方面的内容：一是研究在药物影响下机体功能如何发生变化，即药物效应动力学，简称药效学（pharmacodynamics）；二是研究药物本身在体内的代谢过程，即药物在机体内的吸收、分布、代谢和排泄过程，称为药物代谢动力学，简称药动学（pharmacokinetics）。只有对药物的作用及其作用机制充分认识和理解，才能达到提高药物治疗效果、减轻不良反应的合理用药的目的，同时也为寻找和发现安全有效的新药提供有用的线索。

二、药理学与其他学科的关系

药理学既是一门基础科学，又是一门临床应用科学。

一方面，作为基础科学，药理学是连接药学和医学之间的桥梁科学。它应用生物化学、生理学、病理学、病理生理学、生物学以及其他许多生物科学分支的知识、概念和技术，在整体、器官、细胞或分子水平上研究药物在体内的动态过程及其发挥的作用。由此可见，药理学既与这些学科相区别，又与其有着必然的联系。以临床上对心绞痛的治疗为例，首先通过生理学知识了解到心肌营养的供应是由冠脉循环来完成；借助于病理生理学、生物学的知识可了解心绞痛是由于心肌缺血缺氧，导致无氧代谢产物乳酸、丙酮酸等在心肌内聚集，进而刺激神经末梢、再传入中枢后引发的疼痛。而冠状动脉痉挛导致供血不足是心绞痛的重要病理机制之一。因此，临床上采用扩张冠状动脉的药物如硝酸甘油进行治疗。此外，药理学研究的许多成就有助于阐明生物学的许多基本问题。例如，化学传导概念的建立大部分得益于药理学的研究。又如钙通道阻滞剂和激动剂的发现，推动和加深了对钙离子通道的结构与功能的了解。尤其是从药理学研究发展起来的受体学说，不但已成为分子药理学的核心，而且已发展成为生命科学的共同基础和共性理论，为阐明生命现象本质和疾病发生发展过程、解释药物作用的机制、指导临床合理用药和研发新药都提供了极为重要的理论和实践意义。

另一方面，作为应用科学，药理学主要研究药物对人体的作用、在人体内的动力学过程以及在疾病中的应用。

此外，在新药的研究中，药理学也占据了重要的地位。新药的开发是逐步探索和评价的过程，在这一过程中，无论是先期的化合物活性筛选，还是药效学、药物安全性等一系列评价都离不开药理学，以确保药物的有效性和安全性。可以说药理学是新药发现的"眼睛"，药理学的研究是新药开发过程中不可或缺的重要组成部分之一。

三、药理学发展简史

药理学的前身是古代的本草学以及后来的药物学，直到近代，才在其他自然科学发展的基础上逐渐形成现代的药理学。

（一）本草阶段

本草阶段（或称药物学阶段）是从人类历史上有文字记载开始至18、19世纪交接的数千年。远古人类在寻觅食物的同时也发现了药物。古时用药以植物来源为主，在没有文字的时代以口授流传。进入文字时代后，世界上几大文化古国都有关于医药的记载，如埃及《埃伯斯纸草书》、印度《吠陀经》、巴比伦和亚述的碑文、我国《山海经》《神农本草经》等。这个阶段的主要内容是用文字记录了人类从史前以来用药物治疗疾病的经验。明代《本草纲目》收载药物1892种，对药物的生态、形态、性味、功能做了比较系统的记述。古希腊到中世纪以来也有很多论著。如公元77年前后希腊医学家迪奥斯科理斯（Dioscorides）编著的《药物学》一书，记载药物500余种，此书直至15世纪仍在药物学及植物学上占重要地位。古罗马杰出的医学家盖伦（Galen）著书80余部，对后世药物学发展影响巨大。中世纪医学的中心随着社会变动发生转移，阿拉伯人继承了古希腊和古罗马的医学遗产，博采兼收了中国、印度和波斯等国的经验，医生阿维森纳（Avicenna）编著的《药典》总结了当时亚洲、非洲和欧洲的大部分药物知识，被奉为药物学的经典著作。

（二）近代药理学阶段

实验药理学的创建标志着这一阶段的开始。欧洲文艺复兴以后化学、物理学、解剖学和生理学的兴起，构成实验药理学发展的背景和基础。19世纪初化学家从药用植物中提取出如吗啡、阿托品、毛果芸香碱、筒箭毒碱等化学成分，一些生理学家观察和证实了这些化学成分的药效和毒性，如德国学者塞脱纳（Sertüner）用狗证明吗啡有镇痛作用，法国学者（Magendi，Bernald）用青蛙证明士的宁作用于脊髓，由此逐渐形成了实验药理学。这个阶段的一个特点是随着药理学与生理学共同发展，形成了二者的密切关系。另一个重要发展是化学治疗学，它揭开了药理学的另一篇章。其特点表现为药理学与合成化学形成了密切关系，使药理学和制药化学工业结成不可分离的伙伴。在19世纪末20世纪初还有一项重要的发展，即英国生理学家朗勒（Langley）提出的，后经德国科学家埃尔利希（Ehrlich）命名的受点（体）概念，可以认为是现代药理学的开端。

（三）现代药理学阶段

这个阶段是从20世纪20年代开始。英国人克拉克（Clark）被称为这一阶段的先驱人物，他的两点贡献都成为现代药理学的主要特征：一是奠定定量药理学的概念和方法，促进药理原理数学分析、生物检定、药效评价等学科的发展；二是在1926年提出的占领学说（occupation theory）。在这阶段里，化学治疗药物和抗生素的发现，以及 20 世纪 50 和 60 年代新药"爆炸"性的发展，刺激了药理学对药物构效关系、作用机制和体内代谢过程的研究。从大量天然和合成化合物中筛选出来的药物还要求经过严格的临床试用的评价，由此形成了临床药理学。从药理学科发展起来的受点（体）学说，自 20 世纪 70 年代以来已经成为包括临床医学在内的生物医学和药学科学共有的基础理论。

我国近代药理学始于 20 世纪 20 年代，随着化学学科的发展，如从麻黄中分离提取的麻黄碱确定为麻黄的有效成分，极大地推动了拟交感胺类药物的研制，由此开发出一系列的抗哮喘药和升压药，为临床提供了不少有效药物。

四、药理学分支

近几十年来，药理学的研究随着不同学科的发展和相互渗透而形成许多边缘交叉的分支。不同生理系统或病理系统发展的药理学分支，如神经药理学、心血管药理学、平滑肌药理学、激素药理学、生殖药理学、化学治疗学和免疫药理学等。向微观发展的药理学分支，如细胞药理学、细胞电药理学、分子药理学和受体药理学等，其中，分子药理学是当代药理学理论研究的核心，许多药理学理论都建立在分子水平上。还有向宏观发展的药理学分支，如临床药理学、中药药理学，以及在机体发育的不同阶段进行研究的药理学分支，包括遗传药理学、生殖药理学、围产期药理学、发育药理学和老年药理学等。此外还有按基础学科发展的药理学分支，如生化药理学、数学药理学、遗传药理学与表观遗传药理学等。

> **知识拓展** --
>
> ### 现代中药药理学研究的创始人——陈克恢
>
> 陈克恢（1898—1988 年）生于上海，1918 年赴美国留学，获得生理学博士学位。因对中药感兴趣，去美国时即立志用科学方法研究中药。20 世纪 20 年代陈克恢与同事首次发现了麻黄碱的拟交感作用，使麻黄碱一跃成为国际瞩目的一个拟交感神经新药。此外，他致力于蟾蜍毒素的研究，从蟾酥中分离出华蟾蜍精和华蟾蜍毒素，并发现具有洋地黄样的强心作用。他还对汉防己、元胡、吴茱萸、贝母、百部、夹竹桃和羊角拗等进行过研究。特别是在二战期间，他发现常山碱丙的抗疟作用为奎宁的 148 倍，但因致吐作用、肝脏毒性没能研发成新药。之后，陈克恢在麦角、磺胺、维生素、雌激素、抗甲状腺药物和降血糖药物的研究开发以及多种抗生素如红霉素、万古霉素和环丝氨酸等的药理研究中做了大量工作。他还发现解救急性氰化合物中毒的方法，并被沿用至今。
>
> 陈克恢曾任美国药理与实验治疗学会主席和美国实验生物学联合会主席、国际药理联合会名誉主席。他也曾是中国药学会、中国生理学会和中华医学会的会员，并曾任中华医学杂志的国外编委。美国实验生物学联合会为表彰他在科学研究和学会工作中所作的贡献，于 1987 年将该会新建的会议中心命名为陈克恢会堂。陈克恢从事药理学事业共 50 余年，研究领域广泛、深入，对新药开发贡献为药理学界所共仰，被誉为 20 世纪国际药理学的一代宗师，也是现代中药药理学研究的创始人。

第二节　药理学的研究内容

一般来说，临床医生、临床药师遵循药物的药效学与药动学的基本原则，根据患者的病情选择合适的药物，使药物在其体内达到最佳效应浓度，而且不良反应最小，以达到最佳治疗目的。如图 4－1 所示，药效学主要包括药物浓度与效应的关系，而药动学则包括药物剂量与效应之间的关系。药动学的过程——吸收、分布、代谢、排泄决定了药物以多大速度和多大浓度到达作用部位，以及作用时间能维持多久。其中，代谢与排泄合称为消除。药效学则与药物的最大效应和敏感性相关。了解了药物浓度和效应之间的关系，临床医师、临床药师就可以针对每个患者具体的生理或病理状态调整药物的使用。

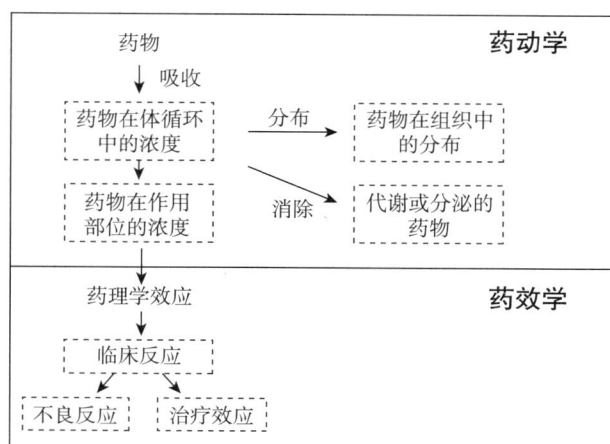

图 4 - 1　药动学与药效学之间的关系

一、药效学

药物效应动力学（药效学）是对药物作用和作用机制的研究。其任务是阐明药物作用及其作用机制、药物作用与剂量间的关系和规律，其目的是为临床合理用药和研制新的、疗效更好的药物提供坚实的基础。

一般来说，药物总是通过干扰或影响机体的系统、器官、组织或细胞的生理和生化过程体现出其效应。药物对机体的作用能否产生取决于药物在靶器官部位能否达到有效的浓度。因此，掌握药物作用的一般规律，将有助于了解药物的药效学。

（一）药物作用的一般规律

1. 药物作用的选择性　目前没有一种药物只作用于一种细胞或一种组织而只产生一种效应。基于药物在机体各组织器官内分布的不同、不同器官组织生化功能的不同以及生物体组织结构的不同，很多药物在适当的剂量时选择性地在某个或某些组织或器官发生作用，而对其他组织或器官很少或几乎不发生作用，这就是药物作用的选择性。药物的选择性可以作为药物分类的依据和基础。选择性高的药物可以针对性地治疗某种疾病或者症状且不良反应小，而选择性低的药物虽然治疗时针对性不强，不良反应较多，但是作用范围较广。临床应用时，应该依据病情和实际情况而确定如何使用。一般来说，病因明确时，尽可能选用选择性高的药物，多种病因或者诊断不明的情况下，选择性低的药物反而有利，如广谱抗生素或广谱抗寄生虫药。

2. 药物作用的双重性（或两重性）　药物作用的双重性表现为药物同时具有治疗作用和不良反应。

（1）治疗作用　治疗作用是那些用药后能达到防治疾病效果的药物效应。可分为对因治疗、对症治疗和补充治疗。对因治疗的目的是消除原发致病因子，彻底治愈疾病，如抗生素消除体内的致病菌；对症治疗的目的是改善疾病症状，但不能根除病因。在某些危重急症如休克、惊厥、高热时，严重的症状可使疾病进一步恶化，此时采用抗休克药物、抗惊厥药物或解热药物对症治疗可能比对因治疗更为迫切。急则治标，缓则治本，必要时标本兼治，对因治疗与对症治疗二者相辅相成，缺一不可。补充治疗或称替代治疗，用药的目的在于补充营养物质或内源性物质（如激素）的不足。如卵巢癌的患者切除卵巢后使用雌激素以补充体内雌激素的不足，如助消化药多为消化液中的成分或促进消化液分泌的药物，用于消化道分泌消化液不足的补充治疗。

（2）不良反应　不良反应（adverse drug reaction，ADR）是指不符合用药目的并引起患者生理生化过程紊乱的危害机体的反应。多数不良反应是药物固有效应，在一般情况下是可以预知的，但不一定是可以避免的。少数较严重的不良反应是较难恢复的，称为药源性疾病。如庆大霉素引起神经性耳聋，肼屈嗪引起红斑狼疮。常见不良反应有以下几种类型。

1）副作用（side reaction）　药物在治疗剂量时引起的与防治目的无关的作用。副作用产生的原因可能是药物的选择性低、作用范围广，治疗时利用了其中一种或两种作用，其他作用则成为副作用。但随着治疗目的的不同，副作用有时可变为治疗作用。如阿托品可抑制腺体分泌，解除平滑肌痉挛，加快心率等。在全身麻醉时，仅利用它抑制腺体分泌的作用，而松弛平滑肌引起的腹气胀或尿潴留则成了副作用；若要利用其解痉作用治疗胃肠绞痛时，抑制腺体分泌引起的口干和加快心率引起的心悸则成了副作用。为减少副作用，用药剂量要适当，也可合并用药。

2）毒性反应（allergic reaction）　主要是指剂量过大或药物在体内蓄积过多时发生的危害性反应，包括对中枢神经、消化、循环系统以及肝肾功能等方面造成的功能性或器质性损害，对患者的危害性较大，甚至危及生命。通常，药物的毒性反应是可预期的。因服用剂量过大而立即发生的毒性作用，称急性毒性（acute toxicity）；因长期用药后逐渐发生的毒性作用，称慢性毒性（chronic toxicity），三致反应（致癌、致畸胎、致突变反应）便属于慢性毒性范畴。在临床用药时，应注意掌握用药的剂量和间隔时间，必要时应停药或改用其他药物。注意剂量个体化是防止毒性反应的主要措施。

3）变态反应（allergic reaction）　又叫过敏反应，即机体受药物刺激后发生的不正常的免疫反应，常见于过敏体质的患者，可能是因易感个体代谢功能不同或对免疫反应的遗传控制不同所引起的。变态反应性质与药物原有的效应无关，用药理性拮抗药解救无效。反应严重程度差异很大，与剂量无关，从轻微皮疹、发热至造血系统抑制，以及肝肾功能损害、休克等。停药后反应逐渐消失，再用时可能再发。致敏物质可能是药物本身，也可能是其代谢物，亦可能是制剂中的杂质。对于易致过敏的药物或过敏体质的患者，用药前应进行过敏试验，阳性反应者禁用。

4）继发性反应（secondary reaction）　是指由于药物治疗作用引起的不良后果，有时又称治疗矛盾。如人胃肠道内有许多寄生菌，这些菌群之间可相互制约，维持着平衡的共生状态。若长期服用四环素类广谱抗生素，由于许多敏感菌被抑制，而使肠道内菌群间的相对平衡状态遭到破坏，导致一些不敏感的细菌，如耐药性的葡萄球菌大量繁殖，则可引起葡萄球菌假膜性小肠结肠炎，或使白念珠菌等真菌大量繁殖，引起白念珠菌等继发性感染，此现象又称二重感染。

5）后遗效应（residual effect）　是指停药后血药浓度降至有效浓度以下时，仍有残留的生物效应。这说明靶部位的药物浓度仍在有效浓度范围内。如长期应用肾上腺皮质激素停药后，肾上腺皮质功能低下，数月难以恢复。避免这一不良反应主要是通过严格控制疗程，尤其是当肾功能不全时，更应缩短用药时间和减少给药剂量。

6）特异质反应（idiosyncratic reaction）　多数是由于个体生化机制异常所致，与先天遗传性异常有关。如红细胞葡萄糖－6－磷酸脱氢酶缺乏引起还原型谷胱甘肽缺乏的患者，若服用具有氧化作用的药物（如8－氨喹啉或磺胺药物）可能引起溶血。

（二）药物效应和作用机制

药理效应为药物分子与机体生物大分子之间相互作用而产生的结果，药物可以通过以下多种方式产生药理效应。

1. 非特异性作用　与化学结构无关，而主要通过简单的化学反应或者物理作用发挥药理效应，并无特异性的作用机制。如抗酸药中和胃酸治疗溃疡，甘露醇提高渗透压而利尿。

2. 补充机体所缺的各种物质 补充体内缺乏的生命代谢所需物质，如激素、维生素、胰岛素等而治疗相应的缺乏症。

3. 影响神经递质或者激素 通过影响神经递质摄取、贮存、释放、灭活或合成等环节引起机体功能改变。利血平可以耗竭组织及神经末梢中的儿茶酚胺和 5 - 羟色胺贮存，达到抗高血压、减慢心率和抑制中枢神经系统的功能。

4. 作用于特定的靶点 药物可以特异性地作用于一定的靶点，产生相应的药理效应。

（1）**作用于受体** 受体是药物的重要作用靶点之一，将在本章后面进行详细叙述。

（2）**影响酶的活性** 酶也是药物作用的主要靶点之一。如卡托普利可以抑制血管紧张素转化酶而产生降压作用。

（3）**作用于离子通道** 药物可以通过作用于离子通道而影响细胞功能。如钙通道阻滞剂可以阻滞细胞膜上的钙离子通道，降低细胞内钙离子的浓度，舒张血管而产生降压作用。

（4）**影响核酸代谢** 许多抗代谢药以核酸为靶标，通过干扰细胞 DNA 和 RNA 代谢过程而发挥疗效。如氟尿嘧啶结构与尿嘧啶相似，可以掺入肿瘤细胞 DNA 和 RNA 中干扰蛋白质合成而发挥杀死肿瘤细胞的作用。

（5）**作用于免疫系统的药物** 某些药物可以作为抗体，如丙种球蛋白或者抗原、疫苗等，通过作用于免疫系统而发挥药效。

（6）**基因与基因治疗** 可将经过遗传修饰的基因导入体内，通过改变该基因的表达而发挥效应。

（三）受体学说

1. 受体

（1）**受体研究的由来** 无论是产生治疗作用还是产生毒性作用，药物总是首先到达作用的靶部位，在那里与机体的大分子组分相互作用，改变相关组分的构象或功能，从而引起生理和生化的变化。大约一个世纪以前，人们将这种与药物结合的机体大分子物质称为接受物质（receptive substance）。德国学者埃尔利希（Ehrlich）也注意到某些合成的化合物具有肌肉松弛的作用，而结构与之有细微差别的化合物却没有同样的活性。1908 年，他首先提出受体（receptor）的概念，指出药物必须与受体进行可逆性或非可逆性结合方可产生作用。此后，许多学者提出了受体与药物相互作用的几种假说，如占领学说、速率学说、二态模型等。1933 年 Clark 在研究药物对蛙心的剂量作用关系中，定量地阐明药物与受体的相互作用，为受体学说奠定了基础。1948 年 Ahlquist 提出的肾上腺素受体可分为 α 和 β 两种类型的假设，直到 1955 年发现选择性的 β 肾上腺素受体拮抗剂方得以证实。1972 年英国人萨瑟兰（Sutherland）发现环腺苷酸及其与肾上腺素受体间的关系，创立了第二信使学说，为研究神经递质、激素等与受体相互作用及信号转导机制开辟了新的途径，填补了药物与受体结合后与产生效应之间的空白。近几十年来，随着受体的分离纯化及分子克隆技术的发展，大量受体结构被阐明，其结果不仅促进了药理作用机制的研究，推动了新药的研制，而且还推动了生命科学的发展。

（2）**受体的基本概念与特性** 受体是存在于细胞膜、细胞质内或细胞核上的大分子蛋白质（或糖蛋白），能识别周围环境中某种微量化学物质（如药物、递质、激素），并能与之结合传递信息，引起相应的药理效应的细胞成分。配体是可以与受体特异性结合的物质，也称第一信使，包括内源性配体（如神经递质、激素或自体活性物质）和外源性配体（如药物分子）。受体分子能准确识别其配体及化学结构类似的药物，且有立体特异性。受体与配体具有高亲和力，某些药物在 $10^{-9} \sim 10^{-12}$ mol/L 时就能引起可以观察到的生理效应。受体数目有限，故有饱和性。在药物作用上反映为最大效应和竞争性拮抗作用。受体作为蛋白质，也有降解灭活过程，因此其数目并不是固定不变的，受到许多内外因素影响。如长期应用激动药可使相应受体数目减少，这种现象称为向下调节，是耐受性产生的原因之一。药物与受体结合多数是通过离子键、氢键或分子间引力，因此是可逆性的。

2. 作用于受体后的信号转导 内源性配体或者药物与受体结合后，是如何产生效应的呢？这是一个非常复杂的过程，可称之为级联反应。首先在细胞内经过多级转导过程，将信号逐级放大，并传递到细胞的效应系统，最后激活效应系统而产生相应的效应。这个过程中细胞内的信号转导是非常关键的环节。

（1）G 蛋白 又称为 GTP 结合蛋白，为膜蛋白的一种，为受体与胞内效应器的偶联体。G 蛋白可以通过调节腺苷酸环化酶（AC）的活性、介导肌醇磷脂的降解、调节钙离子通道而实现细胞内信号转导功能。

（2）第二信使 在级联反应过程中，细胞内的一些化学物质，可以作为细胞内信号的传递物质，将信号进一步传递至下游的信号转导蛋白，因此称之为第二信使，如环腺苷酸（cAMP）、环磷酸鸟苷（cGMP）、肌醇三磷酸（IP3）、甘油二酯（DG）和钙离子。第二信使可以激活下游的效应蛋白，直接产生效应；也可以将信号转导至细胞核内，影响基因转录和蛋白质合成。

3. 作用于受体的药物分类 根据药物与受体结合后所产生效应的不同，习惯上将作用于受体的药物主要分为激动剂和拮抗剂。

（1）激动剂（agonist） 既有较强的亲和力又有较强内在活性（$\alpha = 1$）的药物，能与受体结合并激动受体而产生最大效应，又称为完全激动剂，如吗啡为阿片受体的完全激动剂。

（2）拮抗剂（antagonist） 能与受体结合具有较强亲和力而无内在活性（$\alpha = 0$）的药物。它们本身不产生作用，但可以拮抗激动剂的效应，如纳洛酮和普萘洛尔均属于拮抗剂。拮抗剂与激动剂相互竞争相同的受体，称竞争性拮抗（competitive antagonist），其拮抗作用是可逆的。竞争性拮抗剂会使激动剂的量效曲线平行右移，斜率和最大效应不变。非竞争性拮抗剂（non-competitive antagonist）与激动剂虽不争夺相同的受体，但它与受体结合后可妨碍激动剂与特异性受体结合，即使不断提高激动剂的浓度，也不能达到单独使用激动剂时的最大效应。

此外，当药物的内在活性介于完全激动剂和拮抗剂之间（$\alpha < 1$），仅产生较弱的激动效应，与激动剂并用还可以拮抗激动剂的部分效应，这些药物称为部分激动剂。如喷他佐辛则为部分激动剂。当药物与激动剂一样可以结合到相同的受体，能逆转受体的固有活性，显示与受体激动剂相反的药理学作用，这样的药物称为反向激动剂。

4. 受体的分类 根据受体蛋白结构、信号转导过程、效应性质、受体位置等特点，将受体分为细胞内受体、酪氨酸激酶中介的受体、细胞因子受体、离子通道受体及与 G 蛋白偶联的受体等多种类型。

（四）药物的量效关系

药理效应与剂量在一定范围内成比例，即呈现剂量 - 效应关系。以效应强弱为纵坐标，药物剂量或浓度为横坐标作图得量效曲线。

药理效应可分为量反应和质反应。两种反应均可随药物剂量或浓度的增加而增强，有一定的规律性。若药理效应是连续增减的量变，称为量反应，如血压的升降，平滑肌的舒缩，可用具体数量或最大反应的百分率表示。其量效关系曲线呈直方双曲线，如将横坐标药物浓度改为对数值作图则得到典型的对称 S 形曲线。若药理效应只能用全或无，阳性或阴性表示，称为质反应。如生存或死亡，惊厥或不惊厥等，必须用多个动物或多个实验标本进行实验，以阳性率表示其效应。在药理实验中，不同的药理效应，对数据进行统计分析的方法就不同。

能引起药理效应的最小剂量称为最小有效量。而剂量增加，效应随之增强，继续增加剂量而效应不再继续上升时称为最大效应（E_{max}），其中能引起 50% 阳性反应或 50% 最大效应的浓度或剂量，分别用半数有效浓度（EC_{50}）及半数有效剂量（ED_{50}）表示。引起死亡的剂量为致死量，引起半数动物死亡者为半数致死量，用半数致死浓度（LC_{50}）或半数致死剂量（LD_{50}）表示。用这些指标可以在一定程度上比较作用规律相似的两药的作用强度和毒性大小。临床上药物的治疗量常常是根据临床观察确定出来的，凡药典收载的药物都有规定。

（五）治疗指数与安全范围

临床上用治疗指数（therapeutic index，TI），即 LD_{50}/ED_{50}，表示药物的安全性，此数值越大越安全。但这仅适用于治疗效应和致死效应的量效曲线相互平行的药物，对于两种效应的量效曲线坡度不同的药物，还应适当参考安全范围，即 ED_{95}/LD_5 之间距离，此距离越大越安全。

临床用药有严格的量效限制，每种药物都有其常用的治疗量，剧毒药物还有极量限制，我国药典有明确规定。极量通常指的是出现疗效的最大剂量，常用的治疗量应该比最小有效量大，而比最小中毒量小得多，并且不能超过极量，否则可能引起医疗事故。每个新药在临床试用前，应先从大量动物实验中求得其中毒量及致死量。临床用药也有中毒量及致死量的问题，这是从个别不幸中毒或致死的病例记录中总结出来的。

二、药物体内过程与药物代谢动力学

药代动力学是在量上对药物在机体内过程的规律，特别是血药浓度随时间而变化的规律进行研究的一门学科，是现代药理学的重要组成部分，同时在新药设计、提高疗效与减少毒性、优选用药方案与改进药物剂型等方面都具有重要的理论指导意义。

（一）药物的体内过程

从药物进入机体至排出体外的体内过程，也称为生理处置和广义的药物代谢，包括药物在体内吸收（absorption）、分布（distribution）、代谢（metabolism）和排泄（excretion），简称 ADME。其中，吸收、分布与排泄统称药物的转运，生物转化也称药物转化，又称代谢。

1. 药物通过生物膜的转运　药物通过生物膜的能力主要决定于药物的脂溶性、解离度及分子量，其转运机制可分为被动转运和主动转运两大类。

（1）被动转运　不消耗能量，药物透过的推动力取决于生物膜两侧的浓度梯度即浓度差。分子量小、脂溶性大、极性小的药物容易通过，如弱碱性药物地西泮，在胃肠道内基本是非解离型，易于扩散。

（2）主动转运　消耗能量，可由低浓度或低电位差的一侧转运到较高一侧，需要膜上的特异性载体蛋白如 Na^+, K^+-ATP 酶（钠泵）和 $Ca^{2+}, Mg^{2+}-ATP$ 酶（钙泵）等参与。肾脏近曲小管主动分泌和排泄丙磺舒和青霉素，二者竞争同一分泌机制（载体），前者可以减少后者的排泄而升高青霉素在体内的浓度，从而延长药物的作用时间。

2. 吸收　药物从给药部位进入血液循环的过程称为吸收。吸收速率主要取决于药物的理化性质、剂型、剂量与给药途径、可供吸收部位的面积与血流量等。根据吸收部位的不同，可将其分为经消化道吸收与消化道外吸收。小肠是口服药物主要吸收部位。如果药物在肠腔内不被破坏，经胃肠道吸收的药物都要经过肠黏膜与门静脉而进入肝脏。某些药物经肠壁或肝脏转化使其进入体循环药量减少，这就是发生了所谓的首过消除或首过效应（图 4-2），如利多卡因口服后在肝转化，血中几乎测不到原型药。而口腔吸收、直肠吸收几乎没有首过效应。

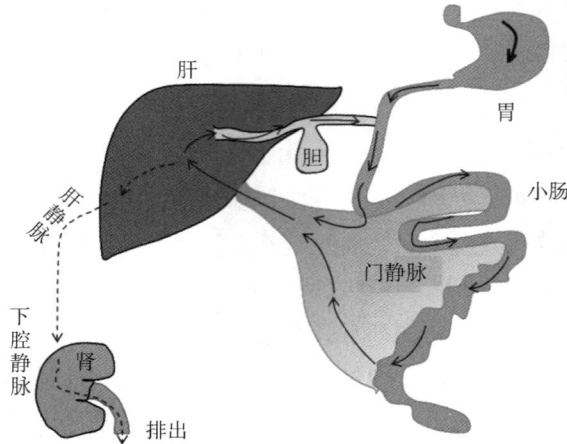

图 4 – 2 首过效应和肝肠循环示意图

3. 分布 指药物自用药部位吸收后，通过各种生理屏障从血液转移到各组织器官的过程。药物在体内的分布多数是不均匀的，随药物的吸收与排泄不断变化且处于动态平衡状态中，药理作用强度取决于药物在靶器官的浓度。一般情况下血药浓度与剂量及药效成正比，是观察药效与确定剂量的可靠指标。药物的分布主要与药物和血浆蛋白结合率、局部器官血流量、体液 pH、组织亲和力以及体内屏障（血脑屏障、胎盘屏障）等有关。药物易与血浆蛋白结合，然而，只有游离的药物才能发挥作用。药物的体内分布直接关系着药物的贮存、消除、药效和毒性。一个理想的药物应该能够选择性地分布到需要发挥疗效的作用部位（靶器官），并在必要的时间内维持一定的浓度，尽量少地向其他无关部位分布，以保证药效的高度发挥和安全性。

4. 代谢 又称生物转化，是指药物在体内发生的化学结构的改变。体内的药物主要在肝内通过生物转化为极性高的水溶性代谢产物而利于排出体外。极性低的药物能被大量吸收进入体内，在排泄过程中也易被再吸收，不易消除。有些药物可不经过生物转化而直接被消除。肝微粒体的细胞色素 P450 酶系统是促进药物生物转化的主要酶系统，故又称肝药酶，此酶系统能对数百种药物起反应。代谢可分为两个时相，第一时相为氧化、还原或水解，第二时相为结合。代谢的意义包括促进药物排泄、促进药物灭活、产生活性代谢物（某些无活性药物或前体药物经生物转化后形成活性代谢物）以及产生毒性代谢物。

5. 排泄 指体内药物或其代谢物排出体外的过程，也是药物在体内最后的过程。它与代谢一起构成了药物的消除。肾脏是大多数药物排泄的重要器官，经胆汁排泄也较重要，某些药物也可从肺、乳腺、唾液腺或汗腺排出。有些药物可经过肝排入胆汁，再由胆汁流入肠腔，然后再经肠道被重吸收，此过程叫肝肠循环（图 4 – 2）。进行肝肠循环的药物排泄减慢，抑制肝肠循环可促进药物排泄。如强心苷中毒时可用考来烯胺来抑制肝肠循环，促进药物排泄。

（二）药物代谢动力学

药物必须通过特定途径以一定浓度到达作用部位产生其特有的效应。血浆药物浓度与药物剂量密切相关，也取决于药物吸收、分布、生物转化和排泄的程度和速度，同时这种浓度是随时间而变化的，且与药物效应的变化相平行。因此，在不同时间内研究血浆药物浓度的变化，对评价药物的治疗和毒性作用具有重要意义，在选择和调整药物剂量和给药间隔时间方面也是非常有用的。

1. 体内药量变化的时间过程 量时关系（time – concentration relationship）是血浆药物浓度随时间的推移而发生变化的规律，通常以量时曲线（time – concentration curve）表示。整体动物一次性非血管给药的量时曲线见图 4 - 3。

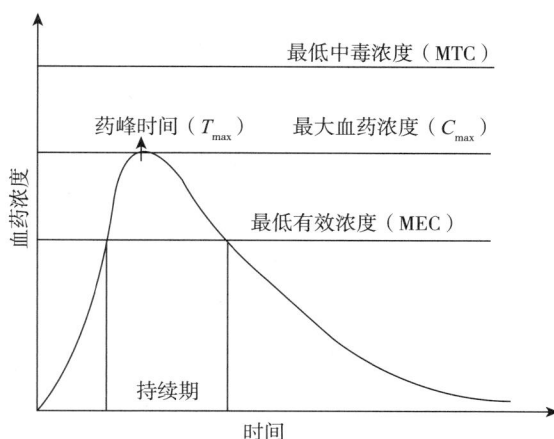

图 4 - 3 典型的量时曲线

2. 半衰期 生物半衰期（half life time，$t_{1/2}$）是药物效应下降一半所需要的时间，而药物的血浆半衰期是指血药浓度下降一半所需要的时间。生物半衰期是衡量一种药物从体内消除快慢的指标，又称为消除半衰期。同样，药物吸收半衰期及药物分布半衰期分别为药物吸收一半及药物分布一半所需时间。半衰期是临床上确定给药间隔长短的重要参数。

此外，还有代表药物被吸收进入血液循环的程度和速度的生物利用度、代表体内药量与血药浓度的比值的表观分布容积和反映单位时间内血中药量被消除情况的清除率等药动学参数。其中，生物利用度是评价药物制剂优劣的重要参数。制剂中药物由于颗粒大小不同、晶型、赋形剂、制备工艺等的差异，使不同工厂生产或同一工厂不同批号的同一产品被机体吸收利用的量都有显著差异，即生物利用度不同。

3. 连续恒速给药 临床治疗为了维持有效血药浓度，通常采用等剂量等时间间隔多次重复给药。这种给药方法的药时曲线，开始呈峰值与谷值交替组成的锯齿形上升，然后逐渐趋于平稳，并保持在一定水平范围内呈锯齿形波动。血药浓度处于一定水平的稳定波动状态，称为稳态血药浓度（steady state plasma concentration，C_{ss}），也称坪值（plateau），此时给药量与消除量达到动态平衡，见图 4 - 4。约经过 5 个半衰期血药浓度达到稳态，给药间隔越短，血药浓度波动越小，给药剂量越大，血药浓度越高。

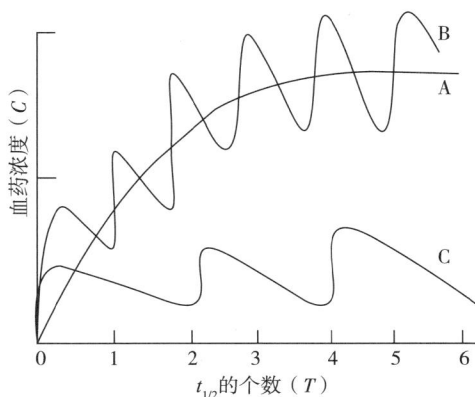

图 4 - 4 连续恒速给药时的量时曲线
A. 静脉滴注；B. 静脉给药；C. 静脉注射维持剂量

由此可见，临床上用药方案的制定都是遵循严格的药动学规律的。临床上合理的用药方案应该维持坪浓变在最低有效浓度和最低中毒浓度之间。如果增加每日总剂量，则坪浓度也会升高。当每日总剂量固定时，服用次数越多，则每次用量越少，锯齿形曲线的波动就越少。所以，如果某药的有效浓度与中毒浓变比较接近的话，一日总剂量不变情况下，剂量服用次数增多，每次服用的剂量减少，比较妥当。另外，对于儿童服用药物，通常规定每日的总剂量，可酌情考虑分几次服用。

根据药物药动学的各种参数，综合考虑患者的体质，所患的疾病等，应该选择最适宜的剂量和给药次数，尽量做到用药个体化，提高疗效，减少不良反应的发生。

三、药物的毒理学

（一）药物毒理学的概念

药物毒理学主要研究药物的毒性、入侵途径、中毒机制和病理过程，为诊断、治疗、预防中毒及制定有关卫生标准提供依据的一门科学。此外，毒理学还包括对非药用的化学品的研究，如杀虫剂、农用化学品及环境污染给机体造成的毒害作用，分别称为工业毒理学和环境毒理学。

（二）药物毒理学的发展简史

药物毒理学是各种毒理学发展最早的学科。5000 年前我国"神农尝百草"时代就描述了有毒药物；明代李时珍和清代赵学敏分别描述了药物毒性和毒性剂量；1787 年西班牙医学家 Orfila 首先提出毒理学这门学科；1893 年 Kohert 写了毒理学教科书；1927 年 Trevan 首先详细描述了药物半数致死量的标准测定方法；1949 年美国 FDA 制定了世界最早的生殖毒性实验规范，1966 年又作了修订。20 世纪 50 年代以前，药物毒理学主要是一般毒理学，而从 1962 年 Leng 等确定沙利度胺（反应停）具有致畸作用后，致畸胎和生殖毒性等特殊毒理学试验开始快速发展。20 世纪 60 年代开始的致癌试验也在一些发达国家应用。因为应用动物进行致癌试验具有费时、成本高、工作量大等缺点，从 20 世纪 70 年代初开始进行致突变试验。

（三）药物的安全性评价方法

1. 一般药理学 又称为安全药理学，是在有效剂量或高于有效剂量的前提下，观察受试新药对神经、心血管、消化等主要生理系统的影响，即药物在预期临床用药目的以外的广泛的药理作用。通过一般药理作用可以对所研究的新药有较全面的认识，包括对除了主要药效学以外的药理作用和可能出现的毒副作用，为全面开展毒理学研究做准备。

2. 一般毒理学方法 主要包括对药物的急性毒性、长期毒性、靶器官毒性等的考察。

（1）急性毒性 急性毒性试验主要是观察受试物或有毒物质经过多种途径一次大剂量进入动物机体后，动物所出现的中毒症状、中毒程度和死亡与否，以此来分析对毒物敏感的靶器官或靶系统。

在急性毒性试验中，受试物剂量与动物死亡率间呈常态分布。因此，将这些剂量的对数作为横坐标、动物死亡率作为纵坐标作图，即成对称的"S"型曲线。50% 死亡率所对应的横坐标就是半数动物致死量（LD_{50}），作为有毒物质的毒性指标。

（2）长期毒性 长期毒性试验是观察受试动物长期连续多次给予药物后，对机体产生的毒性反应，包括行为反应、血液和生化反应以及各器官损害程度等。利用这些毒性反应的程度找出受试物的有毒剂量、无毒剂量（安全剂量）、中毒靶器官和组织以及毒性的可逆性。新药的临床前长期毒性试验可为拟定人用安全剂量提供参考。

（3）特殊毒理学方法 特殊毒理主要指致突变试验、生殖毒性试验（致畸试验）、致癌试验以及药物依赖性试验等。药物在实际应用之前，均要做上述"三致"试验，以此作为评价其安全性的初步依据。此外，对于那些有可能对机体产生依赖性作用的药物还要进行药物依赖性试验。

四、药理学研究方法

药理学家要善于采用多学科如生理、生化、仪器分析等方法，在整体、器官、组织、细胞以及亚细胞和分子水平进行药理学研究。

1. 作用谱和量效关系 无论药物或内源性活性物质，最基本的是要了解它有哪些作用，即作用谱。然后对特定的作用用不同剂量作出量效反应曲线，以此比较不同药物的作用强度。如前所述，假若不同的化合物通过同一原理起作用，如都作用于同一受体，则所得的应是一组平行的量效反应曲线。竞争性拮抗剂只能使某一化合物的剂量反应曲线平行右移，而不改变其斜率。通过量效反应曲线可以得到药物的半数有效量 ED_{50} 或半数致死量 LD_{50}。

2. 生物化学方法 生物检定是根据活性来测定含量的，因此只能测定活性物质本身而不能测定活性物质的前体或代谢产物，而化学或物理学的方法不受此限。生物检定包括荧光分光光度法、气相色谱与质谱联用、高效液相色谱、原位伏安法、微透析法、抗体微探针法、酶同位素衍生法、放射受体结合法等。例如，荧光分光光度法根据物质的激发波长和荧光发射波长的特定原理，将待测物质衍生或结构转化为能够激发出荧光的化合物后再进行测定。

3. 形态学方法 通过观察组织形态的改变可以了解药物的作用部位和机制。包括荧光组织化学、免疫细胞化学、通路跟踪技术、放射自显影等。例如，荧光组织化学是根据单胺与甲醛所合成能够激发出荧光物质的原理，将经过处理的脑组织制成切片，用荧光显微镜观察单胺类神经元的起源和纤维走向，从而绘制出各种单胺类神经元分布的图谱。将放射性同位素标记的药物注射到动物体内，一定时间后做出组织切片，将照相底片与组织切片相接触，即可观察到药物在脏器或细胞的不同分布情况，有助于更直观地了解药物的靶器官和作用部位。

4. 电生理学方法 细胞活动时膜电位会发生改变，这种细胞膜电位的变化是细胞内外离子交换的结果。用电子仪器可以精确地记录出静息和活动状态下细胞膜电位的变化。常见的有脑电图技术、心电图技术。目前药理学研究应用的电压钳、膜片钳等技术可以测定用药之后单个细胞或细胞上单个离子通道的电流变化情况。

5. 行为学方法 药理学常常根据药物对未经特殊训练的动物的外表行为以及反射的影响来研究药物的作用，如镇静、催眠、麻醉、肌肉松弛、抗惊厥、对学习记忆的影响等。也用一些经过训练的动物的行为来研究药物的作用，如迷宫试验（包括水迷宫 Morris water maze，图 4 – 5）、各种经典条件反射以及操作式条件反射试验等。后者是指对动物的某种自发出现的动作进行强化，结果动物的这种动作出现的频率大大增高。如大鼠偶然踩到杠杆即给予食物强化，形成条件反射后动物即不断地踩杠杆（条件反应）以获得食物。改变出现条件反应和强化的关系即可形成不同类型的操作式条件反射，这种条件反射可以持续很长时间，因此可观察药物作用的整个过程。

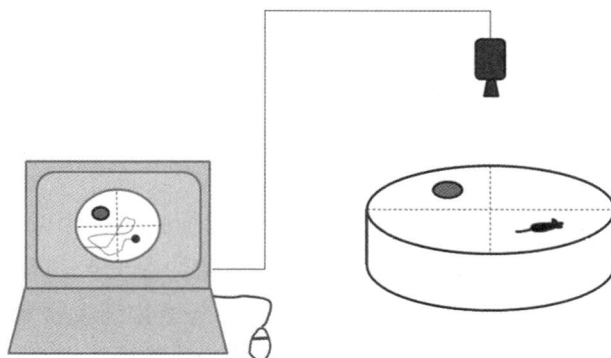

图 4 – 5 Morris 水迷宫

水迷宫试验主要用于研究空间学习记忆能力，分为定位航行和空间探索两个部分。定位航行实验的方法是每天将动物面向池壁分别从 4 个入水点放入水中，记录其寻找到隐藏在水面下平台的时间，即逃避潜伏期。之后进行的空间探索试验去除平台，任选一个入水点将动物放入池中，记录其在一定时间内

的游泳轨迹，考察其对原平台的记忆。 🔋微课

6. 细胞分子生物学方法　生命科学的发展由宏观到微观，药理学的发展也由整体、器官、组织水平深入到细胞水平和分子水平。随着受体理论、离子通道、自体活性物质、信息传递、细胞因子等分子水平上的研究突破，使得药理学可以从细胞和分子水平去阐释药物作用及其机制。细胞分子生物学领域内的许多重大发现及生物技术，如细胞和亚细胞的结构和功能检测、蛋白质和细胞因子的功能检测、分子生物学技术，为药物研究提供了机制研究和筛选靶点的可能性。同时，细胞和分子水平筛选模型及高通量筛选体系在新药的研究中也发挥了源头和起点的作用。

随着现代科学技术的发展，学科的相互渗透，生物物理学、遗传学、分子生物学、数学、计算机应用等学科的研究方法也越来越多地应用于药理学的研究，如色谱技术（气相、液相、气 – 质或液 – 质联用等）、电生理学技术（诱发电位、微电极记录、电压钳、膜片钳技术等）、分子生物学技术（DNA 克隆、DNA 聚合酶链式反应、蛋白质表达及转基因技术等）、电镜技术及其他先进技术的引入，使药理学得以更快地发展。

药理学的实际目的是在理论上为临床合理用药打下可靠的基础，以及为防治疾病提供高效低毒的药物和治疗方法。一切新的理论、新的药物和新的疗法都必须在整体动物、正常人和患者身上得到验证。过去因受技术的限制，既缺少客观、精密、能安全方便地用于人体的观察方法和指标，又没有在实验设计和数据处理上充分应用统计学方法和概念，因此临床评价药物常停留在朴实的经验和印象上。近年来由于电子仪器监护系统的发展，许多无损伤测定法以及微量测定体内药物浓度和机体生化变化方法的建立，加上生物统计学在评价药效时的充分运用，临床药理学（包括药代动力学和药效动力学）也有了迅速的发展。

五、药理学研究实例

为了更好说明药理学研究的内容与作用，下面以非甾体抗炎药（nonsteroidal antiinflammatory drugs，NSAIDs）阿司匹林（aspirin，乙酰水杨酸，acetylsalicylic acid）为例进行说明。

阿司匹林的传奇历史几乎和人类文明一样漫长。公元前 1500 年，古埃及的《埃伯斯纸草书》就记载了用柳树皮涂抹身体，可缓解关节炎和背部疼痛。而被尊为"医学之父"的古希腊著名医师希波克拉底曾把柳树皮磨成药粉让患者服用镇痛。这就是阿司匹林的原型——水杨酸。1853 年法国人弗雷德里克·热拉尔（Gerhardt）就用水杨酸与醋酐合成了乙酰水杨酸，但没能引起人们的重视；1898 年德国化学家霍夫曼（Hoffmann）又进行了合成，并为他父亲治疗风湿性关节炎；1899 年开始在德国进行工业化生产，并取名为阿司匹林。到目前为止，阿司匹林已应用百余年，至今它仍是世界上应用最广泛的解热、镇痛和抗炎药，也是作为比较和评价其他药物的标准制剂。

【体内过程】

1. 吸收　本药口服后迅速在胃和小肠上部吸收。这是因为阿司匹林为弱酸，在酸性环境中，解离型少，非解离型多，脂溶性大，容易跨膜扩散。胃液的 pH 值约为 1.4，所以阿司匹林易通过胃黏膜吸收。但由于阿司匹林易引起胃溃疡，所以可以制成肠溶片。肠溶片剂吸收慢，其实在胃内吸收已开始，在小肠上部可吸收大部分。吸收率和溶解度与胃肠道 pH 值、药物颗粒大小、胃排空速率和制剂组成有关。本品与碳酸氢钠同服吸收较快。这是因为虽然碱化胃液使未解离的阿司匹林数量减少而不利于吸收，但是胃液被碱化后，可以提高阿司匹林的溶出速率而有利于吸收。

一次服药后 1~2 小时达血药浓度峰值。血药浓度达稳定状态所需的时间随每日剂量增加而增加，在大剂量用药（如抗风湿）时一般需 7 天，但需 2~3 周或更长时间以达到最佳疗效。长期大剂量用药的患者，因药物主要代谢途径已经饱和，剂量微增即可导致血药浓度较大的改变。如剂量再增大，血中

游离水杨酸浓度将急剧上升，可出现中毒症状。

2. 分布 分布到全身组织包括关节腔、脑脊液和胎盘。阿司匹林的蛋白结合率低，但水解后水杨酸盐与血浆蛋白结合率可达80%~90%。肾功能不全者及妊娠期妇女结合率也较低。

3. 代谢 在吸收过程中与吸收后，迅速被胃黏膜、血浆、红细胞及肝中的酯酶水解为水杨酸，仍具有药理活性，然后在肝脏代谢。主要为水杨尿酸及葡萄糖醛酸结合物，小部分氧化为龙胆酸。$t_{1/2}$为5~20分钟。消除半衰期随着剂量的增加而延长。口服小剂量阿司匹林（1g以下）时，水解产生的水杨酸量较少，水杨酸代谢按一级动力学消除，水杨酸血浆 $t_{1/2}$ 约2~3小时。但当阿司匹林剂量达1g以上时水杨酸生成量增多，其代谢从一级动力学消除转变为零级动力学，水杨酸血浆 $t_{1/2}$ 延长为15~30小时，反复用药时可达5~18小时。

4. 排泄 阿司匹林及其代谢产物主要从肾脏以尿液的形式排泄。服用量较大时，未经代谢的水杨酸的排泄增多。尿的pH值对排泄速度会产生影响，在碱性尿中排泄速度加快。当阿司匹林过量中毒时，可以服用碳酸氢钠等碱性药物，促进其排出体外而解毒。

【药理作用和作用机制】 环氧合酶（COX）是在花生四烯酸代谢过程中一个十分重要的酶，若抑制COX则前列腺素（PGs）合成减少是非甾体抗炎药发挥解热、镇痛和抗炎作用的机制。阿司匹林及其代谢物水杨酸可以非选择性且不可逆抑制COX，因此也具有解热、镇痛和抗炎作用。另外，由于阿司匹林也可以抑制血小板的环氧合酶，因此具有抗血小板聚集作用（图4-6）。

1. 解热镇痛 有较强的解热、镇痛作用。

2. 抗炎及抗风湿 能减轻炎症引起的红、肿、热、痛等症状，迅速缓解风湿性关节炎的症状。一般抗风湿用量比解热镇痛剂量高1~2倍。

3. 影响血小板的功能 阿司匹林可影响血小板的聚集及抗血栓形成，具有抗凝作用。阿司匹林使血小板的环氧合酶（即前列腺素合成酶）乙酰化，从而减少血栓素 A_2（TXA_2）的生成，对 TXA_2 诱导的血小板聚集产生不可逆的抑制作用；但是大剂量的阿司匹林同时也具有抑制血管内皮细胞合成前列环素（PGI_2），促进血小板聚集和血栓形成的作用（图4-6）。所以一般采用小剂量（75~150mg/d）预防血栓。

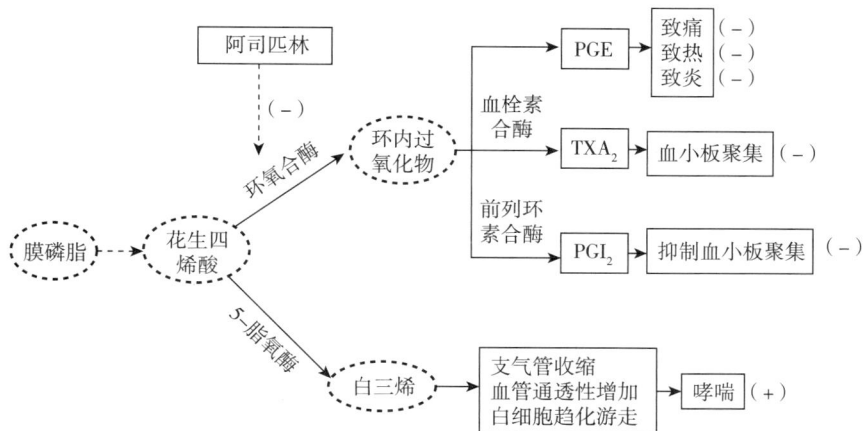

图4-6 阿司匹林的药理作用机制

（-）抑制；（+）增强

【临床应用】

1. 解热镇痛 小剂量就可产生药效，是治疗头痛和肌肉骨骼痛的首选药物。也常用于神经痛、牙痛、关节痛、月经痛等。对创伤性剧痛和其他平滑肌痉挛的绞痛无效。

2. 急性风湿热   治疗风湿性关节炎，通常首先采用本品。本品能控制急性风湿热的渗出性炎症过程，但不能改变疾病的进程，也不能预防肉芽肿及瘢痕的形成。先用皮质激素，待风湿症状控制之后合并应用小剂量本品，逐步停用皮质激素。

3. 类风湿关节炎   是治疗类风湿关节炎的经典药物，可迅速镇痛，消退关节炎症状，疼痛减轻，延缓关节损伤进展。由于用药量较大，甚至到最大耐受量，所以应监测血药浓度，保证安全。

4. 缺血性心脑血管病   临床上采用小剂量阿司匹林用于防治血栓形成。

【不良反应】阿司匹林用于解热镇痛时所用剂量较小，短期应用时不良反应较轻；抗风湿时剂量大，长期应用不良反应多且较重。

1. 胃肠道反应   最为常见。口服引起上腹不适、恶心、呕吐。较大剂量口服（抗风湿治疗）可引起胃溃疡及无痛性胃出血，原有溃疡病者则症状加重。餐后服药或同服止酸药可减轻胃肠道反应，属于不良反应中的副作用。

2. 加重出血倾向   阿司匹林使血液不易凝固，出血时间延长，维生素 K 可以预防出血。严重肝病、有出血倾向的疾病如血友病患者、妊娠期妇女和产妇禁用。如需手术患者，术前 1 周应停用阿司匹林。

3. 水杨酸反应   阿司匹林剂量过大（5g/d）时，可出现头痛、眩晕、恶心、呕吐、耳鸣、视（听）力减退，总称为水杨酸反应，是水杨酸类中毒的表现。严重中毒者应立即停药，静脉滴注碳酸氢钠注射液以碱化尿液，加速水杨酸盐自尿排泄。

4. 过敏反应   少数患者可出现荨麻疹、血管神经性水肿和过敏性休克，属于不良反应中的变态反应。

5. 阿司匹林哮喘   因前列腺素合成受阻，由花生四烯酸生成的白三烯以及其他脂氧酶代谢产物增多，内源性支气管收缩物质居于优势，导致支气管痉挛诱发哮喘（图 4-6）。

6. 瑞夷综合征（Reye's syndrome）   在儿童感染病毒性疾病如流感、水痘、麻疹、流行性腮腺炎等使用阿司匹林退热时，偶可引起急性肝脂肪变性-脑病综合征（瑞夷综合征），以肝衰竭合并脑病为突出表现，虽少见但预后差。病毒感染患儿不宜用阿司匹林，可用对乙酰氨基酚代替。

【禁忌证】胃溃疡、严重肝损害、低凝血酶原血症、维生素 K 缺乏症、血友病、哮喘、鼻息肉、慢性荨麻疹等患者禁用。

思考题

答案解析

1. 什么叫药理学？
2. 药理学的主要研究内容有哪些？
3. 阿司匹林的临床应用有哪些？

（王立辉　张　阔）

书网融合……

微课　　　　习题　　　　本章小结

第五章　药物分析学 🔲微课

PPT

📖 学习目标

1. 通过本章学习，掌握药品质量检验的基本内容；熟悉我国现行的药品质量标准体系；了解药物分析学科的性质和任务。
2. 具有了解药物分析学科与药学领域各学科的联系及发展趋势、药品质量管理与检验发展现状的能力。
3. 树立较强的社会责任感和严谨的科学素养，遵纪守法，在职业活动中遵循执业行为规范。

第一节　药物分析学的性质和任务

一、药物分析学的性质

药品不同于一般的商品，是指用于预防、治疗、诊断人的疾病，有目的地调节人的生理功能并规定有适应证或者功能主治、用法和用量的物质，包括中药、化学药和生物制品等。它是一类关系到人类生命健康的特殊商品。药品管理应当以人民健康为中心，坚持风险管理、全程管控、社会共治的原则，建立科学、严格的监督管理制度，全面提升药品质量，在药品研制、生产、经营、使用过程中都必须执行严格的科学管理规范，并采用各种有效的技术手段对药品进行严格的质量分析和检验，保证全过程信息真实、准确、完整和可追溯。因此，药品质量的全面控制是一项涉及多方面、多学科的综合性工作。

药物分析学是分析化学在药学领域中的一个重要分支学科，它主要运用物理学、化学、生物学的方法与技术研究、解决化学结构已经明确的合成药物、中药和生化药及其制剂的质量控制的项目和指标限度，从而制订科学、可控的药品质量标准。随着创新药物的需求和药学学科迅速发展，药学与生命科学，新材料科学的融合，以及现代分析技术手段的不断创新，药物分析学已逐渐从一门应用技术发展为综合性的应用学科，应用范围也在不断拓宽，是医学门类药学一级学科下的二级学科之一。尤其是在新药研发、仿制药一致性评价以及药品生产方面发挥着越来越重要的作用。因此，药物分析学主要探讨药品质量管理与监督检验的基本规律，是一门研究与发展药品质量控制的"方法学科"，是药学学科的重要组成部分。药物分析课程是我国高等教育药学类专业规定设置的一门主要专业课，也是国家执业药师资格认证规定考试的专业课程之一。通过本课程的学习可为从事药品质量标准研究与监督检验工作奠定基础。

二、药物分析学的发展历史

药物分析学的发展与分析化学的发展趋势相一致。

分析化学有着悠久的历史，古代冶炼、酿造等工艺的高度发展，都是与鉴定、分析、制作过程的控制等手段密切联系在一起的。在东、西方兴起的炼丹术、炼金术等都可视为分析化学的前驱。在科学史上，分析化学曾经是研究化学的开路先锋，它对元素的发现、相对原子质量的测定、定比定律、倍比定律等化学基本定律的确立、矿产资源的勘察利用等，都曾做出重要贡献。

从分析化学的发展历程的角度，可以将其分为三个阶段。①经典分析化学阶段（19 世纪末至 20 世纪 30 年代）：用物理化学中的溶液平衡理论、动力学等研究分析化学中的基本理论问题，如沉淀的形成和共沉淀、指示剂变色原理、滴定曲线和终点误差、缓冲原理及催化和诱导反应等。建立了溶液中四大平衡理论，使分析化学从一门技术转变成一门独立的科学。②近代分析化学阶段（20 世纪 30 年代至 70 年代）：原子能和半导体技术兴起，如要求超纯材料，99.99999% 砷化镓，要求控制的纯度高，要控制其微量杂质的限度，因此对于这一类问题化学分析法无法解决，促进了仪器分析和各种分离方法的发展。开创了仪器分析的新时代——物理方法大发展。③现代分析化学阶段（20 世纪 70 年代至今）：现代分析化学把化学与数学、物理学、计算机科学、精密仪器制造、生命科学、材料科学等学科结合起来，成为一门多学科性的综合科学。

传统的药物分析，大多是应用分析化学的化学方法分析药物分子，控制药品质量。在 20 世纪 80 年代以前，滴定分析法在药物分析方法中一直占有主导和统治地位。然而，现代药物分析无论是分析领域，还是分析技术都已经大大拓展，是分析化学的重要分支。药物分析充分运用各种色谱技术的高效分离和高灵敏的检测装置以获取最大量的信息，计算机辅助进行目标检索、数据处理，对药物的内在质量的综合评价取得突破，从 20 世纪初的一种专门技术，已逐步发展成为一门日臻成熟的交叉性、综合性科学。

三、药物分析学的任务

1. 保证临床用药的安全和有效　药物分析学科和药物分析工作者的首要任务是保证用药的安全和有效，在药品的生产、经营与临床使用等环节对药品进行全面与全程的质量控制与监督。为了实现药品的全面质量管理，除了对药品的常规理化检验以及药品质量标准的研究和制订外，尚需深入对药物生产过程的质量监控。

2. 建立新药质量标准　随着科学技术的发展，尤其是相关学科的发展，药物分析学也在不断地发展。我国新药研究由仿制为主转向自主创新为主，在缓控释制剂、靶向制剂和纳米微球制剂等药物新剂型的研制中，在新化合物研究开发中，均要求有科学可控的质量标准的研究和制订。另一方面研制开发能参与国际市场竞争的中药，现代生物技术所研制的生化药物和基因工程药物，均需进行相应的质量标准研究。

3. 完善和提高现行药品质量标准　随着科学水平的日益提高，新方法、新技术的不断应用，药物临床监测与监管水平的普及与提高，对原有药品有了新的认识。因此原有质量标准需要进一步的完善和提高，质量控制的方法不断改进，更注意方法的专属性、重现性和可控性。

在完善和提高现行药品质量标准过程中，追踪国际分析新技术的发展前沿，改进或自主开发质量控制平台和分析方法与分析技术，使分析方法更加准确、灵敏、专属和快速，并力求向自动化、最优化和智能化方向发展，以使我国的药品质量研究与世界同步。

如中药材黄连，1953 年版《中国药典》含量测定项下为丙酮沉淀法，测定总生物碱；1990 年版为吸收系数法；1995 年版为薄层扫描法；2005 年版为以小檗碱为对照薄层扫描法；2025 年版为高效液相色谱法，以盐酸小檗碱为对照，同时控制小檗碱、表小檗碱、黄连碱和巴马汀的含量。

再如中药千里光近年新发现有严重肝毒性，被欧美国家禁用。研究表明其毒性成分为阿多尼弗林生物碱，可以通过控制阿多尼弗林碱的限量，保证其临床应用安全。故 2025 年版《中国药典》采用高效液相色谱法 – 质谱法控制阿多尼弗林碱的限量，规定为"本品按干燥品计算，含阿多尼弗林碱（$C_{18}H_{23}NO_7$）不得过 0.004 %"。

4. 药代动力学研究与治疗药物监测 为了全面控制药品的质量，开展体内药物分析也是十分重要的。通过研究药物在体内的吸收、分布、代谢和排泄过程，揭示药物在人或动物体内的动态变化规律；掌握治疗药物监测的实验方法和技术，有利于指导临床安全、合理用药，减少药物的不良反应发生。

5. 仿制药一致性评价 是指对已经批准上市的仿制药，按与原研药品质量和疗效一致的原则，分期分批进行质量一致性评价，就是仿制药需在质量与药效上达到与原研药一致的水平。以参比制剂为对照，进行包括处方、质量标准、晶型、粒度和杂质等主要药学指标比较研究，对于固体制剂还需要进行溶出曲线和生物等效性研究。其中会应用到诸如液相色谱、液质联用、气质联用等方法进行处方逆向分析、杂质谱、质量标准、包材相容性及生物样品分析检测等研究内容，从而保证分析结果的真实、准确、可靠。

> **知识拓展** --
>
> **包材相容性研究**
>
> 药包材是直接接触药品的包装材料和容器，常用的药包材种类有塑料、玻璃、金属和橡胶，药物与包材相容性研究是指为证明包装材料与药品之间没有发生严重的相互作用，并导致药品有效性和稳定性发生改变，或者产生安全性风险的过程，包括包装材料对药品的影响，及药品对包装材料的影响。除药品对包装材料的影响造成材料功能性改变需要更换包材的情况外，相容性研究主要是针对包装材料对药品的影响进行。通过相容性研究证明药品与包装材料之间的相互作用不足以造成不可接受的药品质量或包装材料功能性的变化。药品与包装材料的相容性研究，应在药品研发初期或是包装材料的选择时就开始进行，并贯穿于药品研发的整个过程，包括影响因素试验、加速试验及长期稳定性试验。
>
> --

四、药物分析学与相关学科

药物分析学是分析化学在药学中的应用。药物分析学既是应用性学科，又是一门"工具"学科。

作为应用性学科，药物分析是在有机化学、药物化学、生理学等基础或专业基础学科的基础上，运用数学、计算机技术、分析化学的方法与技术，研究和探索解决药品质量问题的一般规律。通过有机化学和药物化学的学习，了解药物的结构与性质、合成工艺及可能存在的特殊杂质和一般杂质，进而选择合适的分析方法进行鉴别、检查和含量测定，从而保证药品质量，保障公众用药安全和合法权益。如通过药物化学的学习可以了解阿司匹林（乙酰水杨酸）合成过程中存在反应不完全的中间体水杨酸。通过有机化学的学习可以了解阿司匹林存在乙酰基，存在不稳定性，易水解生成水杨酸。因此水杨酸是药物阿司匹林质量标准的检查项目中需要控制的特殊杂质，既可以在生产过程中产生，也会在药物的贮藏过程中产生。阿司匹林加热水解后生成水杨酸，具有游离的酚羟基，可与三价铁离子反应生成紫堇色的配位化合物，在药品的质量控制中可作为鉴别项（图5-1）。另外通过有机化学的学习可以知道阿司匹林结构中的羧基显酸性，可与碱发生中和反应，阿司匹林原料药采用氢氧化钠滴定液滴定法测定含量。

同时，作为"工具"学科，通过药物分析的技术，确定新合成药物的结构，进行纯度检查。例如，药物化学中合成药物的原料、中间体及成品的质量控制，理化性质与化学结构关系的探索；药剂学中制剂的溶出特性、药物的稳定性和生物利用度的评价；天然药物化学中天然化学成分的分离纯化与结构鉴定；药理学中药物分子的理化性质与药理作用药效的关系，产生毒效作用的物质基础；以及药物体内生物转化的动力学特征的研究，阐明药物进入体内的"命运"，在体内不同部位的药物浓度、蛋白结合率、代谢类型及代谢物的结构及其浓度变化等信息，为药物的分子设计、结构修饰、药物在体内的作用机制、代谢途径、药物制剂工艺和剂型研究等药物化学、药理学和药剂学等相关学科的发展提供服务。

另一方面，正是由于这些相关学科的发展和相互渗透，而形成了一些新兴的边缘交叉的分支学科如临床药理学、生物药剂学等。

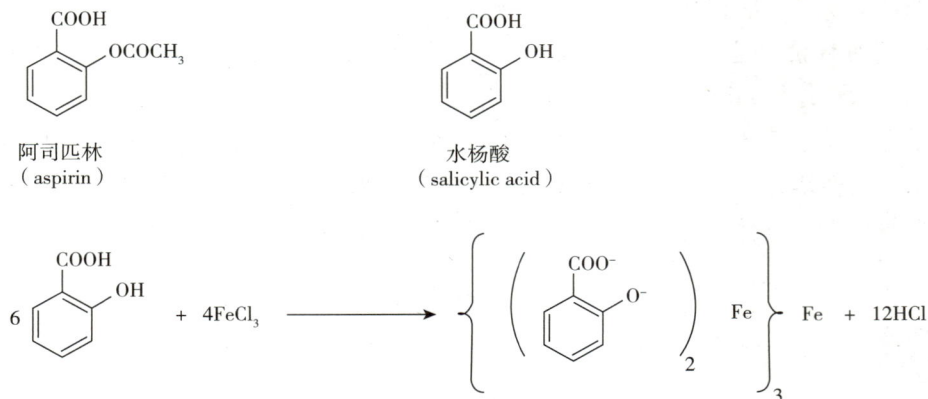

图 5 - 1　阿司匹林的鉴别反应

第二节　药物分析学的研究内容

一、我国药品质量标准体系

药品是一种特殊的商品，它的质量直接影响药品的安全性和有效性，关系到使用者的身体健康和生命安全。为了确保药品的质量，保证用药的安全和有效，各个国家对药品均有强制执行的、统一的质量监督标准，即药品质量标准。药品质量标准是国家对药品质量的规格及检验方法所做的技术规定，是药品的生产、经营、使用和检验、监督管理部门共同遵循的法定依据。

《中华人民共和国药品管理法》（以下简称《药品管理法》），由中华人民共和国第十三届全国人民代表大会常务委员会第十二次会议于 2019 年 8 月 26 日修订通过，自 2019 年 12 月 1 日起施行。本法明确规定：药品应当符合国家药品标准。经国务院药品监督管理部门核准的药品质量标准高于国家药品标准的，按照经核准的药品质量标准执行；没有国家药品标准的，应当符合经核准的药品质量标准。国务院药品监督管理部门颁布的《中华人民共和国药典》和药品标准为国家药品标准。国务院药品监督管理部门会同国务院卫生健康主管部门组织药典委员会，负责国家药品标准的制定和修订。国务院药品监督管理部门设置或者指定的药品检验机构负责标定国家药品标准品、对照品。

二、《中国药典》与主要国外药典

(一)《中国药典》

《中华人民共和国药典》（以下简称《中国药典》），是国家药品标准的核心。其现行版本为 2025 年版，记为 2025 年版《中国药典》。《中国药典》出版有英文版，其英文名称为 Pharmacopoeia of the People′s Republic of China，英文简称 Chinese Pharmacopoeia，缩写为 ChP。本版药典为中华人民共和国成立以后的第十二版药典，即 1953、1963、1977、1985、1990、1995、2000、2005、2010、2015、2020 和 2025 年版。《中国药典》由一部、二部、三部、四部及其增补本组成。一部收载中药，二部收载化学药品，三部收载生物制品及相关通用技术要求和指导原则，四部收载通用技术要求、指导原则和药用辅料。

《中国药典》主要包括凡例、品种正文、通用技术要求和指导原则。2025 年版药典收载的凡例与通用技术要求对未载入本版药典的其他药品标准具有同等效力。

1. 凡例　是为正确使用《中国药典》，对品种正文、通用技术要求以及药品质量检验和检定中有关共性问题的统一规定。凡例和通用技术要求中采用"除另有规定外"这一用语，表示存在与凡例或通用技术要求有关规定不一致的情况时，则在品种正文中另作规定，并按品种正文执行。

2. 品种正文　系根据药物自身的理化与生物学特性，按照来源、处方、制法和运输、贮藏等条件所制定的、用以评估药品质量在有效期内是否达到药用要求，并衡量其质量是否均一稳定的技术要求。正文（一部）项下根据品种和剂型不同，按顺序可分别列有：

（1）品名；

（2）来源；

（3）处方；

（4）制法；

（5）性状；

（6）鉴别；

（7）检查；

（8）浸出物；

（9）特征图谱或指纹图谱；

（10）含量测定；

（11）炮制；

（12）性味与归经；

（13）功能与主治；

（14）用法与用量；

（15）注意；

（16）规格；

（17）贮藏；

（18）制剂；

（19）附注等。

在此以桂枝茯苓胶囊为例：

桂枝茯苓胶囊
Guizhi Fuling Jiaonang

【处方】桂枝 240g，茯苓 240g，牡丹皮 240g，桃仁 240g，白芍 240g。

【制法】以上五味，取茯苓 192g，粉碎成细粉；牡丹皮用水蒸气蒸馏，收集蒸馏液，分取挥发性成分，备用；药渣与桂枝、白芍、桃仁及剩余的茯苓用 90% 乙醇提取二次，合并提取液，回收乙醇至无醇味，减压浓缩至适量；药渣再加水煎煮二次，滤过，合并滤液，减压浓缩至适量，上述两种浓缩液，与茯苓细粉混匀，干燥，粉碎，加入适量的糊精，制颗粒，干燥，加入牡丹皮挥发性成分，混匀，装入胶囊，制成 1000 粒，即得。

【性状】本品为硬胶囊，内容物为棕黄色至棕褐色的颗粒和粉末；气微香，味微苦。

【鉴别】（1）取本品内容物，置显微镜下观察：不规则分枝状团块无色，遇水合氯醛试液溶化；菌丝无色或淡棕色，直径 4~6μm（茯苓）。

（2）取本品内容物 2g，置索氏提取器中，加乙醚适量，加热回流提取 2 小时，放冷，取提取液低温挥干，残渣加甲醇1ml使溶解，作为供试品溶液。另取牡丹皮对照药材1g，同法制成对照药材溶液。照薄层色谱法（通则0502）试验，吸取上述两种溶液各5μl，分别点于同一硅胶G薄层板上，以环己烷-乙酸乙酯（3∶1）为展开剂，展开，取出，晾干，喷以盐酸酸性5%三氯化铁乙醇溶液，在105℃加热至斑点显色清晰。供试品色谱中，在与对照药材色谱相应的位置上，显相同颜色的斑点。

（3）取本品内容物2g，置索氏提取器中，加甲醇适量，加热回流提取2小时，放冷，提取液浓缩至约2ml，作为供试品溶液。另取白芍对照药材1g，同法制成对照药材溶液。照薄层色谱法（通则0502）试验，吸取上述两种溶液各5μl，分别点于同一硅胶GF$_{254}$薄层板上，以三氯甲烷-甲醇-水（26∶14∶5）的下层溶液为展开剂，展开，取出，晾干，喷以茴香醛试液，在105℃加热至斑点显色清晰。供试品色谱中，在与对照药材色谱相应的位置上，显相同颜色的主斑点。

（4）取本品内容物2g，置具塞锥形瓶中，加甲醇20ml，超声处理30分钟，滤过，滤液蒸干，残渣加甲醇2ml使溶解，作为供试品溶液。另取桂枝对照药材2g，同法制成对照药材溶液。再取桂皮醛对照品，加甲醇制成每1ml含0.4mg的溶液，作为对照品溶液。照薄层色谱法（通则0502）试验，吸取供试品溶液2~5μl、对照药材溶液和对照品溶液各2μl，分别点于同一硅胶G薄层板上，以环己烷-乙酸乙酯（5∶1）为展开剂，展开，取出，晾干，喷以二硝基苯肼乙醇试液。供试品色谱中，在与对照药材色谱和对照品色谱相应的位置上，显相同颜色的斑点。

【检查】应符合胶囊剂项下有关的各项规定（通则0103）。

【指纹图谱】照高效液相色谱法（通则0512）测定。

色谱条件和系统适用性试验　以十八烷基硅烷键合相硅胶为填充剂；以含0.1%磷酸和50%乙腈的水溶液为流动相A，以含0.1%磷酸及5%乙腈的水溶液为流动相B，梯度洗脱，流速为1ml/min；检测波长为230nm。理论板数按参照物（芍药苷）峰计算，应不低于6000。

时间（分钟）	流动相A（%）	流动相B（%）
0~70	0→100	100→0

参照物溶液的制备　取芍药苷对照品适量，精密称定，加甲醇制成每1ml含50μg的溶液，即得。

供试品溶液的制备　取本品内容物适量，混匀，研细，取约0.25g，置具塞锥形瓶中，精密加入甲醇25ml，超声处理（功率720W，频率50kHz）30分钟，滤过，取续滤液，即得。

测定法　分别精密吸取参照物溶液和供试品溶液各10μl，注入液相色谱图，测定，记录色谱图，即得。

按中药色谱指纹图谱相似度评价系统计算，供试品指纹图谱与对照指纹图谱的相似度不得低于0.85。

【含量测定】**牡丹皮**　照高效液相色谱法（通则0512）测定。

色谱条件和系统适用性试验　以十八烷基硅烷键合硅胶为填充剂；以甲醇-水（55∶45）为流动相；检测波长为274nm。理论板数按丹皮酚峰计算应不低于4000。

对照品溶液的制备　取丹皮酚对照品适量，精密称定，加50%乙醇制成每1ml含70μg的溶液，即得。

供试品溶液的制备　取装量差异下的本品内容物，混匀，研细，取约0.2g，精密称定，置具塞锥形瓶中，精密加入50%乙醇25ml，密塞，称定重量，超声处理（功率250W，频率40kHz）30分钟，放冷，再称定重量，用50%乙醇补足减失的重量，摇匀，滤过，取续滤液，即得。

测定法　分别精密吸取对照品溶液与供试品溶液各10μl，注入液相色谱仪，测定，即得。

本品每粒含牡丹皮以丹参酚（$C_9H_{10}O_3$）计，不得少于1.8mg。

芍药苷 照高效液相色谱法（通则 0512）测定。

色谱条件与系统适用性试验 以十八烷基硅烷键合硅胶为填充剂；以乙腈 - 水 - 磷酸 - 三乙胺（15∶85∶0.08∶0.08）为流动相；检测波长为 230nm。理论板数按芍药苷峰计算应不低于 4000。

对照品溶液的制备 取芍药苷对照品适量，精密称定，加甲醇制成每 1ml 含 40μg 的溶液，即得。

供试品溶液的制备 取装量差异项下的本品内容物，混匀，研细，取约 0.1g，精密称定，置具塞锥形瓶中，精密加入甲醇 50ml，密塞，称定重量，超声处理（功率 250W，频率 40kHz）30 分钟，放冷，再称定重量，用甲醇补足减失的重量，摇匀，滤过，取续滤液，即得。

测定法 分别精密吸取对照品溶液与供试品溶液各 10μl，注入液相色谱仪，测定，即得。

本品每粒含白芍和牡丹皮以芍药苷（$C_{23}H_{28}O_{11}$）计，不得少于 3.0mg。

桃仁 照高效液相色谱法（通则 0512）测定。

色谱条件与系统适用性试验 以十八烷基硅烷键合硅胶为填充剂；以甲醇-水（20∶80）为流动相；检测波长为 218nm。理论板数按苦杏仁苷峰计算应不低于 4000。

对照品溶液的制备 取苦杏仁苷对照品适量，精密称定，加 50% 乙醇制成每 1ml 含 40μg 的溶液，即得。

供试品溶液的制备 取〔含量测定〕牡丹皮项下的供试品溶液，即得。

测定法 分别精密吸取对照品溶液与供试品溶液各 10μl，注入液相色谱仪，测定，即得。

本品每粒含桃仁以苦杏仁苷（$C_{20}H_{27}NO_{11}$）计，不得少于 0.90mg。

【功能与主治】活血，化瘀，消癥。用于妇人瘀血阻络所致癥块、经闭、痛经、产后恶露不尽；子宫肌瘤，慢性盆腔炎包块，痛经，子宫内膜异位症，卵巢囊肿见上述证候者；也可用于女性乳腺囊性增生病属瘀血阻络证，症见乳房疼痛、乳房肿块、胸胁胀闷；或用于前列腺增生属瘀阻膀胱证，症见小便不爽、尿细如线，或点滴而下、小腹胀痛者。

【用法与用量】口服。一次 3 粒，一日 3 次。饭后服。前列腺增生疗程 8 周，其余适应症疗程 12 周，或遵医嘱。

【注意】孕妇忌服，或遵医嘱；经期停服；偶见药后胃脘不适、隐痛，停药后可自行消失。

【规格】每粒装 0.31g

【贮藏】密封。

3. 通用技术要求 包括《中国药典》收载的通则与总论等通则主要包括制剂通则、其他通则和通用检测方法。制剂通则系指按照药物剂型分类，针对剂型特点所规定的基本技术要求；通用检测方法系指各品种进行相同项目检验时所应采用的统一规定的设备、程序、方法和限度等；其他通则中的生物制品有关通则是对生物制品生产和质量控制的基本要求。总论是对某一类生物制品生产和质量控制的相关技术要求。

4. 指导原则 系指为规范药典执行，指导药品标准制定和修订，提高药品质量控制水平所制定的推荐性技术要求。

（二）主要国外药典

目前，世界上已有数十个国家编订了国家药典。另外，尚有世界卫生组织（WHO）编订的《国际药典》，以及一些区域性药典，如《亚洲药典》《欧洲药典》等。在药物分析工作中可供参考的国外药典如下。

1.《美国药典/国家处方集》（U. S. Pharmacopeia / National Formulary，USP/NF） 由美国政府所属的美国药典委员会（The United States Pharmacopeial Convention）编辑出版。USP 于 1820 年出版第一版，1950 年以后每 5 年出一次修订版，从 2002 年开始每年出版 1 版，到 2024 年已出至第 47 版。NF 首版发行于 1883 年，自 1980 年第 15 版起并入 USP，但仍分两部分，前面为 USP，后面为 NF。《美国药典》除了印刷版外，还提供 U 盘版和互联网在线版。从 USP30/NF25 开始，印刷版以三卷一套的形式出版，但自 2021 年起 USP 不再提供纸质版服务。自 2021 年开始，USP 不再以数字开头，以年份命名。2024版《美国药典－国家处方集》于 2023 年 11 月出版，2024 年 5 月 1 日生效，它包含关于药物、剂型、原料药、辅料、医疗器械和食物补充剂等的标准，是美国食品药品管理局（FDA）强制执行的法定标准。

2.《英国药典》（British Pharmacopoeia，BP）　由英国药品与医疗保健产品监管局（MHRA）英国药典委员会秘书处制定出版。《英国药典》更新周期为 1 次/年，最新版为 2025 版，即 BP 2025，于 2024 年 8 月出版，2025 年 1 月 1 日生效。BP 2025 全面收录了英国和欧洲相关标准，共 6 卷。其中，收录约 4000 份专论，囊括药用物质与医药产品专论、兽药专论以及《欧洲药典》中所有专论。《英国药典》是药品生产、供应、使用、检验和管理部门共同遵循的法定技术标准。同时，这些标准也为英国和英国以外地区医药产品的自由流通提供了便利。因此，及时掌握药典标准的最新变化，是保障药品的质量安全及其合法性的首要条件。

3.《欧洲药典》（European Pharmacopoeia，EP）　由欧洲药品质量管理局起草和出版。1977 年出版第 1 版《欧洲药典》，现行版为第 11 版《欧洲药典》（EP 11），于 2022 年 7 月出版。

4.《日本药局方》（Japanese Pharmacopoeia，JP）　第十八版（JP18）于 2021 年发布。

三、药品质量管理与监督

药品的质量管理与监督涉及药品的研制、生产、经营、使用和监督管理等各个环节。药品质量监督中，依据药品质量标准对药品进行质量检验是确保药品质量的可靠手段，但并非唯一的保障体系。为保证临床用药的安全和有效，对药品的各个环节进行全面的质量管理已成为各国药品质量监管部门的共识。

（一）国际人用药品注册技术协调会

国际人用药品注册技术协调会（The International Council for Harmonisation of Technical Requirements for Pharmaceuticals for Human Use，ICH）于 1990 年 4 月由欧共体、美国和日本三方政府药品注册部门和制药工业协会共同发起成立，现已逐渐在药品注册领域发展出国际上最核心的技术规则制订机制，世界各大药品监督机构均已全部或部分接受基于 ICH 技术指南开展审证。2017 年 5 月 31 日至 6 月 1 日，ICH 2017 年第一次会议在加拿大蒙特利尔召开，会议通过了中国国家食品药品监督管理总局的申请，总局成为国际人用药品注册技术协调会正式成员。2018 年 6 月 7 日，在日本神户举行的 ICH 2018 年第一次大会上，中国国家药品监督管理局首次当选为 ICH 管理委员会成员。2024 年 6 月 4 日，在日本福冈召开的 ICH 全体会议上，中国国家药品监督管理局第三次当选 ICH 管理委员会成员，这表明中国在新药研发及注册技术标准方面与国际规则接轨，药品监管国际化进程得到国际认可，在国际组织中的话语权也显著增强。

ICH 的组建是为了寻求解决国际存在的不统一的规定和认识，通过协调逐步取得一致，为药品研究开发、审批上市制订一个统一的国际性指导标准。同时，采用规范的统一标准来保证新药的质量、安全性和有效性，体现保护公共健康的管理责任。所以，ICH 组建的主要目的是对三方成员国之间人用药品注册技术要求通过国际协调取得一致；对新药研究开发技术标准进行改进与革新以期提高研究质量；节约人力、动物、物资等资源，缩短研究开发周期，节约经费开支；提高新药研究、开发、注册、上市的效率，为控制疾病提供更多更好的新药。

（二）药品质量管理规范

1.《药物非临床研究质量管理规范》（good laboratory practice for non – clinical laboratory studies，good laboratory practice，GLP）　药物非临床研究系指为评价药物安全性，在实验室条件下，用实验系统进行的各种毒性试验，包括单次给药的毒性试验、反复给药的毒性试验、生殖毒性试验、遗传毒性试验、致癌试验、局部毒性试验、免疫原性试验、依赖性试验、毒代动力学试验及与评价药物安全性有关的其他试验。GLP是就实验室实验研究从计划、实验、监督、记录到实验报告等一系列管理而制定的法规性文件。GLP原则是建立一套以质量、可信性和完整性为基础的标准，达到结论是可检验的、数据是可追踪的一种质量系统，是为提高药物非临床研究的质量，确保实验资料的真实性、完整性和可靠性，保障人民用药安全，用于申请药品注册而进行的非临床研究必须遵循的规范。早在2003年，国家食品药品监督管理局发布施行《药物非临床研究质量管理规范》（原局令第2号），随着我国药物非临床安全性评价研究能力的不断提升和评价数量的快速增长，以及药物非临床研究领域新概念的产生和新技术的应用，需要对于药物非临床研究质量管理规范内容调整和细化，同时为进一步贯彻落实《国务院关于改革药品医疗器械审评审批制度的意见》（国发〔2015〕44号），满足药物非临床安全性评价研究发展的需要，参考国际通行做法，CFDA组织修订了《药物非临床研究质量管理规范》。2017年8月2日，CFDA官网公布了《药物非临床研究质量管理规范》，并自2017年9月1日起施行。

2.《药物临床试验质量管理规范》（good clinical practice for pharmaceutical products, good clinical practice, GCP） 药物临床试验是指任何在人体（患者或健康志愿者）进行药物的系统性研究，以证实或揭示试验药物的作用、不良反应或试验药物的吸收、分布、代谢和排泄，目的是确定试验药物的疗效与安全性。本规范适用于临床试验全过程的标准规定，包括方案设计、组织实施、监查、稽查、记录、分析总结和报告。其目的是保证临床试验过程的规范，结果科学可靠，保护受试者的权益并保障其安全。GCP于2003年6月4日经国家食品药品监督管理局局务会审议通过，自2003年9月1日起施行。现行《药物临床试验质量管理规范》是2025年4月23日国家药品监督管理局会同国家卫生健康委员会组织修订的版本，自2025年7月1日起施行。

3.《药品生产质量管理规范》（good practice in the manufacturing and quality control of drugs, good manufacturing practices, GMP） GMP是在药品生产过程中实施质量管理，保证生产符合质量标准的药品的一整套系统的科学管理规范。实施GMP的主要目的是为了保护消费者的利益，保证人们用药安全、有效；同时为保证药品在规定的质量下持续生产的体系，保护药品生产企业，使企业有法可依、有章可循。另外，实施GMP也是政府和法律赋予制药行业的责任。

4.《药品经营质量管理规范》（good supply practice for pharmaceutical products, good supply practice, GSP） GSP是国家对药品经营企业一种法定的监督管理形式。按照GSP的要求，药品经营企业必须围绕保证药品质量，从药品管理、人员、设备、购进、入库、储存、出库、销售等环节建立一套完整质量保证体系。通过层层把关，有效杜绝假劣药品的进入和质量事故的发生，保护消费者的合法权益和保证人民用药安全有效。

（三）药品质量监督

药品质量的监督管理是根据药品管理法及有关药事法规，对药品质量、药学服务质量和药事机构（药厂、药房、药品批发商）保证其质量所具备的条件进行监督管理活动的总称。

药品质量监督管理是政府药品监督管理部门，根据法律赋予的职权和义务，依据药典、药品标准、药事法律法规和政策，对国内药品研究开发、生产、销售、使用以及影响药品质量和质量保证体系等所进行的监督管理。

1. 药品质量监督管理的行政机构

（1）国家市场监督管理总局 国家市场监督管理总局作为国务院直属正部级单位，统一负责市场综合监督管理，其下设的国家药品监督管理局（NMPA）专门承担药品（含中药、民族药）、医疗器械和化妆品的安全监督管理职责。这一体系的形成可追溯至2013年国务院机构改革，当时通过整合原国家食品药品监督管理局（SFDA）、国务院食品安全办等机构职责，组建国家食品药品监督管理总局（CFDA）以统一监管食品、药品、医疗器械、化妆品领域；2018年3月13日，十三届全国人大一次会议审议通过国务院机构改革方案，进一步改革撤销 CFDA，组建国家市场监督管理总局，并设立由其管理的国家药品监督管理局（NMPA），将原 CFDA 的药品监管职能移交 NMPA，同时保留了药品医疗器械标准制定（含国家药典）、分类管理制度、稽查执法及重大案件查处等核心职能。

在市场监管分级管理体制下，省级药品监管机构承担主要药品监管职责，药品经营销售等行为的日常监管由市县市场监管部门具体负责。国务院药品监督管理部门（即国家药品监督管理局）主管全国药品监督管理工作，国务院其他有关部门在各自职责范围内负责与药品相关的监督管理工作。此外，国家药品监督管理局配合国务院有关部门，共同执行国家药品行业发展规划和产业政策。

（2）省、自治区、直辖市人民政府药品监督管理部门   负责本行政区域内的药品监督管理工作。设区的市级、县级人民政府承担药品监督管理职责的部门（以下统称药品监督管理部门），在本行政区域内依法履行药品监督管理相关职责，涵盖药品研制、生产、经营、使用等环节的监督检查、许可管理以及违法行为查处等工作。

（3）县级以上地方人民政府   对本行政区域内的药品监督管理工作负责，统一领导、组织、协调本行政区域内的药品监督管理工作以及药品安全突发事件应对工作，建立健全药品监督管理工作机制和信息共享机制。

2. 药品质量监督管理的技术机构   《中华人民共和国药品管理法》第十一条规定"药品监督管理部门设置或者指定的药品专业技术机构，承担依法实施药品监督管理所需的审评、检验、核查、监测与评价等工作"。国家级药品检验的技术机构为中国食品药品检定研究院，各省、市、自治区、直辖市也设有药品检验机构，承担辖区内的药品检验工作。

（1）国家药典委员会   负责组织编纂《中华人民共和国药典》及制定、修订国家药品标准，是法定的国家药品标准工作专业管理机构。

（2）中国食品药品检定研究院   简称中检院。是国家检验药品、生物制品质量的法定机构和最高技术仲裁机构。

（3）省级药品检验机构   省、自治区、直辖市药品检验机构是对辖区内药品、医疗器械、药品包装材料的研究、生产、流通、使用全过程实施技术监督的法定机构，是国家对药品质量监督保证体系的重要组成部分。

（4）市、县级药品检验机构   主要负责对本市、县级药品生产、经营和使用单位的药品质量检验工作，同时开展医疗器械、药品包装材料等检验工作。

四、药品检验工作的基本内容

药物分析学的首要任务是药品的质量检验。药品质量检验的根本目的就是确保人们用药的安全和有效。这就要求药物分析工作者必须秉持严肃认真的工作态度与严谨求实的工作作风，同时具备扎实的基础理论知识，掌握正确且熟练的检验操作技能，从而保证药品检验工作的公正性、准确性和权威性。

药品检验工作的基本程序一般为：取样、性状、鉴别、检查、含量测定、写出检验报告等。

（一）原料药的检验

1. 取样（sampling）   是药品检验工作的第一步，是从批量的产品中取出少量的样品进行分析。所取的样品应能真实代表该批量的产品，取样方法应具有科学性，所取样品应具有真实性和代表性，取样的基本原则是均匀与合理。

2. 性状（description）   是药品质量检验的第一项内容。是药品质量标准中根据药品的性质和特点以及生产工艺对药品的色泽和外表感观的规定。性状项下一般记载药品的外观、色泽、嗅、味、溶解度以及物理常数等。性状在评价质量优劣方面具有重要意义，一定程度上，药物的外观性状能综合地反映药品的内在质量，应给予重视。

3. 鉴别（identification）　　系判断已知药物及其制剂的真伪，采用一组（通常为 2~4 个）试验项目全面鉴别一个药物的真伪。

药物的鉴别是依据药物的化学结构和反映该药品某些物理、化学或生物学特性进行某些化学反应、测定某些理化常数或光谱特征，来判断药物的真伪。通常某一项鉴别试验，如官能团反应、离子反应等，只能表示药物的某一特征，绝不能将其作为判断的唯一依据。因此，药物的鉴别不是只由一项试验就能完成，而是采用一组试验项目全面评价一个药物，如母体结构的化学反应、官能团的反应、紫外吸收光谱或红外吸收光谱，以及色谱特征等进行全面评价。

4. 检查（tests）　　药物的检查项下包括反映药品的安全性与有效性的试验方法和限度、均一性与纯度等制备工艺要求的内容。其中纯度检查，是对药物中的杂质进行检查。药物在不影响疗效及人体健康的原则下，可以允许有微量的杂质存在。通常按照药品质量标准规定的项目进行限度检查，以判断药品的纯度是否符合限量规定的要求。

杂质检查方法通常采用色谱法，可根据杂质的性质选用专属、灵敏的薄层色谱法、高效液相色谱法或气相色谱法等，有时也可采用呈色反应等方法。

5. 含量测定（assay）　　即准确测定主成分或有效成分的含量。一般采用化学分析、仪器分析或生物测定法来测定，以确定药品的含量是否符合药品标准的规定要求。

判断一个药物的质量是否符合要求，必须全面考虑鉴别、检查与含量测定三者的检验结果。鉴别是用来判定药物的真伪，而检查和含量测定则是用来判定药物的优劣。在鉴别、检查与含量测定三者中，只要有一项中的某一条款的检验结果不符合质量标准要求，即可视为该药品不符合规定。性状项中的外观等不作为判断指标，仅作为参考；而物理常数能综合地反映药品的内在质量，在评价药品质量的真伪和优劣方面具有双重意义。含量测定的方法通常采用滴定分析法、光谱法、色谱法（高效液相色谱法和气相色谱法）和色谱质谱联用法（液质联用和气质联用）等。

6. 检验报告

（1）检验记录　　检验记录（record of testing）是出具检验报告书的依据，是进行科学研究和技术总结的原始资料。为保证药品检验工作的科学性和规范化，检验记录必须做到记录原始、真实；内容完整、齐全；书写清晰、整洁。原始记录应用黑色或蓝黑色钢笔或特种圆珠笔书写，字迹清楚、色调一致，试验数据必须真实并不得涂改（当确有书写错误时，应划上单线或双线，并签章）。

（2）检验报告书　　检验报告书（certificate of inspection）是对药品质量做出的技术鉴定，其基本要求是：数据准确无误、结论明确、文字简洁、格式规范。检验报告应给出每项检验的结果，并做出明确的结论，还应对不符合标准规定的药品提出处理意见，以便供有关部门参考。

原料药检验的主要内容如图 5-2 所示。

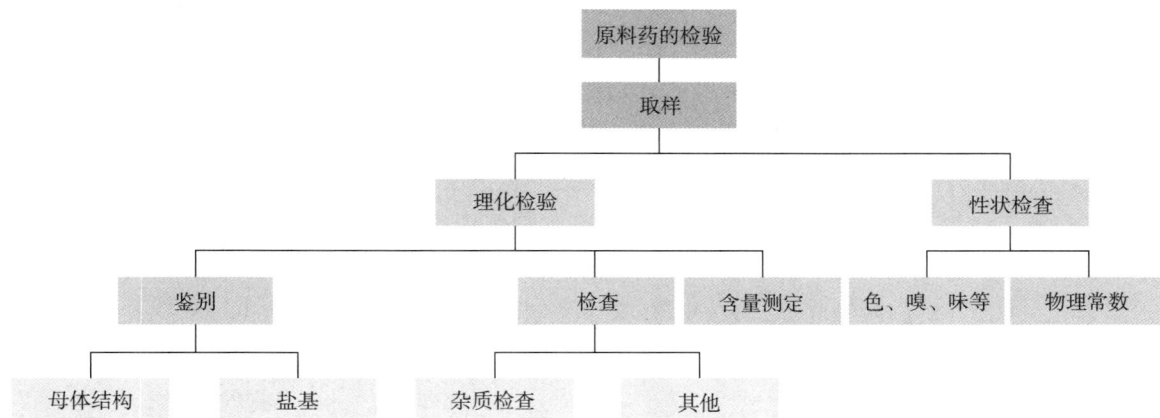

图 5-2　原料药检验的主要内容

（二）化学药物制剂的检验

药物制剂和原料药不同，它们除含有主药外，还含有赋形剂、稀释剂和其他附加剂（包括稳定剂、抗氧剂、防腐剂和着色剂等），这些附加成分的存在，常常会影响主药的检验，致使药物制剂检验复杂化。其基本程序与原料药相同，但某些检验的项目和要求与原料药有所不同，主要内容如图5-3所示。

1. 性状   药物制剂的性状项下描述了制剂的剂型、外观形状、色泽。有时亦对其内部状态加以描述，如包衣片剂的片芯颜色等。

2. 鉴别   药物制剂中附加成分的存在可能对某些药物的鉴别反应造成干扰。尤其当主成分含量较低时，附加成分的干扰尤为突出。在原料药鉴别中最常采用的也是最为有效的鉴别方法——红外光谱法，将受到严重干扰；另外某些化学鉴别反应，如显色反应、沉淀反应、气体反应以及离子反应也将难以判断是否为阳性反应。所以，药物制剂的鉴别项通常采用的是具有较强专属性或选择性的分析方法，如紫外-可见分光光度法和色谱分析法。

3. 检查   药物制剂是用符合国家标准中各项规定要求的原料药和辅料，按照一定的生产工艺制备而成的。因此，在药物制剂的检查项下对所用原料药所做过的各项一般杂质的检查项目，如氯化物、重金属和砷盐等，不再重复检查。通常仅对某些不够稳定的原料药在其制剂生产过程中可能发生降解或其他反应而产生的分解产物（特殊杂质）进行检查。如阿司匹林原料药检查游离水杨酸，由于其易水解，在片剂的生产过程中可能发生水解反应使水杨酸杂质增加，所以在片剂中仍需检查水杨酸，但限量适当放宽。

除杂质检查外，药物制剂需做某些常规性检查，这些检查项目涉及药品均一性、有效性和安全性方面。如片剂（或胶囊）检查片重（装量）差异、崩解时限，注射剂检查装量、pH值、澄清度、无菌等；对于难溶性药物片剂（或胶囊）需检查溶出度（缓、控释及肠溶制剂检查释放度）；小剂量片剂（或胶囊）等检查含量均匀度。以保证用药的安全、有效和合理。

4. 含量测定   药物制剂在含量限度、含量测定的方法与要求、含量测定结果的表示与计算等方面均与原料药有所不同。

（1）含量限度   由于药物制剂中主成分与附加成分混合的均匀性和所采用的含量测定方法的误差限度，制剂中主成分的含量限度要求较原料药宽。如片剂的含量限度一般为标示量的95.0%~105.0%，剂量较小的片剂则更放宽至标示量的90.0%~110.0%。

（2）含量测定方法   由于制剂中存在大量的附加成分（尤其是小剂量制剂），含量测定用样品的取量受到一定限制，通常不宜采用滴定分析法；同时，由于附加成分常常对主成分测定造成干扰。因此，制剂的含量测定方法通常采用具有较高灵敏度和专属性的仪器分析法，如高效液相色谱法等。盐酸氯丙嗪侧链上的羟氨基具有碱性，2025年版《中国药典》采用非水滴定法测定原料药含量，而盐酸氯丙嗪片因考虑到硬脂酸镁的干扰，改用紫外-可见分光光度法进行测定。

此外，在复方制剂的含量测定中，不仅要考虑附加成分的影响，更应考虑各有效成分间的相互干扰，其首选含量测定方法应为具有较高灵敏度和专属性的色谱法，如高效液相色谱法。

（3）含量测定结果   制剂含量测定结果是以其单位制剂中主成分的实测含量相当于该制剂标注的含量的百分数表示，通常表示为"标示量"。其含量计算式如下式：

$$标示量 = \frac{实测含量（g/g 或 g/ml）\times 单位制剂重量或体积（g 或 ml）}{标示量（g）} \times 100\%$$

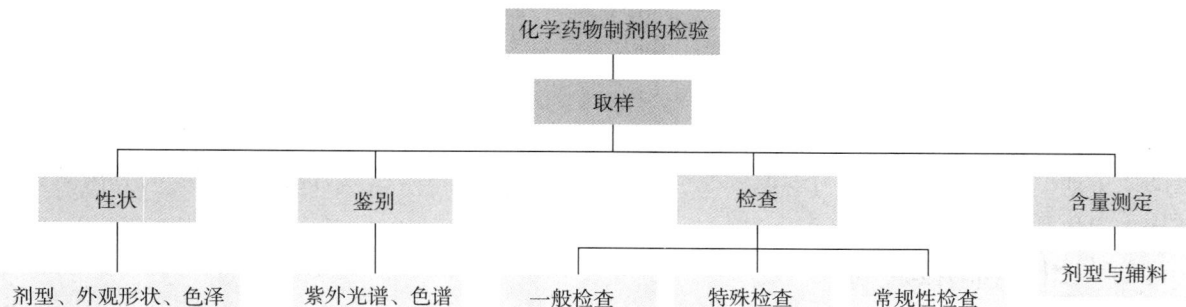

图 5-3　化学药物制剂检验的主要内容

（三）中药制剂的检验

中药制剂是用中药材为原料制成的药物制剂，其质量检验的程序与化学药物制剂基本相同（图 5-4）。然而，中药制剂的组成远较化学药物制剂复杂，除含有附加剂外，还含有众多的共存化学成分，而且有效成分的含量较低。因此，在测定前一般需将测定组分从制剂中提取出来，有的还需做进一步的纯化处理。

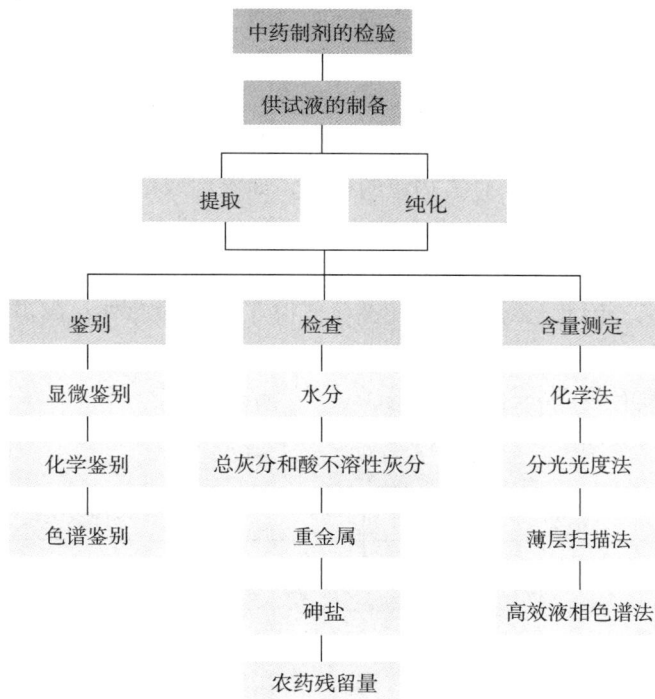

图 5-4　中药制剂检验的主要内容

1. 鉴别　中药制剂的鉴别是通过确认其中所含药味的存在与否来达到鉴别的目的。鉴别药味的选择应遵循处方的原则，首选君药与臣药；贵重药和剧毒药。鉴别的方法一般包括显微鉴别法、化学鉴别法和色谱法等。

由于中药制剂中化学成分的多样性，与疗效确切相关的化学成分不仅仅是其中的"特征成分"或单一的有效成分，而常常是多种成分协调作用的结果。为保证中药制剂内在质量的稳定、可控，也往往采用指纹图谱作为鉴别的方法。中药指纹图谱是指同时记录中药制剂中所含各类化学成分的图谱，是建立在中药化学成分系统研究的基础上，主要用于评价中药材以及中药制剂半成品质量的真实性、优良性和稳定性，具有整体性和模糊性的特点。

2. 检查　中药制剂的一般检查项目不同于化学原料药及其制剂。常规检查项目有水分、灰分、酸不溶性灰分、砷盐、重金属和农药残留量等。由中药材引入的一些有毒的组分，如附子理中丸中的乌头碱等也需要检查。

3. 含量测定　中药制剂含有众多的化学成分，其药效是多种化学成分协调作用的结果。在新中药制剂的质量标准中一般要求测定有效成分或特征成分的含量。HPLC 法具有高灵敏度和高分离效能，特别适用于中药制剂的含量测定。

（四）生化药物的检验

生化药物一般系指从动物、植物、微生物中提取的，亦可用生化 - 半合成或用现代生物技术制得的生命基本物质，如氨基酸、多肽、蛋白质、酶、辅酶、多糖、核苷酸和脂类等，以及它们的衍生物、降解物及大分子的结构修饰物等。

生化药物质量检验具有特殊性的分析方法如下。

1. 鉴别　鉴别通常需用标准品或对照品在同一条件下进行对照试验。常用的鉴别方法包括酶法、电泳法、生物法检查，以及聚合酶链式反应（PCR）法、DNA 测序技术等分子生物学检测技术。

2. 检查　由于生化药物的性质特殊、生产工艺复杂，易引入特殊杂质，要进行药物中残存杂质或其他成分检查。例如，胰蛋白酶是从动物胰脏中提取制得的一种蛋白水解酶，在制备过程中，易带入糜蛋白酶等杂质。可根据糜蛋白酶的特性，选用 N - 乙酰 - L - 酪氨酸乙酯为底物作糜蛋白酶的限度检查。

许多生化药物是从生物组织中提取或生物发酵法制得，药物中易残存一些异形蛋白质或致病性微生物，常可引起机体特殊生理或毒理反应，需进行热原、异常毒性、过敏试验、降压物质和无菌检查等安全性检查。此外，还应增加对更多潜在有害物质的检测，如农药残留、重金属、残留溶剂等。

3. 含量（效价）测定　对大分子的生化药物而言，即使组分相同，往往由于分子量不同而产生不同的生理活性。所以，生化药物常需进行分子量的测定；在制备多肽或蛋白质类药物时，有时因工艺条件的变化，导致蛋白质失活。因此，对这些生化药物，除了理化检验外，尚需用生物检定法进行检定，以证实其生物活性；生化药物多数可通过含量测定，以表明其主药的含量。但对酶类药物需进行效价测定或酶活力测定，以表明其有效成分含量的高低。

生化药物检验的主要内容如图 5 - 5 所示。

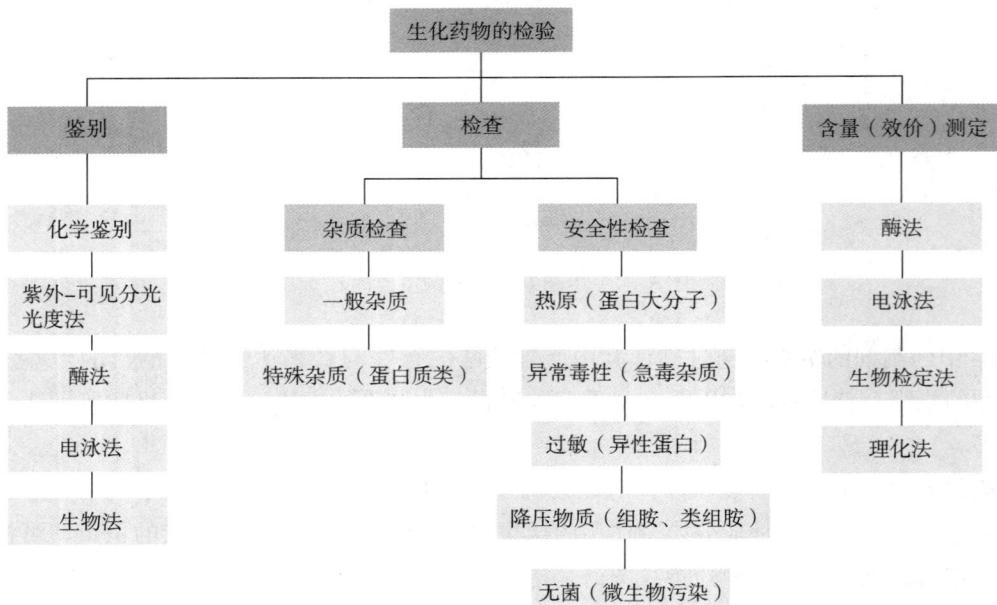

图 5 - 5　生化药物检验的主要内容

五、药品质量标准的制订

（一）药品质量标准制订的基础

根据《药品管理法》的规定，药品应当按照国家药品标准和经药品监督管理部门核准的生产工艺进行生产。生产、检验记录应当完整准确，不得编造。所以，新药质量标准的建立和新药的研制密切相关。通常，研究及制订新药质量标准的基础工作可以从以下几方面入手。

1. 文献资料的查阅及整理 如果研制的是结构全新的创新药物，可以查阅结构相似化合物的文献作为参考。如果研制的是仿制药物，应系统地查阅有关文献资料，一方面供研究及制定质量标准时参考；另一方面在向国家药品监督管理局药品审评中心（CDE）申请新药注册上报新药质量标准（草案）时也应该把有关的文献资料一起上报，这是新药审批的要求。

2. 有关研究资料的了解 在研究及制订新药质量标准时应对该药有关的研究资料，如化学结构、晶型、异构体、合成工艺、制剂工艺、制剂辅料、添加剂等进行了解，因为这些资料具有重要的参考价值及指导作用。

（二）药品质量标准制订的原则

1. 安全有效 药品的质量标准是用于控制药品的质量。所以，在制订药品质量标准时，首先应遵循的原则是：所制订的标准应能确保患者用药的安全和有效。

为了确保药品的安全性，在进行新药的研究时，除进行相关的药效学试验外，还需进行毒理学试验，以确认药品自身无严重毒副作用，保证用药的安全。另一方面，药品中存在的微量杂质也是引起其毒副作用的原因之一，因此在进行新药研究时，要对可能产生的杂质进行深入的研究，对那些毒副作用较大的杂质（如基因毒性杂质）要加以严格的控制。

药品的有效性依赖其主成分的含量，在研究和制订质量标准时，应建立准确、可靠的检测方法和技术以测定药物的含量。

2. 先进性 在制订药品质量标准的过程中，所采用的方法与技术，在我国国情允许的情况下，应尽可能采用较先进的方法与技术，如2025年版《中国药典》中新增聚合酶链式反应（PCR）法、DNA测序技术指导原则等，推进分子生物学检测技术在中药饮片、动物组织来源材料、生物制品起始材料、微生物污染溯源鉴定中的应用；新增X射线荧光光谱法、单抗制品特性分析方法、采用转基因检测技术应用于重组产品活性检测等。紧跟国际前沿，不断扩大成熟检测技术在药品质量控制中的推广和应用。

3. 针对性 在制订药品质量标准时，要合理确定检验的项目及其控制指标。不仅要根据药物的理化性质、生产工艺以及贮藏或使用过程中可能影响药品质量的因素，有针对性地规定检验的项目，还应结合药品的实际使用情况和潜在风险，合理设置检验项目和限度，确保药品全生命周期的质量可控。在确定各个检验项目的限度标准时，在确保药品质量的前提下，要充分考虑实际生产可能达到的实际水平。其次，在制订药品质量标准时还要充分考虑到药品临床使用的实际情况，合理规定检验的项目和限度。一般而言，对内服药品的质量要求严些，注射用药和麻醉用药更严，而外用药品要求可以稍宽。

4. 规范性 制订药品质量标准，尤其是新药的质量标准时，要严格按照国家药品监督管理局制订的基本原则、基本要求和一般的研究规则进行，同时应遵循2025年版《中国药典》的凡例、通则、指导原则等，确保标准的统一性和协调性。

综上所述，对药品质量标准的制订或修订，必须坚持质量第一，充分体现"安全有效、技术先进、经济合理、不断完善"的原则，使标准能起到提高药品质量、保证择优发展和促进对外贸易的作用。

（三）药品质量标准制订的主要内容

1. 名称 新药名称的制订，原则上应按世界卫生组织（WHO）编订的国家非专利药品名称（International Names for Pharmaceutical Substances，INN）命名，命名确定后，再译成中文正式命名。对于化学名称的命名要有依据，对天然药物中提取的有效部位的新药，可从该品的来源命名。

2. 性状　药品性状是药品质量的重要表征之一。《中国药典》主要在"性状"项下记载药品的外观、嗅味、溶解度以及物理常数等。

3. 鉴别　药物的鉴别试验通常是指用可靠的理化方法来证明已知药物的真伪，而不是对未知药物进行定性分析。

（1）常用鉴别方法　主要为化学法（产生颜色、生成沉淀和气体）、光谱法（紫外 – 可见分光光度法和红外光谱法）和色谱法（高效液相色谱法、气相色谱法和薄层色谱法）。

（2）常用鉴别方法的特点　化学法操作简便、快速、实验成本低，应用范围广，但专属性比仪器分析法差；紫外 – 可见分光光度法（UV）仪器价格较低廉，操作简单、快速、易于普及，灵敏度高，专属性较差；红外光谱法（IR）具有特征性强、操作简便、实验成本低等优点；色谱法具有高灵敏度、高专属性和高通量等优点，其中薄层色谱法（TLC）是色谱法中应用最广的一种鉴别方法，其次是高效液相色谱法（HPLC）。据统计，在《中国药典》二部鉴别项下采用的方法，应用最多的是化学法，其次是 UV、IR、TLC、HPLC。

（3）鉴别法选用的基本原则　①方法要有一定的专属性、灵敏度，且便于推广；②化学法与仪器法相结合，每种药品一般选用 2～4 种方法进行鉴别试验，相互取长补短；③尽可能采用药典中收载的方法。现举例如下。

2025 年版《中国药典》二部维生素 C 的鉴别：

（1）取本品 0.2g，加水 10ml 溶解后，分成两等份，在一份中加硝酸银试液 0.5ml，即生成银的黑色沉淀；在另一份中，加二氯靛酚钠试液 1～2 滴，试液的颜色即消失。

（2）本品的红外光吸收图谱应与对照的图谱（光谱集 450 图）一致。

4. 检查

（1）检查的内容　2025 年版《中国药典》凡例中规定："检查项下包括反映药用辅料理化性质、安全性和功能性相关指标等的检查；其中杂质检查，系指药用辅料在按既定工艺进行生产和正常贮藏过程中可能含有或产生并需要控制的杂质"。

药品的安全性，如注射剂的不溶性微粒、可见异物、细菌内毒素（热原）、无菌、过敏试验、升压或降压物质检查等内容；药品的有效性，如原料药的结晶细度，片剂的溶出度、释放度等内容；药品的均一性，主要是指制剂的重（装）量差异、含量均匀度等内容；药品的纯度要求主要是指对各类杂质的检查。

纯度检查的项目包括一般杂质和特殊杂质。其中，一般杂质是指自然界中广泛存在的、并在大多数药物的生产过程中易于引入的杂质。如氯化物、硫酸盐、铁盐、重金属、砷盐、水分、炽灼残渣、残留溶剂等。特殊杂质则是指在某一药物的生产过程和贮藏期间，由于其生产工艺和理化性质而引入的该药物所特有的杂质。包括未反应完全的原料、合成中间体、副产物、异构体、多晶型及分解产物等，如阿司匹林（乙酰水杨酸）中的游离水杨酸。有关物质属于特殊杂质类，按照我国新药注册的要求：在新药的研究中，要尽可能搞清楚有关物质的化学结构，必要时要做其药理、毒理试验。

（2）杂质检查方法的基本要求　杂质的检查，应首选色谱法，可根据杂质的性质选用专属、灵敏的薄层色谱法、高效液相色谱法和气相色谱法等。此外，还可采用电感耦合等离子体质谱法等先进方法，以提高检测的灵敏度和准确性。

应对杂质检查方法的基本原理、专属性、灵敏度、试验条件的最佳化等进行研究。对于色谱法，还要研究其分离效率。例如，用成品加中间体的混合物，或将成品用强酸、强碱、光照、加热进行处理，然后在拟定的色谱条件下进行样品的分离，以考察色谱法的有效性。

（3）确定杂质检查及其限量的基本原则

1）针对性　对一般杂质、特殊杂质或有关物质的检查，针对剂型、生产工艺及贮藏过程确定待检查杂质的数量及其限度。对毒性较大的杂质如砷、氰化物等亦应严格控制。

2）合理性　在新药质量标准的研究阶段，检查的项目应尽可能全面考察，但在制订该药质量标准时应合理确定其检查的项目。如对于砷，在研究阶段，肯定要进行检查，但实际上许多药的检查项下并没有砷的检查。根本原因是该药不含砷或含量极低（如小于百万分之一），因此砷的检查项不列入质量标准更为合理。

对杂质限度的确定应从安全、有效的角度出发，根据新药注册的要求、生产工艺水平，参考有关文献及各国药典，综合考虑确定一个比较合理的杂质限度。

5. 含量测定　通常是指对药品中有效成分含量的检测和确定。药品的含量是评价药品质量、保证药品疗效的重要手段。含量测定必须在鉴别无误、杂质检查合格的基础上进行。

（1）含量测定常用方法及其特点　常用的含量测定方法包括化学分析法和仪器分析法。化学分析法包括滴定分析法和重量分析法；仪器分析法包括光谱法、色谱法和色谱－质谱联用法等。各法的特点如下。

1）滴定分析法　常用的滴定分析法有非水滴定法、酸碱滴定法、银量法、碘量法、亚硝酸钠法、络合滴定法、定氮法等。尽管这类方法的专属性不高，但由于其准确度高、精密度好、仪器设备简单、试验成本低及操作简便、快速等优点，故仍广泛用于原料药的含量测定。

2）重量分析法　重量分析法是经典的分析方法。本法的优点是准确度高、精密度好。但缺点是操作较繁、需时较长、样品用量较多，目前使用较少。

3）紫外－可见分光光度法　本法具有准确度较高、精密度较好、操作简便、快速等优点，专属性较差。主要用于单方制剂的含量测定以及含量均匀度与溶出度的检查。

4）荧光分析法　本法远不如紫外－可见分光光度法应用广泛，但由于本法的专属性比 UV 法高，故有些药品（如利血平片）的含量测定仍选用。

5）高效液相色谱法　所用色谱柱应首选十八烷基硅烷键合硅胶（ODS）、硅胶、氨基硅胶柱等填料，检测器首选紫外检测器，定量方法采用对照法。本法具有很高的分离能力、准确度、精密度及灵敏度，广泛用于药物制剂及多组分的含量测定，尤其是复方制剂和中药制剂的含量测定等。

6）气相色谱法　所用色谱柱应为填充柱，首选通用的固定液如甲基硅氧烷（即 SE－30、OV－1、OV－101）、5% 苯基甲基硅氧烷（即 SE－54）、聚乙二醇 20000（即 PEG 20M）；检测器首选氢焰离子化检测器（FID）；定量方法采用对照法，但因进样量不易准确控制，故尽可能选用内标法。由于许多样品难以气化，故 GC 法远没有 HPLC 法应用广泛。

7）色谱－质谱联用法　包括气相色谱－质谱法，液相色谱－质谱法，解决了传统色谱法灵敏度和选择性差的问题。

8）薄层色谱法　在含量测定方面因其分离能力、准确度、精密度、灵敏度均比 HPLC 法低，故目前应用较少。

9）电感耦合等离子体质谱法　具有灵敏度高，适用于各类药品从痕量到微量的元素分析，尤其是痕量重金属元素的测定，目前已经广泛应用于元素杂质分析和包材相容性研究中。

（2）选择含量测定方法的基本原则

1）原料药（西药）的含量测定应首选滴定分析法。

2）制剂的含量测定应首选色谱法，在色谱法中采用率最高的是 HPLC 法。

3）对于酶类药品应首选酶分析法，抗生素类药品应首选 HPLC 法或抗生素微生物检定法。

4）对于新药质量标准的研究，其含量测定应选用原理不同的两种方法进行对照性测定。

（3）含量限度的确定　含量限度的制订一般可依据下列三种情况来综合考虑。

1）根据不同的剂型　例如维生素 B_1，原料药的含量不得少于 99.0%；片剂的含量应为标示量的 90.0%～110.0%；注射液的含量应为标示量的 93.0%～107.0%。不同品种的相同剂型的药物，其含量限度也是不同的。

2）根据生产的实际水平　由植物中提取得到的原料药，因原料中含有多种成分，药品的纯度要由提取分离水平而定，故含量限度也应根据生产的实际水平而定。如硫酸长春新碱因开始生产时不易提纯，故原料药规定含量不得低于 92%，2000 年版《中国药典》已根据实际生产水平，改为 95.0%～105.0%；其注射剂订为标示量的 90.0%～110.0%。而盐酸罂粟碱因从原料中提取的方法已经成熟和稳定，故含量标准订为不得少于 99.0%，片剂订为标示量的 93.0%～107.0%，其注射液订为标示量的 95.0%～105.0%。

3）根据主药含量的多少　以片剂为例，药典中收载的片剂其主药含量最小的为 5μg（炔雌醇片），最大的为 0.5g（阿司匹林片），两者相差达 10 万倍。经统计，《中国药典》中收载的约 200 种单一成分的片剂，主药含量较大的，多数含量限度定为标示量的 95.0%～105.0%；主药含量居中（含 1～30mg）的片剂，一般订为标示量的 93.0%～107.0%；含主药量小的片剂（含 5～750μg）含量限度订为标示量的 90.0%～110.0%，或者 80.0%～120.0%。这明显反映了主药含量的多少对片剂含量限度的制订起着重要的作用。

总之，药品的含量限度本着既能保证药品质量，又能实现大生产的原则而合理确定。标准太高，生产上难以达到；标准太低，药品质量无法保证。

6. 药品稳定性研究

（1）药品稳定性试验的目的与分类　药品稳定性试验的目的是考察药品的贮藏条件，为药品生产、包装、贮藏、运输条件提供科学依据，同时建立药品的有效期。稳定性试验包括影响因素试验、加速试验和长期试验。

（2）药品稳定性试验的方法

1）影响因素试验　影响因素试验包括高温、高湿和光照试验。原料药应摊成≤5mm 厚的薄层，疏松原料药摊成≤10mm 厚的薄层，制剂应除去包装平摊在平面皿中。

①高温试验：即将供试品开口置适宜的洁净容器中，于 60℃ 温度下放置 10 天，于第 5 天和第 10 天取样，按稳定性重点考察项目进行检测。若供试品含量低于规定限度则在 40℃ 条件下同法进行试验。若 60℃ 无明显变化，不再进行 40℃ 试验。

②高湿度试验：即将供试品开口置恒湿密闭容器中，在 25℃ 分别于相对湿度 90%±5% 条件下放置 10 天，于第 5 天和第 10 天取样，按稳定性重点考察项目要求检测，同时准确称量试验前后供试品的重量，以考察供试品的吸湿潮解性能。若吸湿增重 5% 以上，则在相对湿度 75%±5% 条件下，同法进行试验；若吸湿增重 5% 以下，且其他考察项目符合要求，则不再进行此项试验。恒湿条件可以选择不同饱和盐溶液（表 5-1）。

表 5-1　恒湿溶液成分表

相对湿度/%	试剂	适用温度/℃
92.5	KNO$_3$	25
75±1	NaCl	15.5～60

③强光照射试验：即将供试品开口放在装有日光灯的光照箱或其他适宜的光照装置内，于照度为

4500lx±500lx 的条件下放置 10 天，于第 5 天和第 10 天取样，按稳定性重点考察项目进行检测，特别要注意供试品的外观变化；

2）加速试验 药品按市售包装，在温度 40℃±2℃、相对湿度 75%±5% 的条件下放置 6 个月。在试验期间第 1 个月、2 个月、3 个月、6 个月末分别取样一次，按稳定性重点考察项目检测。在上述条件下，如 6 个月内供试品经检测不符合制订的质量标准，则应在中间条件下即在温度 30℃±2℃，相对湿度 60%±5% 的情况下进行加速试验，时间仍为 6 个月。

3）长期试验 药品按市售包装，在温度 25℃±2℃、相对湿度 60%±10% 的条件下放置 12 个月，或在温度 30℃±2℃、相对湿度 65%±5% 的条件下放置 12 个月。每 3 个月取样一次，分别于 0 个月、3 个月、6 个月、9 个月、12 个月取样，按稳定性重点考察项目进行检测。12 个月以后，仍需继续考察，分别于 18 个月、24 个月、36 个月，取样进行检测。将结果与 0 个月比较，以确定药物的有效期。

（四）药品质量标准制订工作的长期性

新药一旦被批准进行临床研究时，要求制订临床研究用质量标准；目的是保证临床用药的安全性和有效性。临床研究通过后要制订生产用的暂行质量标准，目的是保证临床研究试验药品及上市药品质量的稳定与一致，从而保证药品的安全和有效。在新药取得批准生产文号后，其质量标准将伴随产品"终身"。只要有药品生产、销售、使用，就要有质量标准监测和保证。

一个药品的质量标准，随着科学技术和生产水平的不断发展与提高，也将相应地提高。本着继承、发展与创新相结合的原则，药品质量标准的不断完善，以提高药品质量、维护公众健康为宗旨，加快提高产品标准，建立准确、精密、专属和完善的检测方法，确保药品的安全、有效和质量可控。如果原有的质量标准不足以控制药品质量时，可以修订某项指标、补充新的内容、增删某些项目，甚至可以改进一些检验技术。所以，一个药品的质量标准仅在某一历史阶段有效，而不是固定不变。总之，药品质量标准的制订是一项长期的不断完善的研究工作，它在新药的研制和对老药的再评价中均具有相当重要的意义。

答案解析

思考题

某药品生产企业生产的一种降压药即将上市，需进行全面质量检验。

1. 药品检验工作的基本程序是什么？针对该降压药（片剂），可能会重点检验哪些项目？

2. 针对该降压药（片剂）的含量测定，可否采用滴定分析法？通常可采用什么方法？

3. 在检验过程中，需遵循相应药品质量标准，我国现行药品质量标准体系由哪些部分构成？该降压药应遵循的主要标准是什么？

（赵龙山 赵 旻）

书网融合……

微课　　　　　　习题　　　　　　本章小结

第六章 药剂学

PPT

学习目标

    1. 通过本章学习，掌握药剂学的基本概念、药物剂型的重要性及其分类方法、药物递送系统的概念及分类方法、药剂学的任务；熟悉药剂学的分支学科和药物制剂的制备工艺；了解药剂学的发展历史。

    2. 具备初步分析和解决制剂生产和研发中实际问题的能力。

    3. 树立科学的世界观、人生观、价值观，能深刻理解药学工作者的责任，热爱祖国，愿为祖国医药卫生事业和人类健康奋斗终身。

第一节　药剂学的基本概念

药剂学（pharmaceutics）是药物制剂专业与药学专业的一门主要专业学科。

无论哪一种药物，都不能直接应用于患者，它们在临床应用之前，都必须制成适合于医疗预防、治疗应用，并具有与一定给药途径相对应的形式，此种形式称之为药物剂型（pharmaceutical dosage forms），简称剂型。剂型是药物临床使用的最终形式，是所有制剂形式的集合名词，如片剂、注射剂、胶囊剂、粉针剂、软膏剂、栓剂等。药物制剂（pharmaceutical preparation），简称制剂，是指剂型确定以后的具体药物品种，如注射用头孢他啶、硝苯地平片、阿莫西林胶囊、重组人胰岛素注射液等。在制剂中除了具有活性成分的药物外，还包括其他成分，这些成分统称为辅料（excipients）。如片剂中用到的填充剂、黏合剂、崩解剂、润滑剂等，液体制剂中用到的溶媒、增溶剂、助悬剂、乳化剂、pH 调节剂、等渗调节剂、矫味剂、防腐剂等。

药品（medicinal products）是指用于预防、治疗、诊断人的疾病，有目的地调节人的生理功能并规定有适应证或者功能主治、用法和用量的物质，包括中药、化学药和生物制品等。

药剂学（pharmaceutics）是研究药物制剂的基本理论、处方设计、制备工艺、质量控制和合理应用的综合性技术科学。这一概念的内涵实际上可以分成如下三个层次：第一，药剂学所研究的对象是药物制剂；第二，药剂学的研究内容是关于药物制剂的基本理论、处方设计、制备工艺、质量控制和合理应用等；第三，药剂学是一门综合性技术科学。

药剂学是关于如何将活性药物成分递送到靶部位以产生所需药理作用的学科。

在明确了药物、剂型、制剂、辅料等概念后，可以看出药剂学主要具有以下两方面的性质。

（一）具有工艺学的性质

工艺就是加工制造，制剂工艺就是将药物加工制成适合于临床需要且可以应用于患者的工艺过程。药剂学是以药物剂型和药物制剂为研究对象，以用药者获得最佳疗效为目的，研究一切与药物原料加工成制剂成品有关的科学。

（二）具有密切联系临床医疗实践的性质

各种形式的制剂最终都要应用于临床医疗实践，以满足临床预防、治疗和诊断疾病的需要。任何一种制剂从研制开始就必须与临床密切结合，而制剂的研制后期又必须经过临床验证。对疾病是否有疗效，具有什么毒副作用，这都是临床试验阶段要解决的问题。经临床证明有效后，要实现工业化生产，生产出来的制剂又要应用于临床。制剂经临床实践得到的信息要反馈到生产实践中，促进厂家不断改进和提高制剂的质量。药剂学在不断与临床医疗实践相结合的过程中，有力地推动着自身的发展。

由于药剂学既具有原料药物加工科学的属性又必须保证生产出来的药物制剂具有良好的理化性质和生理药理活性，以保证临床医疗质量，因此它的基础学科不像药物化学、天然药物化学那样主要局限于化学学科，还与物理化学、高分子材料学、机械原理、高等数学、计算机数学以及生理学、解剖学、病理学、药理学、生物化学、临床药物治疗学等生命学科密切相关。

第二节 药物剂型的重要性与分类

一、药物剂型的重要性

如前所述，药物剂型是为适应预防或治疗的需要而制备的不同给药形式，显然，药物剂型与给药途径、临床治疗效果有着十分密切的关系。

（一）给药途径与药物剂型

纵观人体，我们可以找到很多给药途径，如口腔、舌下、颊部、胃肠道、直肠、子宫、阴道、尿道、耳道、鼻腔、咽喉、支气管、肺部、皮内、皮下、肌肉、静脉、动脉、皮肤、眼等。药物剂型必须根据这些给药途径的生理特点来制备，例如，眼黏膜给药途径以液体、半固体剂型最为方便，注射给药途径需以液体剂型才能实现。有些剂型可多种途径给药，如溶液剂可用于口服、皮肤、鼻腔、直肠等多种途径给药。总之，药物剂型必须与给药途径相适应。

（二）药物剂型与药效

良好的药物剂型可以发挥出良好的药效，这可以从以下几个方面明显看出。

1. 剂型可改变药物的作用性质 例如，硫酸镁口服剂型用作泻下药，但5%注射液静脉滴注，能抑制大脑中枢神经，有镇静、抗惊厥作用；又如依沙吖啶（ethacridine，即利凡诺）1%注射液用于中期引产，但0.1%~0.2%溶液局部涂敷有杀菌作用。

2. 剂型能改变药物的作用速度 例如，注射剂、吸入气雾剂等，发挥药效很快，常用于急救；丸剂、缓控释制剂、植入剂等属长效制剂，作用速度缓慢但持久。医生可按疾病治疗的需要可选用不同作用速度的剂型。

3. 改变剂型可降低（或消除）药物的不良反应 氨茶碱治疗哮喘病效果很好，但可引起心跳加快，若改成栓剂则可消除这种不良反应。缓释与控释制剂能保持血药浓度平稳，从而在一定程度上可降低药物的不良反应。

4. 剂型可产生靶向作用 微粒分散系的静脉注射剂，如微乳、脂质体、微球、微囊等进入血液循环系统后，在体内能被网状内皮系统的巨噬细胞所吞噬，使药物在肝、脾等器官浓集性分布，即发挥出药物剂型的肝、脾靶向作用。

5. 剂型可影响疗效 异丙肾上腺素的首过效应强，口服生物利用度低，设计成注射剂、气雾剂或舌下片后可以提高生物利用度。

6. 剂型可以提高药物稳定性 固体剂型通常比液体剂型的稳定性好，注射用粉针剂的稳定性优于注射用水针剂，包衣片剂的稳定性优于普通片剂。

7. 剂型可以改善患者的用药依从性 儿童、老年人及吞咽困难的患者难以吞服普通的口服片剂，改成咀嚼片或口腔速溶膜剂，可以提高患者的依从性。

二、药物剂型的分类

从物质形态、分散体系或给药途径等方面，可以将各种剂型进行分类。

（一）按物质形态分类

将药物剂型按物质形态分类可分为液体、固体、半固体和气体剂型。

1. 液体剂型 常使用溶解或分散的方法将药物溶解或分散在一定的溶媒中制成。如芳香水剂、溶液剂、注射剂、合剂、洗剂、搽剂等。

2. 固体剂型 通常将药物和一定的辅料经过粉碎、过筛、混合、成型而制成，一般需要特殊的设备。如散剂、丸剂、片剂、栓剂、膜剂等。

3. 半固体剂型 将药物和一定的基质经熔化或研匀混合制成。如软膏剂、糊剂、凝胶剂等。

4. 气体剂型 利用抛射剂或压缩气体使药物雾化或直接利用吸入空气将药物粉末雾化的制剂，一般需要特殊设备。如气雾剂、喷雾剂等。

剂型形态的不同，通常可引起药物发挥作用的速度的差异。如口服给药时，液体剂型发挥作用的速度较固体剂型的快；半固体剂型以外用为多；而气体剂型以局部用药较多，且通常需要特殊器械。这种按物质形态分类的方法对制备、贮存和运输具有一定的指导意义。

（二）按分散系统分类

药物剂型按照物理化学的分散系统将剂型分为真溶液型、胶体溶液型、乳剂型、混悬型、气体分散型及固体分散型等。

1. 真溶液型 药物以分子或离子状态分散在一定的分散介质中，形成均匀分散体系。如芳香水剂、溶液剂、糖浆剂、甘油剂、酒剂、醋剂和注射剂等。

2. 胶体溶液型 药物以高分子分散在一定的分散介质中形成的均匀分散体系，也称为高分子溶液。如胶浆剂、火棉胶剂和涂膜剂等。

3. 乳剂型 油类药物或药物的油溶液以液滴状态分散在分散介质中形成的非均匀分散体系。如口服乳剂、静脉注射脂肪乳剂等。

4. 混悬型 固体药物以微粒状态分散在分散介质中形成的非均匀分散体系。如合剂、洗剂、混悬剂等。

5. 气体分散型 液体或固体药物以微滴或微粒状态分散在气体分散介质中形成的分散体系。如气雾剂、粉雾剂等。

6. 固体分散型 药物分散在固体介质中。如散剂、颗粒剂、丸剂、片剂等。

这种按分散系统分类的方法，有利于应用物理化学原理来阐明各类制剂的特征，尚不能反映用药部位与用法对剂型的要求。同一种剂型由于分散介质和制备方法的不同，可以涉及多种分散体系，如注射剂可有真溶液型、混悬型、乳剂型和固体分散型等。

（三）按给药途径分类

药物剂型按照给药途径分类，通常可分成两大类，即经胃肠道给药剂型和非经胃肠道给药剂型。

1. 经胃肠道给药剂型 药物制剂经口服给药，经胃肠道吸收发挥作用。如口服溶液剂、乳剂、混悬剂、散剂、颗粒剂、胶囊剂、片剂等。

2. 非经胃肠道给药剂型 指除口服给药以外的其他途径的给药剂型。如注射给药、呼吸道给药、皮肤给药、黏膜给药和腔道给药等。

（1）注射给药 使用注射器直接将药物溶液、混悬液或乳剂等注射到不同部位的给药剂型。如静脉注射、肌内注射、皮下注射、皮内注射、穴位注射、脊椎腔内注射等，以液体剂型为多。

（2）呼吸道给药 利用抛射剂或压缩气体使药物雾化吸入或直接利用吸入空气将药物粉末雾化吸入肺部的给药剂型。如气雾剂、喷雾剂和粉雾剂等。

（3）皮肤给药 给药后在局部起作用或经皮吸收发挥全身作用。如外用溶液、洗剂、搽剂、软膏剂、糊剂、贴剂等。

（4）黏膜给药 在眼部、鼻腔、舌下等部位的给药，药物在局部作用或经黏膜吸收发挥全身作用。如滴眼剂、滴鼻剂、眼膏剂、含漱剂、舌下片剂等。

（5）腔道给药 用于直肠、阴道、尿道、鼻腔、耳道等部位的给药剂型，腔道给药可起局部作用或经吸收发挥全身作用。

这种按给药途径分类的方法是与临床应用紧密结合的一种分类方法，能反映给药途径和方法对剂型制备的某些特殊要求。而同一种制剂，如溶液剂，可以在不同给药途径中出现，因而其质量要求也明显不同。

第三节 药物递送系统

一、药物递送系统的概念

药物通常是通过与作用部位特定受体发生相互作用产生生物学效应，从而达到治疗疾病的目的。因此，只有当药物以一定的速度和浓度被递送到靶部位，从而使疗效最大而副作用最小的治疗才被认为是有效的。然而，在药物递送和靶向分布过程中常存在许多天然屏障，使得原本有应用前景的药物无效或失效。药物剂型可以提高药物服用的便捷性以及改善药物的递送。但大多数传统剂型包括注射剂、口服制剂以及局部外用制剂均无法满足以下所有要求：将药物有效地输送到靶部位；避免药物的非特异性分布（可产生副作用）及提前代谢或排泄，以及所服用药物符合剂量要求。因此，改变给药途径或应用新型递送系统就成为提高药效的有效手段。

新型药物递送系统旨在通过提高药物生物利用度和治疗指数，降低副作用以及提高患者依从性来克服传统剂型的不足。随着科学技术的进步，特别是分子药理学、分子细胞生物学、分子药物动力学、药物分子传递学及系统工程学等科学的发展、渗入以及纳米技术等新技术的不断涌现，药物剂型和制剂研究已进入药物递送系统新时代。

药物递送系统（drug delivery system，DDS）是指将必要量的药物，在必要的时间内递送到必要的部位的技术，其目的是将原料药的作用发挥到极致，副作用降低到最小。

二、药物递送系统的分类

药物递送系统是现代科学技术进步的结晶，在临床治疗中发挥重要作用，主要分为以下五类。

（一）缓控释递送系统

1. 口服缓控释递送系统 口服缓控释制剂大体可分为择速、择位、择时控制释药3大类。随着高分子材料和纳米技术的发展，脂质体、微乳（自微乳）、纳米粒、胶束等相继被开发为口服给药形式，不仅可以达缓慢释放药物的目的，而且还能保护药物不被胃肠道酶降解，促进药物胃肠道吸收，提高药物的生物利用度。

2. 注射缓控释递送系统 缓控释注射剂可分为液态注射系统和微粒注射系统（微囊、脂质体、微球、毫微粒、胶束等），后者相对前者疗效持续时间更长，可显著减少用药次数，提高患者的顺应性。鉴于常规注射存在给药时剧烈疼痛，且可能会诱发感染或造成交叉感染等缺陷，无针注射给药系统已引起广泛关注，该技术利用高压（机械动力、高压气体）将药物液滴（药物溶液、纳米混悬液等）或粉末（微球、微囊等）瞬时加速，喷射递送至皮内、皮下膜，甚至肌肉内从而发挥药物疗效，具有无痛、无交叉感染、便捷、微量、高效、安全等特点，被认为是最有前景的新型递送系统之一。

3. 在体成型递送系统 在体成型递送系统（in-situ forming drug delivery system，ISFDDS）系将药物和聚合物溶于适宜溶剂中，局部注射进入体内或植入临床所需的给药部位，利用聚合物在生理条件下凝固、凝胶化、沉淀或交联形成固体或半固体药物贮库，而达到缓慢释放药物的效果。ISFDDS 具有可用于特殊部位病变的局部用药、延长给药周期、降低给药剂量和不良反应、工艺简单稳定等特点，且避免了植入剂的外科手术，大大提高患者的顺应性，从而成为国内外近年来的热点研究领域。

（二）经皮药物递送系统

随着现代医药科技的发展，经皮给药系统成为新一代药物制剂的研究热点，但大多数药物难以透过皮肤达到有效治疗作用。近年来科研人员相继开发出多种新技术如药剂学手段（脂质体、微乳、传递体等）、化学手段（促进剂、前体药物、离子对等）、物理手段（离子导入、电致孔、超声、激光、加热、微针等）以及生理手段（经络穴位给药）来促进药物的吸收。目前经皮给药研究较多的是实心微针经皮药物递送系统，在研的药物有胰岛素、低聚核苷酸、人生长激素、DNA 及蛋白疫苗等。

（三）靶向药物递送系统

1. 脂质体 随着载体材料的改进和修饰，相继出现了多种类型的脂质体靶向制剂，如长循环脂质体、免疫脂质体、磁性脂质体、pH 和热敏感脂质体等。前体脂质体可在一定程度上克服传统脂质体聚集、融合及药物渗漏等稳定性问题，且制备工艺简单，易于大生产。近年来，前体脂质体被广泛用于紫杉醇、多西他赛、环孢素、孕酮、克霉唑、鲑降钙素等药物的开发。

2. 载药脂肪乳 脂肪乳油相和卵磷脂组分对人体无毒，安全性好，是部分难溶性药物的有效载体。载药量较脂质体高，具有缓控释和靶向特征，粒径小，稳定性好，质量可控，易于工业化大生产。这些优势使该类制剂技术的应用前景十分广阔。

3. 聚合物胶束 随着聚合物胶束研究的不断深入，具有特殊性质的聚合物胶束，如 pH 敏感（肿瘤 pH、核内质溶酶体 pH）、温度敏感、超声敏感等聚合物胶束或以配体、单抗、小肽（介导跨膜）表面修饰的聚合物胶束屡见报道。聚合物胶束具有诸多优越性，已用于许多难溶性药物的增溶。国外已有产品上市并有多个产品进入临床研究阶段。

4. 靶向前体药物 利用组织的特异酶（如肿瘤细胞含较高浓度的磷酸酯酶和酰胺酶、结肠含葡聚糖酶和葡萄糖醛酸糖苷酶、肾脏的 γ-氨酸转肽酶等）制备前体药物是目前研究靶向前体药物的重要思路之一。另外，将药物与单抗、配基、PEG、小肽交联达到主动靶向（甚至细胞核内靶向）以及抗体定向酶-前体药物、基因定向酶-前体药物已成为目前靶向给药系统新的研究思路。

（四）智能型药物递送系统

智能型药物递送系统系依据病理变化信息，实现药物在体内的择时、择位释放，发挥治疗药物的最大疗效，最大限度地降低药物对正常组织的伤害，代表了现代剂型重要发展方向之一。目前研究较多的是脉冲式释药技术，该技术系利用外界变化因素，如磁场、光、温度、电场及特定的化学物质的变化来调节药物的释放，也可利用体内外环境因素（如 pH、酶、细菌等）来控制药物的释放，如葡萄糖敏感的葡聚糖-豆球蛋白 A 聚合物可控制胰岛素的释放。

（五）生物大分子药物递送系统

随着脂质体、微球、纳米粒等制剂新技术迅速发展并逐渐完善，国内外学者将其广泛应用于多肽、蛋白质类药物给药系统的研究，以达到给药途径多样化，包括注射（长效）、无针注射、口服、透皮（微针技术）、鼻腔、肺部、眼部、埋植给药等。

目前基因治疗在治疗多种人类重大疾病（如遗传病、肿瘤等）方面显示出良好的应用前景，基因的介导方式可分为细胞介导、病毒介导、非病毒介导三大类。非病毒性载体一般不会造成基因的永久性表达，无抗原性，体内应用安全，组成明确，易大量制备，且化学结构多样，使设计和研制新的更理想的靶向性载体系统成为可能，也是将现代药剂的控释与靶向技术引入基因治疗领域的切入点，因而成为当前研究的热点。

知识拓展

生物技术药物

第一个通过基因工程得到的生物技术重组药物是人胰岛素（insulin），于 1982 年在美国被批准上市；此后，不断有新的生物技术药物，如治疗肿瘤的干扰素、用于预防和治疗肝炎的基因工程乙肝疫苗、用于治疗肾性贫血的重组人红细胞生成素等被成功研发，并应用于临床。近年来，我国在生物技术新药物的研发上也呈现了迅猛发展的势头，研发了众多具有自主知识产权的生物技术药物新制剂，如注射用重组人 p53 腺病毒、注射用重组葡激酶、重组人新型肿瘤坏死因子等。生物技术药物制剂已广泛用于治疗癌症、艾滋病、冠心病、多发性硬化症、贫血、发育不良、糖尿病心力衰竭、退行性关节炎、移植物抗宿主病、克罗恩病、赫尔勒综合征和一些罕见的遗传疾病，并发挥着越来越重要的作用。很多过去被认为是不治之症的疾病正在被这些新型的药物制剂攻克。

第四节　药剂学的发展与任务

一、药剂学的发展

我国中医药剂型的发展历史悠久，商代（公元前 1766 年）已经有汤剂使用的记载，是应用最早的中药剂型之一。夏商周时期的医书《五十二病方》《甲乙经》《山海经》中记载有汤剂、丸剂、散剂、膏剂及药酒等剂型。东汉张仲景（公元 142—219 年）的《伤寒论》和《金匮要略》中记载有栓剂、洗剂、软膏剂、糖浆剂等 10 余种剂型，并记载了用动物胶、炼制的蜂蜜和淀粉糊为黏合剂制成的丸剂。公元 659 年唐代李勣、苏敬等 22 人奉命编纂的《新修本草》，全书 54 卷，收载药物 844 种，是世界最早的一部法定药典。后来编制的《太平惠民和剂局方》是我国最早的官方颁布的成方制剂规范，收录了处方 788 种，比英国最早的药典早 500 多年。

国外药物制剂最早起源于古埃及与古巴比伦王国遗留下来的《埃伯斯纸草书》（约公元前 1552 年），其记载有散剂、硬膏剂、丸剂、软膏剂等剂型，并有一些药物的处方和制备方法。欧洲药剂学起始于公元 1 世纪前后，药剂学鼻祖的格林（Galen，公元 131—201 年）的著作中记述了散剂、丸剂、浸膏剂、溶液剂、酒剂、酊剂等，人们称之为"格林制剂"，其中多种剂型至今还在一些国家中应用。

现代药剂学是在格林制剂等基础之上发展起来的，其中几个重要的里程碑包括 1843 年 Willam Brockedon 制备的模印片；1847 年 Murdock 发明的硬胶囊剂；1876 年 Remington 等发明的压片机，开始了机械压片的历史；1886 年 Limousin 发明的安瓿，使注射剂得到了迅速发展。

19 世纪由于西方科学和工业技术的蓬勃发展，制药机械的发明，使药剂生产的机械化、自动化得到了迅猛发展。随着科学技术与基础学科的发展，以剂型及其制备为中心的药剂学也形成了一个独立学科。20 世纪 50 年代，物理化学的一些理论应用于药剂学，建立了剂型的形成与制备理论，进一步促进了药剂学的发展。20 世纪 60 年代至 80 年代，生物药剂学和药物动力学的迅速发展，为现代新剂型的发展和质量控制奠定了重要的理论基础。20 世纪 90 年代以来，药物剂型与制剂研究取得了令人瞩目的发展，与多学科理论、先进技术和多种功能化辅料的结合，使药物制剂研究、开发和生产已经从经验模式走上了科学化、现代化的道路。

现代药物制剂技术如微粉化技术、缓控释技术、脂质体技术、纳米技术、分子包合技术、固体分散技术、微囊化技术、微乳化技术、单克隆抗体技术、基因重组技术、药物载体修饰技术等日渐成熟，药物剂型与制剂的研究开发已进入了药物递送系统时代。

药物剂型的发展按时代划分可分为四代：第一代为传统普通剂型，如片剂、胶囊剂、注射剂等；第二代为缓控释剂型、肠溶制剂等，如缓释胶囊、植入剂等；第三代为靶向给药系统，如脂质体制剂、纳米粒、微粒给药体系；第四代为自调式给药系统，可基于体内反馈情报智能调节药物释放。第二代至第四代也称之为药物递送系统。与普通制剂相比，药物传递系统可使药物疗效提高、毒副作用降低、作用时间延长，是目前药剂学研究开发的方向。

二、药剂学的任务

药剂学的宗旨是制备安全（safety）、有效（efficacy）、稳定（stability）、使用方便（usefulness）的药物制剂。药剂学的主要任务可以归纳如下。

（一）药剂学基本理论的研究

系指药物制剂的配制理论，如药物的溶解度与溶液的形成理论，表面活性剂的性质，微粒分散系理论及其在非均相液体制剂中的应用，药物的稳定性理论；物料的粉体性质对固体制剂的制备与质量的影响；流变学性质对乳剂、混悬剂、软膏剂质量的影响，药物与辅料的相互作用对药物释放的影响，药物生物药剂学特性等，为各种制剂的处方设计、制备方法、质量控制、合理应用打下坚实的基础。

（二）基本药物剂型的研究

剂型是患者应用并获得有效剂量的药物实体。将原料药制成剂型之后才能应用于患者，因此药剂学的核心是剂型。药剂工作者必须首先掌握各种剂型的外貌特征、制备方法、质量控制、应用特点等诸方面的知识，临床疾病的治疗离不开上述基本剂型。

（三）新技术与新剂型的研发

新剂型的开发离不开新技术的应用。药效学研究表明，除了药物本身的药理作用外，制剂手段也可以达到高效低毒的临床效果。近几年来蓬勃发展的包衣技术、微囊化技术、固体分散技术、包合技术、脂质体技术、纳米技术等，为新剂型开发和制剂质量的提高奠定了坚实的技术基础。如缓释控释制剂和靶向制剂能降低全身的毒副作用，提高疗效等。近年来开发上市的长时间缓释微球注射剂，注射一次后在一个月或三个月内缓慢释放药物，不仅克服了每天注射的皮肉之苦，而且血药浓度平稳，满足了长效、低毒等要求，同时获得了极大的经济效益。

（四）新型药用辅料的研发

辅料是剂型的基础，新剂型和新技术的研究离不开新辅料的研究与开发。乙基纤维素、丙烯酸树脂系列等高分子辅料的出现发展了缓释控释制剂；体内可降解的聚乳酸聚乙醇酸共聚物开创了 1～3 个月长时间缓释注射微球新剂型。可见辅料的发展对药剂整体水平的提高具有重要意义。

（五）中药新剂型的研发

中药制剂从传统剂型（丸、丹、膏、散等）迈进现代剂型的行列，对提高药效和患者依从性具有重要的意义。已上市了注射剂、颗粒剂、片剂、胶囊剂、滴丸剂、栓剂、软膏剂、气雾剂等20多种中药新剂型。同时也存在不少问题，如成分复杂，有效成分不明，稳定性差，体内代谢不明等，仍然是我国药剂工作者面临的长期而艰巨的任务。

（六）生物技术药物制剂的研发

21世纪生物技术的发展为新药的研发开创了一条崭新的道路。生物技术药物包括基因、核糖核酸、酶、蛋白质、多肽等，普遍具有活性强、剂量小，对各种疑难病症有独特的治疗作用等优点，如预防乙肝的基因重组疫苗、治疗严重贫血症的红细胞生长素等特效药都是现代生物技术药物的新产品。但生物技术药物存在着分子量大、稳定性差、体内吸收差、生物半衰期短等问题，严重影响其临床应用。寻找和发现适合于这类药物的长效、安全、稳定、使用方便的新剂型是摆在药剂工作者面前的艰巨任务。

（七）制剂机械和设备的研发

为了确保药品质量和用药安全性，制剂生产应向封闭、高效、多功能、连续化、自动化和机械化方向发展。自国际卫生组织提倡《药品生产质量管理规范》以来，为制剂机械和设备的发展提供了前所未有的机遇。在固体制剂生产中，流化床制粒机的发明使固体物料混合、制粒、干燥，甚至包衣在一个机器内完成，因此被人们称作一步制粒机，与传统的摇摆式制粒机相比大大缩短了工艺过程，可减少物料与人的接触。

第五节　药剂学的分支学科

药剂学是以多门学科的理论为基础的综合性技术科学，在其不断发展过程中，各学科互相影响、互相渗透，形成了许多药剂学的分支学科。

一、物理药剂学

物理药剂学（physical pharmacy）是运用物理化学原理、方法和手段，研究药剂学中有关处方设计、制备工艺、剂型特点、质量控制等内容的边缘科学。由于药物制剂的加工过程主要是物理过程或物理化学过程，所以从20世纪50年代开始，物理药剂学逐渐发展起来，它的出现和发展使药剂学由简单的剂型制备迈向了科学化和理论化。近年来，物理学的理论和方法在药剂学的应用日渐增多，这对物理药剂学的发展起到了进一步的促进作用。

二、工业药剂学

工业药剂学（industrial pharmacy）是研究药物制剂工业生产的基本理论、工艺技术、生产设备和质量管理的科学，也是药剂学重要的分支学科。其基本任务是研究和设计如何将药物制成适宜的剂型，并能批量生产出品质优良、安全有效的制剂，以满足医疗与预防的需要。

三、生物药剂学

生物药剂学（biopharmaceutics）是研究药物在体内的吸收、分布、代谢与排泄的机制及过程，阐明药物因素、剂型因素和生理因素与药效之间关系的边缘科学。它从20世纪60年代起迅速发展，着重于药物的体内过程，在药物的处方（剂型）设计、制剂工艺以及最大限度地提高生物利用度等方面进行了大量的基础性研究，例如，固体制剂尤其是片剂的溶出速率问题、生物利用度问题等，为各种药物制剂的有效性和安全性提供了科学保证，它与下述的药物动力学具有密不可分的联系。

四、药物动力学

药物动力学（pharmacokinetics）是采用数学的方法，研究药物的吸收、分布、代谢与排泄的经时过程及其与药效之间关系的科学。它在 20 世纪 70 年代发展为一门独立的学科，已成为药剂学的重要基础学科和边缘学科，对指导制剂设计、剂型改革、安全合理用药等提供了量化的控制指标。

五、药用高分子材料学

药用高分子材料学（pharmaceutical polymer material science）是研究药用高分子材料的结构、物理化学性质、性能及用途的理论和应用的专业基础学科。高分子材料在药物剂型中的应用非常广泛，制剂处方中的很多辅料（辅助成型等的材料）都属于高分子材料，在某种意义上讲，没有辅料就没有剂型，没有新的高分子辅料也没有新剂型。因此，掌握、了解高分子材料的基本理论具有重要的意义。

六、临床药学

临床药学（clinical pharmacy）是以患者为对象，研究合理、有效与安全用药的科学。它与药剂学相交叉，又是一门与临床紧密关联的相对独立的药学新学科。它的主要内容包括：临床用制剂和处方的研究；药物制剂的临床研究和评价；药物制剂生物利用度研究；药物剂量的临床监控；药物配伍变化及相互作用研究等。临床药学的出现使药剂工作者直接参与对患者的药物治疗活动，符合医药结合的时代要求，可以较大幅度的提高临床治疗水平。

第六节　药物制剂的制备工艺

药物制剂是根据剂型的不同、给药途径的差异、临床用药的要求和药物本身的性质等各种因素进行处方设计和工艺优化进行制备的。本节将主要介绍片剂、注射剂两种基本剂型和目前药剂学研究前沿的新剂型，部分以实例介绍药物制剂的制备。

一、片剂

片剂（tablets）系指一种或一种以上的药物，必要时添加一定的辅料经压制成的扁平或其他各种形状的固体剂型。尽管片剂是临床应用最广泛的剂型之一，但片剂的制备过程比较复杂，通常需要根据药物性质、临床用药的要求和设备条件等来选择辅料和不同的制备方法。常用的制备方法有湿法制粒压片、干法制粒压片、粉末直接压片。其中应用较广泛的是湿法制粒压片。

（一）片剂研制的一般过程 e 微课 1

片剂试制研究的基本任务是确定一个良好的处方和合理的生产工艺，以制成安全、有效和稳定的新产品。片剂的研制通常包括两个主要过程，即处方和工艺的设计前研究，以及拟定处方、确定生产工艺。

1. 处方和工艺的设计前研究　根据需要，通过文献调研或适当的预实验了解和掌握药物与辅料的有关性质。

（1）调查研究

1）标准规格方面 可查阅国内外药典、部颁标准、地方标准等。

2）生产工艺方面 可参考生产单位的处方和资料，国内法定处方集及国内外有关资料报道。

（2）药物（或辅料）的理化性质 掌握药物（或辅料）的理化性质，对于制备一种稳定的片剂是非常重要的。我国新药审批办法中对此有一系列规定，并可借鉴国外较系统的处方设计前工作经验。

1）药物的理化稳定性 可根据药物的结构预测该成分是否易发生水解、氧化或其他降解反应，并需考察影响稳定性的因素，必要时需进行稳定性试验。

2）溶解度 难溶性药物的吸收往往受溶出度的限制，所以固体制剂中药物的溶解度对其疗效有很大影响。

3）药物的晶型 晶型不同时，流动性和压缩成形性不同。许多药物都具有同质多晶体，同一药物的晶型不同，其熔点、溶解度等也不同。制剂中一般选择其溶解度大的亚稳定型，以改善药物的溶出度。除测定晶型外应考虑各种晶型的稳定条件。

4）润湿性 药物粒子表面易被胃肠液润湿，对其溶出有利。原料的润湿性可用接触角来衡量，必要时需测定药物或整个片剂的润湿性。

5）吸湿性 吸湿性较强的药物或辅料压片时易产生粘冲，压成片剂后，可在空气中吸潮而影响药物及制剂的质量。

6）熔点 药物的熔点与片剂的硬度、崩解度和干燥温度等有关。有些复方制剂中各成分混合后，还可形成低共熔物，使片剂硬度增大，有时可使崩解时间延长。

7）原料粉末或颗粒的其他性质 粒子的大小与分布、形态与堆密度、流动性、压缩成型性、混合性等对片剂的制备工艺和产品质量均有重要影响。

8）药物与辅料的相互作用 辅料应为惰性物质，不应与药物发生反应。

（3）药物的药理特性 ①药物的药理作用及治疗范围，用药途径及用法，药物在体内的吸收、分布、代谢和排泄规律。②药物的不良反应。③药物在胃肠液中的稳定性。④药物的剂量。

2. 拟定处方、确定生产工艺

（1）根据主药的各项性质，结合医疗要求及各类片剂的特点，初步拟定片剂的种类和规格。

（2）结合生产设备条件选择适当的辅料和制备方法，可同时设计几个处方，采取适宜的工艺过程，少量试制素片。

（3）对素片进行一系列检查，如外观、稳定性、生物利用度、含量及安全性等试验。

（4）将各种处方的成品质量进行分析比较，选出较好的处方和工艺（或在此基础上进一步试制），选用合适的包装材料，进行加速试验并留样观察。

（5）在小试的基础上，进行放大试验，鉴定质量，提供生产依据，并按照新药审批办法的有关规定准备资料，申请生产。

（二）片剂举例

1. 理化性质稳定、易成型药物的片剂 药物的理化性质稳定、亲水性好、粉末比重适当、受压易成型药物，如磺胺类药物，只要加常用量的淀粉作崩解剂和常用浓度的淀粉浆作黏合剂制成颗粒后，加常用量的润滑剂混匀后压片即可。

实例 6 – 1　复方磺胺嘧啶片（双嘧啶片）

处方：

成分	含量
磺胺嘧啶	40g
甲氧苄啶	50g
淀粉	25g
淀粉浆	8%～10%
硬脂酸镁	适量
	共制 1000 片

处方分析：磺胺嘧啶和甲氧苄啶为主药，后者为磺胺药物甲氧苄啶；淀粉为崩解剂；淀粉浆为黏合剂；硬脂酸镁为润滑剂。

制法：取处方量的磺胺嘧啶、甲氧苄啶与适量淀粉混匀，用 8%～10% 淀粉浆适量作黏合剂，制软材，过 12～14 目筛制粒，70～80℃干燥，过 12 目筛，整粒，加剩余淀粉与硬脂酸镁混匀后压片。

2. 理化性质不稳定药物的片剂　药物的理化性质不稳定，应注意辅料和工艺的选择。如乙酰水杨酸，受潮时易水解成水杨酸和乙酸。在复方乙酰水杨酸片的制备中采用分开制粒压片的方法进行，可避免乙酰水杨酸在湿法制粒干燥时水解。

实例 6 – 2　复方乙酰水杨酸片

处方：

成分	含量
乙酰水杨酸	268g
对乙酰氨基酚	136g
咖啡因	33.4g
淀粉	266g
淀粉浆（17%）	适量
滑石粉	15g
轻质液状石蜡	0.25g
	共制 1000 片

处方分析：乙酰水杨酸、对乙酰氨基酚和咖啡因为主药；淀粉为填充剂和崩解剂；淀粉浆为黏合剂；滑石粉和轻质液状石蜡为润滑剂。

制法：将处方量的对乙酰氨基酚和咖啡因分别磨成细粉，与约 1/3 的淀粉混匀，加适量淀粉浆混匀后制软材，过 14 目或 16 目筛制粒，70℃干燥，干颗粒过 12 目筛整粒。再将此颗粒与处方量的乙酰水杨酸混合，加 100～105℃预干燥的剩余淀粉与吸附有轻质液状石蜡的滑石粉混匀。过 12 目筛，压片。

3. 小剂量药物的片剂　系指每片标示量小于 25mg 或每片主药含量小于 25% 的片剂。由于主药含量小，片剂内含有大量的填充剂，制备时应特别注意含量均匀度的问题，为此需采用等量递加稀释法混合均匀后，制粒压片；或采用溶剂分散，但需注意其他成分的孔隙率及干燥过程中可溶性成分迁移等因素造成的药物分布不均匀等问题。

实例 6 – 3 核黄素片

处方：

成分	含量
核黄素	5g
淀粉	26g
糊精	42g
乙醇（50%）	适量
硬脂酸镁	0.7g
	共制 1000 片

处方分析：核黄素为主药；淀粉为填充剂和崩解剂；糊精为填充剂和黏合剂；乙醇为润湿剂；硬脂酸镁为润滑剂。

制法：取处方量的核黄素与淀粉按等量递加法过筛混合均匀，再与糊精混合均匀，加乙醇（50%）适量制软材。过 16 目筛制粒，在 55℃ 以下干燥，干颗粒过 16 目筛整粒，加入硬脂酸镁混匀，压片。

4. 具引湿性药物的片剂 除中药浸膏片外，有些合成药物也具有较强的引湿性。如硫酸新霉素、制霉菌素、红霉素等大多数抗生素及某些无机盐。具引湿性药物制成的颗粒在压片前必须注意保持干燥，同时保持在低湿度下压片，可避免黏稠等问题。这类片剂宜包以透水性差的薄膜衣。

实例 6 – 4 红霉素片

处方：

成分	含量
红霉素	1 亿单位
淀粉	52.5g
淀粉浆（10%）	适量
硬脂酸镁	3.6g
干淀粉（外加）	5.0g
	共制 1000 片

处方分析：红霉素为主药；淀粉为填充剂和崩解剂；淀粉浆为黏合剂；干淀粉（外加）为崩解剂；硬脂酸镁为润滑剂。

制法：将处方量红霉素与淀粉混合均匀，加淀粉浆适量制软材，过 12 目筛制粒，80～90℃ 通风干燥，干颗粒加入硬脂酸镁和干淀粉，整粒，混匀，压片，包肠溶衣（因红霉素在胃酸中易破坏，故需包肠溶衣）。

二、注射剂 🅴 微课 2

注射剂（injections）是指将药物制成的供注入体内的灭菌溶液、乳状液和混悬液，以及临用前配成溶液和混悬液的无菌粉末。注射剂有剂量准确、药效迅速、适用面广和可产生局部定位作用等优点，尽管存在着使用不便、注射疼痛、制备过程复杂和设备要求高等缺点，但注射剂一直是临床应用最广泛的剂型之一。大多数药物可制备成溶液型注射剂，如为延长水溶性药物的疗效或难溶性药物，则可以制备成混悬型注射剂，而稳定性差的药物则常制成注射用无菌粉末。

通常在小量试制后，需要进行中试，新产品必须按照新药审批程序，取得足够的实验资料，报送药品监管部门审查批准，才能正式投入生产且必须保证在贮藏和使用过程中的质量。

在注射剂处方设计时一般要考虑的问题如下。

1. 药物理化性质的测定　为了制备一种稳定有效的注射剂，通常必须测定药物的如下性质：化学含量或生物效价、溶解度与溶解速度、分配系数、水分、pH - 速度图、稳定性等。同时应了解药物的分子结构、分子量、颜色、嗅味。必要时需测定药物颗粒的大小、形状、晶型、熔点、热分析图、吸收光谱和吸湿性等。

2. 药物的溶解性　对于许多水中溶解度小的药物，临床应用要求制成溶液型注射剂时，必须解决溶解性问题。常用于解决溶解性的方法是：在符合应用要求的范围内，调节 pH 值以增加某些弱酸或弱碱性药物的溶解度；制备成药物的可溶性盐；改变溶媒和增溶或助溶等。

3. 药物的化学稳定性和生物学稳定性　对溶液型注射剂应进行化学稳定性和生物学稳定性研究。

（1）化学稳定性　考察主药是否稳定和可能的主要降解途径，研究各种处方因素（pH 值、溶剂和缓冲剂等）和外界因素（温度、光线、氧等）对主药的影响，设计合理的处方和制备工艺。

（2）生物学稳定性　采用有效的灭菌法。在以下三种情况下一般需加入抑菌剂：①多剂量容器的注射剂；②滤过灭菌或无菌操作法制备的注射剂；③低温灭菌的注射剂。

4. 注射剂的安全性和渗透压的调节

（1）注射剂的安全性　主要是指注射剂本身的毒性、溶血性、局部刺激性和疼痛性。毒性和溶血性在试制时由急性毒性试验和亚急性毒性试验验证，局部刺激性和疼痛性可通过调节 pH、减少渗透压等方法降低。

（2）注射剂的渗透压调节　对静脉注射剂、脊椎腔内注射剂及皮内注射剂必须考虑调节渗透压，通常可用冰点降低数据法和氯化钠等渗当量法调节。

（3）注射剂的无痛化　在不能兼顾合适的 pH 和渗透压，药物本身存在刺激性时，肌内或皮下注射剂可加入一定的止痛剂。常用苯甲醇、利多卡因或 0.5% 三氯叔丁醇。

实例 6 - 5　维生素 C 注射液

处方：

成分	含量
维生素 C	104g
碳酸氢钠	49g
亚硫酸氢钠	2g
依地酸二钠	0.05g
注射用水	加至 1000ml

制法：在配制容器中，加处方量 80% 的注射用水，通二氧化碳饱和，加维生素 C 溶解后，分次缓缓加入碳酸氢钠，搅拌使完全溶解，加入预先配制好的依地酸二钠溶液和亚硫酸氢钠溶液，搅拌均匀，调节药液 pH 6.0～6.2，添加二氧化碳饱和的注射用水至足量。用垂熔玻璃漏斗与膜滤器过滤，溶液中通二氧化碳，并在二氧化碳或氮气流下灌封，最后通 100℃ 流通蒸汽 15 分钟灭菌。

注解：①维生素 C 分子中有烯二醇式结构，显强酸性。注射时刺激性大，产生疼痛，故加入碳酸氢钠，使部分维生素 C 中和成钠盐，以避免疼痛，同时碳酸氢钠起调节 pH 的作用，可增强本品的稳定性。②维生素 C 易氧化水解而失效，原辅料的质量，特别是维生素 C 原料和碳酸氢钠，是影响制剂质量的关键。③影响本品稳定性的因素还有空气中的氧、溶液的 pH 和金属离子，特别是铜离子。因此生产上采取充填惰性气体、调节药液 pH、加抗氧剂及金属络合剂等措施。但实验表明抗氧剂只能改善本品色泽，对稳定制剂的含量没有作用，亚硫酸盐和半胱氨酸对改善本品色泽作用较显著。④本品稳定性与温度有关。实验证明，用100℃流通蒸汽30分钟灭菌，含量减少3%，而100℃流通蒸汽灭菌15分钟含量只减少2%，故以100℃流通蒸汽15分钟灭菌为宜。但目前认为100℃流通蒸汽15分钟或30分钟均难以杀灭芽孢，不能保证灭菌效果，因此操作过程应尽量在无菌条件下进行，或先进行除菌过滤，以防污染。

三、延释制剂

缓释制剂（sustained – release preparations）系指在规定的释放介质中，按要求缓慢地非恒速释放药物，与相应的普通制剂比较，给药频率比普通制剂减少一半或者有所减少，且能显著增加患者依从性的制剂。

控释制剂（controlled – release preparations）系指在规定的释放介质中，按要求缓慢地恒速释放药物，与相应的普通制剂比较，给药频率比普通制剂减少一半或者有所减少，血药浓度比缓释制剂更加平稳，且能显著增加患者依从性的制剂。

迟释制剂（delayed – release preparations）系指在给药后不立即释放药物，但经过一个时滞后释放药物的制剂。

缓释、控释、迟释制剂可以统称为延释制剂（extended – release preparations），延释制剂包括缓释片剂或丸剂、渗透泵控释片剂、结肠定位释放片剂、胃漂浮片、脉冲制剂等。

1. 缓释片剂 系指用药后在较长时间内持续释放药物以达到长效作用的片剂。缓释制剂具有以下优点：①对半衰期短或需要频繁给药的药物，可以减少服药次数；②使血药浓度平稳，减少峰谷现象，降低药物的毒副作用；③减少用药的总量，以最小剂量达到最大药效。但缓释制剂对药物具有一定的要求，通常剂量很大（1g）、半衰期短（<1小时）、半衰期很长（>24小时）或在小肠下端不能有效吸收的药物不宜制成口服缓释制剂。

缓释片剂是常用的口服缓释制剂，可通过骨架材料或包衣膜控制药物释放。常用缓释颗粒以压片、素片膜控包衣及其他技术达到缓释目的。

实例6 – 6 硝酸甘油缓释片

处方：

成分	含量
硝酸甘油	2.6g
硬脂酸	60.0g
聚维酮（PVP）	31.0g
微粉硅胶	5.4g
滑石粉	24.9g
10%乙醇溶液	29.5ml
十六醇	66.0g
微晶纤维素	58.8g
乳糖	49.8g
硬脂酸镁	1.5g
	共制1000片

制法：将PVP溶于硝酸甘油乙醇溶液中，加微粉硅胶混匀，加硬脂酸与十六醇，于水浴加热至60℃使溶解。将微晶纤维素、乳糖和滑石粉的均匀混合物加入上述熔化系统中。搅拌1小时后，将混合

物摊于盘中，25℃放置20分钟，待成团块时，用16目筛制粒。30℃干燥得干颗粒，整粒，加入硬脂酸镁，混匀后压片。本片12小时可释放76%的药物，开始1小时释放23%，以后呈匀速释放。

2. 口服结肠定位给药系统（oral colon – specific drug delivery system，OCDDS） 系利用结肠部位的特点进行设计：①结肠部位特殊菌落产生的酶可使苷类、酯类和肽类酶解，使结合药物释放；②利用结肠部位生理特点，pH 达 7.6~7.8 或更高，而胃液空腹时 pH 1.5~2，饱腹时 pH 2~6，十二指肠 pH 6~6.5，小肠 pH 7.2~7.4，不同的 pH 环境可作为片剂设计的依据；③口服药物经过消化道，从胃排空约 3 小时，经十二指肠、小肠到达结肠，约为 12 小时，可通过延缓释放达到结肠靶向；④利用结肠部位压力的增加，将药物填充于包肠溶衣的乙基纤维素胶囊中，当胶囊经胃部进入到十二指肠后，肠溶衣被溶解，而一定厚度的脆性乙基纤维素囊在结肠部位的压力下破碎而释出内容物。口服结肠定位释放系统是治疗结肠部位局部病变的有效手段，同时也为上消化道（胃和十二指肠）易降解的多肽类和蛋白质类药物的口服给药提供了可能。

3. 胃漂浮片剂（gastric floating tablets） 是一种能在胃液中滞留的片剂。一般可在胃内滞留达 5~6 小时，通常由药物和一种或多种亲水凝胶及其他辅料制成，是一种不崩解的亲水骨架片。为提高滞留能力，加入疏水性而相对密度小的酯类、脂肪醇类、脂肪酸类或蜡类，如单硬脂酸甘油酯、硬脂酸和蜂蜡等，从而使制剂漂浮在胃液中，达到胃内滞留作用。其制备工艺与一般压片类似，应考虑以下不同之处：①所选择的辅料尽量适合于粉末直接压片或干法制粒压片；②压片时的压力大小对片剂成型后的滞留时间影响大。应具有合适的硬度，又需使片剂内部保持适当的空隙，使成型后的片剂密度小于1；③片剂表面的亲水性高分子颗粒间留有一定的孔隙有利于水化。

实例 6 – 7　呋喃唑酮胃漂浮片

处方：

成分	含量
呋喃唑酮	100g
羟丙甲基纤维素（HPMC）	43g
十二烷基硫酸钠	适量
十六烷醇	70g
丙烯酸树脂	40g
硬脂酸镁	适量
	共制 1000 片

制法：处方量药物和辅料充分混合，用 2% HPMC 水溶液混匀制软材，过 18 目筛制粒，湿颗粒于 40℃干燥，整粒，加硬脂酸镁混匀后压片。

四、经皮给药系统

经皮给药系统（transdermal drug delivery system，TDDS）即经皮吸收制剂，系指经皮肤敷贴方式用药，制剂中药物由皮肤吸收进入全身血液循环，并达到有效血药浓度，而实现疾病治疗和预防的一类制剂。TDDS 具有以下优点：①可避免口服给药可能发生的肝脏首过效应及胃肠道对药物的代谢和灭活作用，提高治疗效果；②可维持恒定的血药浓度或生理效应，减少毒副作用；③延长作用时间，减少用药次数，改善患者用药的顺应性；④患者可自主用药，减少个体间差异和个体内差异。TDDS 作为一种全身用药的新剂型，也具有一定的缺陷，如起效时间一般在几小时后，每日给药量通常不能大于 5mg，对皮肤具有过敏性和刺激性的药物不能使用该剂型，此外，制备工艺和条件较复杂。

实例 6 - 8 东莨菪碱经皮吸收制剂

处方：

成分	药库（份）	粘胶层（份）
聚异丁烯 MML – 100	29.2	31.8
聚异丁烯 LM – MS	36.5	39.8
矿物油	58.4	63.6
东莨菪碱	15.4	4.6
三氯甲烷	适量	适量

制法：取处方比例不同分子量的聚异丁烯和东莨菪碱分别用三氯甲烷溶解，混合，加入矿物油调节黏度和稠度，将药库成分按含量 $2mg/cm^2$ 涂布在铝塑薄膜上（65μm），低温干燥，回收溶剂后形成 50μm 的药库层；取预先制备的聚丙烯控释膜（厚度 25μm）与之复合；另取粘胶成分涂布在 200μm 厚的防粘纸上，干燥去除溶剂后得约 50μm 厚的粘胶层，将粘胶层与控释膜面复合，切割成 $1cm^2$ 圆片即得。

五、靶向给药系统

靶向给药系统（targeting drug delivery system，TDDS）即靶向制剂，系指利用载体将药物通过局部给药或全身血液循环而选择性地浓聚定位于靶组织、靶器官、靶细胞或细胞内结构的给药系统。靶向制剂可提高药效、降低毒副作用，提高药品的安全性、有效性、可靠性和患者的顺应性。靶向制剂可解决药物其他制剂给药的一些问题，如药剂学稳定性差或溶解度小；吸收差或对酶和 pH 生物不稳定；药物体内半衰期短和分布面广而缺乏特异性；临床上的治疗指数（中毒剂量和治疗剂量之比）低和解剖屏障或细胞屏障。靶向制剂通常分为被动靶向制剂、主动靶向制剂和物理化学靶向制剂三种。

1. 被动靶向制剂 即自然靶向制剂。被动靶向制剂的颗粒大小和表面性质起着重要作用。如一般 $2.5 \sim 10\mu m$ 的颗粒被巨噬细胞吞噬而在巨噬细胞内浓集；小于 7μm 时一般在肝和脾的巨噬细胞中浓集；200~400nm 的颗粒聚集于肝中迅速清除，小于 10nm 时，缓慢积集于骨髓；而大于 7μm 时通常被肺的微小毛细管机械滤过截留。同时，颗粒的表面电荷和其他性质也影响其分布。药物的脂质体、乳剂、微球、纳米囊和纳米球属于被动靶向制剂。

2. 主动靶向制剂 系利用特异性载体或修饰的药物载体将药物定向运送到特异性部位或靶区浓聚而发挥药效，通常其粒径小于 4μm。载体的特异性和修饰的有效性将决定这类制剂的体内特性。主要有：①修饰的药物载体，如修饰的脂质体、微乳、微球、纳米粒等；②前体药物，如抗癌药前体药物、脑部靶向前体药物、结肠靶向前体药物和其他前体药物；③特异性载体将药物经特异性受体途径加入特异性部位的细胞内，如低密度脂蛋白作为抗癌药物载体。

3. 物理化学靶向制剂 应用某些物理化学方法使制剂在特定部位发挥作用。主要有：①将磁性材料与药物制成微粒经体外磁场到达特定部位；②使用温度敏感材料为载体，在热疗机的作用下，使携带药物在特定部位释放；③利用 pH 敏感材料为载体，使携带药物在 pH 产生改变时释药；④栓塞制剂，如肝癌治疗用含药物的栓塞制剂，在局部用药（肝动脉）栓塞阻断肝癌组织血液供应（正常肝组织利用静脉血）的同时直接向肝癌组织靶向释药，具有栓塞和治疗双重作用，属于物理化学靶向。

思考题

答案解析

1. 简述药物剂型的重要性。
2. 简述药物递送系统的分类。
3. 简述药剂学的任务。
4. 简述药剂学的分支学科。

（杨星钢）

书网融合……

| 微课 1 | 微课 2 | 习题 | 本章小结 |

第七章　生物技术、生物工程与生物制药

学习目标

1. 通过本章学习，掌握现代生物技术制药的发展历程、主要技术体系以及主要生物技术药物应用的概况；熟悉基因组学和生物信息学的基本内涵；了解国内外生物技术、生物工程与生物制药领域的重要成就和进展。

2. 初步具备对生物技术、生物工程和生物制药等相关领域问题进行分析及解决的能力。

3. 养成对生物技术、生物工程和生物制药等相关领域知识的学习兴趣，具备爱岗敬业、勤于思考、严谨求实、勇于创新的科学态度和实践品格。

第一节　生物技术的发展与现状

一、生物学发展史简介

生命是如何起源的？为什么"有其父必有其子"？动、植物个体是怎样由一个受精卵发育而来？有史以来，人们对这些与生命科学有关的问题一直没有科学的解释。直到 1859 年，英国的生物学家 Charles Darwin 发表了《物种起源》一书，确立了进化论的概念，才使得生物学科有了一个飞跃性发展，使人们由直观认识进入到实验阶段。

常言道"种瓜得瓜，种豆得豆"，这种简练而又朴素的语言真切地反映了生物界物种代代相传的普遍规律。人们早就发现生物（包括植物和动物，乃至人类）的性状可从上一代传至下一代，这就是遗传现象，也就是为什么儿女的肤色、相貌、高矮等总是与父母相像的原因。从 1857 年到 1864 年的八年时间，Mendel 选择了七种差异明显的简单性状，对豌豆的生长进行了仔细观察，得出了遗传的分离规律和自由组合规律。

1910 年，美国著名遗传学家 Thomas Hunt Morgan 和他的助手 C. B. Bridges、H. J. Muller 以及 A. H. Sturtevant 将这种遗传基因与染色体的结构关系进行了研究。Morgan 和他助手们的杰出工作，第一次将代表某一特定性状的基因同某一特定的染色体联系了起来，创立了遗传的染色体理论。随后，遗传学家又应用当时发展的基因作图技术，构建了基因的连锁图，进一步揭示了在染色体载体上的基因是按线性顺序排列的，从而使得科学界普遍接受了 Mendel 的遗传原理。Morgan 特别指出：种质必须由某些独立的要素组成，把这些要素称为遗传因子，或者更简单地称为基因。

用实验证明基因的化学本质就是 DNA 分子的是美国著名的微生物学家 Oswald Avery。早在 1928 年，英国科学家 F. Griffith 就发现了肺炎链球菌的转化现象。Avery 与 Colin Macleod 及 Maclyn Mccarry 在此基础上继续对肺炎链球菌进行研究，并于 1944 年发表了研究报告。他们选用两种不同品系的肺炎链球菌：有荚膜的光滑型菌株（简称 S 型），具有较强的致病毒力；没有荚膜的粗糙型菌株（简称 R 型），致病

毒力较弱。Avery 与同事将 S 型肺炎链球菌的 DNA 加到 R 型肺炎链球菌的培养物中，能够使部分的 R 型转变为 S 型，表现出具有毒力的荚膜的特性，这种现象称之为"转化"。他们发现，如果加入各种蛋白水解酶，并不能改变这种"转化"现象。然而，用很少量提纯的 Dnase，即刻就可以消除这种转化，说明这种引起肺炎链球菌在遗传上发生改变的物质是 DNA。这一无可辩驳的事实证明，使细菌性状发生转化的因子是 DNA，而不是蛋白质。那么，DNA 到底是什么样的呢？

美国遗传学家 James D. Watson 和英国物理学家 Francis H. C. Crick 共同阐明了 DNA 双螺旋立体结构模型。早在 20 世纪 40 年代，W. T. Astbury 就用 X 射线衍射研究了 DNA 的结构。1950 年，化学家 Erwin Chargaff 用水解和纸色谱的方法对大量不同来源的 DNA 样品进行了分解和测定，得到了 4 种核酸碱基：胸腺嘧啶（T）、胞嘧啶（C）、腺嘌呤（A）和鸟嘌呤（G），并且发现了 DNA 组成的当量规律，即：A = T，G = C，A + G = T + C。1952 年，英国伦敦大学的 Maurice Wilkins 用高度定向的 DNA 纤维做出了极其出色的 X 射线衍射照片，并阐明了有关结构、螺旋性质、线性分子的直径、相邻碱基之间的距离等详细资料。Watson 和 Crick 早就设想过 DNA 结构的多种可能模型，当他们得到 Wilkins 高质量的 X 射线衍射照片时，并综合分析了这些研究结果，于 1953 年 4 月在英国 Nature 杂志上发表了具有里程碑意义的文章，首次提出了 DNA 右手双螺旋结构模型。他们详细地对 DNA 二级结构进行了定量描述，阐明了碱基配对具有特异性的原因及意义。这个制作精致的 DNA 模型，外形就像一个回旋式楼梯，一对对碱基犹如一级级台阶，然而在这一序列中却储存着各种遗传信息。DNA 右手双螺旋结构模型的提出为合理地解释遗传物质各种功能，解释生物的遗传和变异，解释自然界丰富多彩的生命现象奠定了理论基础，促进了分子生物学的发展，具有划时代的意义。

1958 年，Matthew Meselson 和 Franklin Stahl 研究了经 ^{15}N 标记 3 个世代的大肠埃希菌 DNA，首次证明了 DNA 的半保留复制。20 世纪 50 年代末和 60 年代初，关于遗传密码的研究是分子遗传学的热点之一。经过许多人的共同努力，特别是 F. Crick 和 S. Brenner 的出色工作，到 1961 年底有关遗传密码的若干主要问题都得到了解决。用数学方法推算，如果采用每三个相邻碱基为一个氨基酸密码子，那么 4 种碱基组成的核苷酸就能编出 64 组密码子，可以满足 20 种氨基酸编码的需要。密码子之间并无标点符号，即密码子是紧密相连，且不重叠。同一年，M. W. Nirenberg 和 J. H. Matthaei 以及其他学者，采用合成已知核苷酸顺序的 mRNA 为模板，在体外进行翻译，然后将生成的多肽链顺序与 mRNA 顺序进行比较，就可以解出相应的密码子对应的氨基酸，成功破译出大部分密码子。随后，在 M. W. Nirenberg、S. Ochoa 和 H. G. Khorana 以及其他人的共同努力下，到 1966 年，所有 64 种密码子都被破译了。1947 年，J. Lederberg 和 E. L. Tatum 报道在大肠埃希菌中采用营养缺陷型作为选择性标记，发现了细菌的基因重组现象。这一发现使得大肠埃希菌及噬菌体成为分子遗传学研究的一个重要对象，对噬菌体和大肠埃希菌的生理学、遗传学和分子生物学开展研究，特别是对质粒认识，遗传密码破译及一系列限制性核酸内切酶等关键性的突破，使得生物学研究进入了一个崭新的时期，从而诞生了基因工程。

二、基因组学与生物信息学

（一）基因组学

基因组学（genomics）的概念最早于 1986 年由美国遗传学家 Thomas H. Roderick 提出，是对生物体所有基因进行集体表征、定量研究及不同基因组比较研究的一门交叉生物学学科。基因组学出现于 20 世纪 80 年代，20 世纪 90 年代随着几个物种基因组计划的启动，基因组学研究得到了长足发展。1980 年，噬菌体 φ – X174 完全测序，成为第一个测定的基因组；1995 年，嗜血流感菌测序完成，是第一个测定的自由生活物种。从那时起，基因组测序工作迅速得到展开。到 2001 年，人类基因组计划公布了人类基因组草图，为基因组学研究揭开了新的一页。

　　基因组学研究主要包括两方面的内容，即结构基因组学（structural genomics）和功能基因组学（functional genomics）或后基因组（postgenome）。人类对自身基因组认识的第一步就是对其基因组 DNA 进行测序。随着人类基因组 DNA 的测序完成，功能基因组学研究成为研究主流，它是从基因组信息与外界环境相互作用的高度阐明基因组的功能。功能基因组学的研究内容主要包括：人类基因组 DNA 序列变异性研究、基因组表达调控研究模式生物体的研究和生物信息学的研究以及比较基因组学。结构基因组学是继人类基因组之后又一个国际性科学热点，主要目的是试图在生物体的整体水平上通过检测方式（X 射线晶体衍射、核磁共振质谱）或计算方式（同源模建）研究生物体所有的蛋白质结构。

　　此外，药物基因组学研究现在也备受关注。它是综合药理学和遗传学，研究个体基因遗传因素如何影响机体对药物反应的交叉学科。药物基因组学主要研究基因结构多态性与不同药物反应之间关系，解释由于个体之间差异所表现出药物的不同治疗效果，趋向于用药个性化。用药个性化将产生最大的效果和安全性。

（二）生物信息学

　　从 20 世纪 90 年代开始，随着各种生物基因组测序计划的相继开展与分子结构测定技术的突破以及网络的快速普及，大量生物学数据如雨后春笋般迅速涌现。2001 年 2 月 12 日，美国 Celera 公司与美国国家人类基因组计划分别在 *Science* 和 *Nature* 上公布了人类基因组的精细图谱及其初步分析结果。2002 年 4 月 5 日出版的 *Science* 把水稻基因组的序列框架图公布出来。2002 年 8 月 23 日出版的 *Science* 公布了河豚的全基因组序列。2003 年，多国科学家相继破译人类第 14 号、第 7 号、第 6 号和 Y 染色体。2005 年，科学家公布人类基因组"差异图"。到目前为止，已经测出了上百种生物体的完整基因组序列。但如何分析这些从实验过程中获得的大量原始数据，并从中获得与生物结构、功能相关的有用信息是当前困扰理论生物学家的一个棘手问题。生物信息学（bioinformatics）就是在此背景下发展起来的综合运用生物学、数学、统计学、物理学、化学、信息科学以及计算机科学等诸多学科的理论方法而形成的一门崭新交叉学科。

　　1. 生物学数据库　*Nucleic Acids Research* 连续 19 年每年都要出版一期数据库的介绍，具有非常重要的学术研究价值。在 2012 年 1 月 40 卷对 92 种新增分子生物学数据库进行了详细的介绍，包括网址、使用规则以及相互联系。迄今为止，生物学数据库已有近千种，主要的核酸数据库有 3 种，即：GenBank、EMBL、DDBJ；蛋白质一级结构数据库主要有 SWISS – PROT、PIR；蛋白质立体数据库主要有 PDB；蛋白质结构分类数据库主要有 SCOP、CATH。应该指出，几乎所有这些数据库都对学术研究部门或科研人员提供免费使用权限或无偿技术服务。

　　2. 研究内容　生物信息学经过几十年的发展，目前已经形成了多个研究方向，具体如下。

　　（1）序列比对　序列比对是指对两个或多个序列进行比较，找出其相似性。从生物学的初衷来看，这一问题包含了以下几个意义：从相互重叠的序列片段中重构 DNA 的完整序列。在各种试验条件下，从探测数据中决定物理和基因图存储、遍历和比较数据库中的 DNA 序列、比较两个或多个序列的相似性，在数据库中搜索相关序列和子序列，寻找核苷酸的连续产生模式找出蛋白质和 DNA 序列中的信息成分序列。

　　（2）蛋白质结构比对和预测　基本问题是比较两个或两个以上蛋白质分子空间结构异同。蛋白质三维结构研究的前提是假设内在的氨基酸序列与三维结构一一对应（不一定全是如此），物理上可用最小能量来解释。从观察和总结已知结构的蛋白质结构规律出发来预测未知蛋白质的结构。同源建模和指认方法属于这一范畴。同源建模用于寻找具有高度相似性的蛋白质结构（超过 30% 氨基酸相同），后者则用于比较进化族中不同的蛋白质结构。然而，蛋白结构预测研究现状还远远不能满足实际需要，因此还需要开发更强大更有效的软件来协助分析。

（3）基因识别非编码区分析研究　基因识别的基本问题是给定基因组序列后，正确识别基因的范围和在基因组序列中的精确位置。真核生物非编码区由内含子组成，一般在形成蛋白质后被丢弃。但在实验中发现，如果去除非编码区，又不能完成基因的复制。显然，DNA 序列作为一种遗传语言，既包含在编码区，又隐含在非编码序列中。分析非编码区 DNA 序列目前还没有一般性的指导方法。在人类基因组中，并非所有的序列均被编码，即使是某种蛋白质的模板，已完成编码部分仅占人类基因总序列的 3%~5%。显然，人工搜索如此大的基因序列是难以完成的。因此，需要借助生物信息学的相关软件来进行分析。

（4）分子进化和比较基因组学　分子进化是利用不同物种中同一基因序列的异同来研究生物的进化，进而构建进化树。即可以用 DNA 序列，也可以用其编码的氨基酸序列来做，也可以通过相关蛋白质的结构比对来研究分子进化。其前提是假定相似种族在某一基因上具有相似性。通过比较可以在基因层面上发现哪些是不同种族中共同的，哪些是不同的。早期研究方法常采用外在的因素，如大小、肤色、肢体的数量等作为进化的依据。近年来，随着较多模式生物基因组测序任务的完成，人们可从整个基因组的角度来研究分子进化。常采用的方法是构建进化树，即通过基于特征（即 DNA 序列或蛋白质中的氨基酸的碱基的特定位置）和基于距离（对齐的分数）的方法和一些传统的聚类方法（如 UPG-MA）来实现。

（5）序列重叠群装配　根据现行的测序技术，每次反应只能测出 500bp 或略多一些碱基对的序列。如人类基因的测序就采用了短枪方法，这就要求把大量的较短的序列全体构成重叠群。从算法角度来看，序列的重叠群是一个 NP 完全问题。

（6）遗传密码的起源　通常对遗传密码的研究认为：密码子与氨基酸之间的关系是生物进化历史上一次偶然的事件而造成的，并被固定在现代生物的共同祖先里，一直延续至今。不同于这种"冻结"理论，有人曾分别提出过选择优化、化学和历史等三种学说来解释遗传密码。随着各种生物基因组测序任务的完成，为研究遗传密码的起源和检验上述理论的真伪提供了新的素材。

（7）基于结构的药物设计　人类基因工程的目的之一是了解人体内约 10 万种蛋白质的结构、功能、相互作用以及与各种人类疾病之间的关系，寻求各种治疗和预防方法，包括药物治疗。基于生物大分子结构及小分子结构的药物设计是生物信息学中极为重要的研究领域。为了抑制某些酶或蛋白质的活性，在已知其蛋白质三级结构的基础上，可以在计算机上借助分子对接、药效团模建、三维定量构效关系分析等进行抑制剂分子的设计，作为候选药物。目前，这一方向可以实现快速发现新的基因药物，可以在短时间内创造出可观的经济效益。

三、生命科学与生物制药的前沿

（一）合成生物学的诞生与发展

作为 21 世纪生物学领域新兴的一门学科，合成生物学（synthetic biology）是生物化学、分子生物学、细胞生物学、进化系统学、信息学、数学、计算机和工程学等多学科交叉的产物。发展迄今，已在生物能源、生物材料、医疗技术以及探索生命规律等诸多领域取得了令人瞩目的成就。美国国防部将合成生物技术列为 21 世纪优先发展的六大颠覆性技术之一。英国商业创新技能部将其列为未来的八大技术之一。我国早在《"十三五"生物技术创新专项规划》中，就将合成生物技术列为"构建具有国际竞争力的现代产业技术体系"和"发展引领产业变革的颠覆性技术"之一；在《"十四五"生物经济发展规划》中又再次强调推动合成生物学技术创新，突破生物制造菌种计算设计、高通量筛选、高效表达、精准调控等关键技术。与此同时，各省也纷纷出台支持合成生物产业的发展政策。在政策和技术的双重驱动下，目前我国合成生物学从基础研究到产业发展已进入了发展快车道。

合成生物学的主要研究内容分为三个层次：一是利用现有的天然生物模块构建新的调控网络并表现出新功能；二是采用从头合成方法人工合成基因组 DNA；三是人工创建全新的生物系统乃至生命体。基因测序、基因合成以及基因编辑技术的加速发展为合成生物学领域的研究奠定了坚实的基础；而计算机、大数据、先进制造及自动化等技术为合成生物学的应用插上了腾飞的翅膀。

合成生物学是生物科学理论研究的重要突破，使人类能够以"上帝视角"去了解生物的进化历程和结构机制。1953 年 DNA 双螺旋结构的发现被称为第一次生物科技革命，它使生命科学研究进入到分子遗传学和分子生物学时代。2003 年人类基因组测序成功标志着第二次生物科技革命的到来，我们因此能够大规模地"读取"遗传信息，并引领生命科学研究进入组学和系统生物学时代。而合成生物学是在系统生物学的基础上，结合工程学理念，采用基因合成、编辑、网络调控等新技术，来"书写"新的生命体，或者改变已有的生命体，这将使人类对生命本质的认识获得质的提升，从而引领了第三次生物科技革命。

另一方面，合成生物学又具有生物制造的属性。生物制造经历了两次革命。第一次发生在 20 世纪 50 年代至 60 年代，通过大规模发酵，使抗生素、氨基酸、维生素等药品、食品和营养品实现工业化生产，即传统生物技术。第二次发生在 20 世纪 80 年代，分子遗传学的发展导致产生了基因操作技术，通过基因克隆、表达、修饰或转移，实现了各种高附加值的生物制品生产，"一个基因，一个产业"，发展成今天的生物技术战略性新兴产业。合成生物学则是利用系统生物学知识，借助工程科学概念，从基因组合成、基因调控网络与信号转导路径，到细胞的人工设计与合成，完成单基因操作难以实现的任务，必将极大地提升基因生物技术的能力并拓展其应用范围。因此，我们有理由认为合成生物学正在催生第三代生物技术。

（二）合成生物学革命性地改变了开发天然产物药物的策略

一般认为，开发一个原创新药平均需要用时 12 年及花费近 26 亿美元，且有高达 95% 的失败率。如何快速构建结构丰富、生物活性良好又易于高通量筛选的小分子库是原创新药开发的瓶颈之一。尽管组合化学可以 de novo 合成包括数万乃至数十万小分子的分子库，但这些分子结构单一、生物活性较差，无法占据较大的化学空间，满足不了当今药物开发的需要。天然产物仍然是当今抗感染药物的主要来源，尤其值得指出的是，在过去 40 年中所发现的具有崭新化学骨架且有新的药物作用机制的三种抗生素中，就有两种是天然产物。天然产物在新药开发中面临的诸多挑战主要包括：①极低的产量；②有限的来源；③复杂的分子结构导致结构修饰困难；④新骨架天然产物发现率降低；⑤通过化学合成方法，大规模制备困难。多种新技术（超微量探头核磁、扫描或冷冻电镜、晶体海绵法等）和天然产物的新来源（深海沉积物中的微生物、植物和尾虫的共生菌等）将加速天然产物研究。

20 世纪末兴起的基因组科学研究极大地拓展了人类对于自身及整个地球生物圈的认知，合成生物学为人们从遗传学来改造生命并创造生命提供了技术支撑，而人们对改造生物获得新物质和实现新的功能需求，也极大地推动了该技术的发展。合成生物学是近年来国际上新兴的学科，其立足于"组学"等生命科学研究带来的信息、知识和技术，基于有机化学合成的概念，效仿工程化设计、应用标准化生物元件，构建通用型功能模块，从而组装成为可控运行的人工生物体系。合成生物学在医药、能源、材料、农业、环境等方面展现出巨大潜力和应用前景。

随着 DNA 合成和高通量测序技术的飞速进步，以及多组学（人体微生物组学和地球微生物组学等）研究的兴起，结合人们对多种类型天然产物的化学和生物合成近年的研究积累，合成生物学在微生物天然产物研究中得到应用和发展，表现在：①揭示了天然产物（次级代谢产物）的生物合成基因的广泛性。如放线菌一般含有 20 ~ 40 个生物合成基因，这为下一步发现新天然产物奠定了遗传学基础；②对天然产物生物合成机制的多学科研究（遗传、代谢、酶学），为在模式菌株中重构高产的天然产物生物合成途径奠定了生物化学基础。例如，美国加州大学的克利分校成功实现酵母中人工合成抗疟特效药青蒿素（artemisinin）的前体青蒿酸，每 1L 达到 26g，为其规模化光催化合成青蒿素提供了重要前体。

（三）绿色制造中的生物技术

生物技术在传统小分子有机药物的制造工艺上也发挥着无法替代的重要作用。在过去十多年间，生物催化由于生物技术的进步成为一种可行而且环保的方法，可用于替代传统化学合成中的金属和有机催化法，从而在实验室和工业中大展身手。组合生物催化就运用了蛋白质工程、合理化设计和将酶重组到新的生物合成通路中等多种手段。DNA 测序和基因合成领域的关键性进展是组合生物催化得以迅速发展的基础。

生物催化是在合成化学中应用酶和微生物，经过了几次技术研究和创新浪潮。生物催化领域现在已经被证明达到了工业化水平。第一次生物催化浪潮始于一个多世纪前，科学家意识到活体细胞的某些成分可以用于有用的化学转化，人们已经知道微生物体内进行着甾体的羟基化反应。蛋白酶被用于洗衣液中，葡萄糖异构酶被用于将葡萄糖转化为更甜的果糖，青霉素 G 酰基转移酶被用于生产半合成抗生素。这些应用主要面临的挑战在于生物催化剂有限的稳定性，但这些缺陷很快便由酶的固定化技术得以克服，并且该技术还方便了酶的重复利用。

第二次生物催化浪潮在 20 世纪 80 年代至 90 年代，蛋白质工程技术拓宽了酶的底物范围，从而可以合成常见的反应中间体，特别是具有手性的化合物。如脂肪酶催化拆分手性前体用于地尔硫草（一种降压药）的合成；腈水解酶催化合成除草剂的中间体；羰基还原酶催化合成光学纯的手性醇用于生产降低胆固醇的他汀类药物；特别是腈水合酶（提取自玫瑰红红球菌）催化丙烯腈水合生成丙烯酰胺在大化工领域取得了巨大的成功，该方法效率高、能耗低且环保。

第三次生物催化浪潮始于 Pim Stemmer 和 Frances Amold 在 20 世纪 90 年代中后期的工作。他们开创性地借助分子生物学的方法通过体外版的达尔文快速进化而广泛地改造生物催化剂，即将编码特定蛋白质 DNA 中某个或某几个氨基酸的密码子随机突变，然后选择或筛选所得到的突变文库，最终得到稳定性更高、底物更专一、手性选择性更好的突变体。2018 年 10 月这种蛋白质定向进化技术被授予诺贝尔化学奖。工业规模的生物催化过程主要涉及水解酶、酮还原酶、辅助因子的再生和蛋白质在有机溶剂中保持稳定。目前这次生物催化浪潮所取得的进展已经可以改造酶使其获得不同寻常的新活性，如接受先前为无效的底物（用于合成孟鲁司特的酮还原酶，用于合成西他列汀的氨基转移酶）、改变代谢产物的性质（适合不同萜的萜环化酶变体，改变氨基酸代谢生产生物燃料乙醇）。生物催化的第三次浪潮主要特征为：高级蛋白质工程（定向进化）、基因合成、序列分析、生物信息学工具和电脑建模以及观念的进步（现在认为，酶的改进程度可以比之前所预计的更显著）。改造后的酶可以在含有有机溶剂的 60℃以上的溶液中保持稳定，可以接受新的底物，并可以催化新的非天然反应。这种改造可能现在只需耗时几个月，这极大地扩展了生物催化剂的应用。

第二节　现代生物工程简介

一、基因工程

（一）基因工程的诞生

怎样才能分离出单基因，以便能够在体外对它的结构与功能等一系列有关问题作深入地研究，对于基因操作来说是十分重要的环节。到了 20 世纪 70 年代中期，两项关键性技术问世之后，DNA 的结构分析问题才从根本上得到解决。这两项技术包括 DNA 分子的体外切割与连接技术，以及 DNA 分子的核酸序列分析技术。

实现 DNA 重组，意味着可以人为地改造生物体的遗传性状。例如，本来大肠埃希菌是无法合成胰岛素的，但是通过基因工程技术，只要将哺乳动物中能够合成胰岛素的基因结合到大肠埃希菌中，大肠埃希菌就能合成胰岛素，并且这种性状是可以遗传的。大肠埃希菌的繁殖速度惊人，每 20 分钟就可以繁殖一代。因此，将重组后的大肠埃希菌放入一个大型发酵罐中，就可以培养大量的大肠埃希菌，同时也可以从中提取丰富的胰岛素。这就是通过基因工程技术合成药物的新思路，可以为未来的医药产业带来不可估量的应用价值。

（二）基因工程的定义及其主要研究内容

基因工程是指在体外将核酸分子插入病毒、质粒或其他载体分子，构成遗传物质的重新组合，并使之掺入到原先没有这类分子的寄主细胞内，而能持续稳定地繁殖，并通过工程化为人类提供有用的产品及服务的技术。概括起来，基因工程应包括以下六个主要的内容及步骤。

1. 从复杂的生物有机体中用酶切消化或 PCR 扩增等手段，分离出带有目的基因的 DNA 片段。

2. 在体外将带有目的基因的外源 DNA 片段连接到能够自我复制并具有选择记号的载体分子上，得到重组 DNA 分子。

3. 将重组 DNA 分子转移到适当的受体（亦称寄主细胞）中，并与之一起增殖。

4. 从大量的细胞繁殖群体中，筛选出含有重组 DNA 分子的受体细胞克隆。

5. 从这些筛选出来的受体细胞克隆，提取出已经得到扩增的目的基因，供进一步分析研究使用。

6. 将目的基因克隆到表达载体上，导入寄主细胞，使之在新的遗传背景下实现功能表达，产生出人类所需要的物质。

（三）基因操作的主要工具和技术

1. 工具酶　凡在基因工程中应用的酶类统称为工具酶。工具酶种类繁多，如限制酶、甲基化酶、Klenow 聚合酶、T-DNA 聚合酶、polyA 聚合酶、T-DNA 连接酶、末端脱氧核苷酸转移酶、T4-RNA 转移酶、逆转录酶等。特别是核酸内切限制酶（restriction endonucleases）和 DNA 连接酶（ligase）的发现与应用，才真正使 DNA 分子的体外切割与连接成为可能。

（1）核酸内切限制酶　核酸内切限制酶是一类能够识别双链 DNA 分子中的某种特定核苷酸序列，并由此切割 DNA 双链结构的核酸内切酶。它们主要是从原核生物中分离纯化出来的。由于核酸内切限制酶的发现与应用而导致体外重组 DNA 技术的发展，使我们有可能对真核染色体基因的结构、组织、表达及进化等问题进行深入的研究。至今已发现了上千种核酸内切限制酶，常用的有几十种。核酸内切限制酶除用于 DNA 重组外，亦用于构建新载体、DNA 分子杂交、DNA 序列分析、制备 DNA 放射性探针及 DNA 碱基甲基化识别等。

（2）DNA 连接酶　DNA 连接酶能够催化外源 DNA 和载体分子之间发生连接作用，形成重组的 DNA 分子。应用 DNA 连接酶的这种特性，可以在体外将具有黏性末端的 DNA 限制片段插入到适当的载体分子上，从而可以按照人们的意图构建出新的 DNA 杂种分子。1967 年，世界上有数个实验室几乎同时发现了一种能够催化在两条 DNA 链之间形成磷酸二酯键的酶，即 DNA 连接酶（ligase）。这种酶能催化 DNA 片段末端 5′-磷酰基与 3′-羟基形成磷酸二酯键，从而起到连接 DNA 分子的作用。

2. 基因克隆载体　外源基因必须先同某种传递者结合后才能进入细菌和动植物受体细胞，把这种能承载外源 DNA 片段（基因）带入受体细胞的传递者称之为基因克隆载体（gene cloning vector）。作为基因克隆载体必须至少具备三个条件：①具有能使外源 DNA 片段组入的克隆位点；②能携带外源 DNA 进入受体细胞，或游离在细胞质中进行自我复制，或整合到染色体 DNA 上随染色体 DNA 的复制而复制；③必须具有选择标记（如 Amp^r、Cmp^r、Kan^{r}和 lacZ^r）在承载外源 DNA 的载体进入受体细胞后，以便筛选阳性克隆。目前已构建应用的基因克隆载体有质粒载体、噬菌体载体和病毒载体三大类。其中，应用最多者为细菌质粒载体。但不同的载体具有不同的结构与生物学性质，适用于不同的目的。

3. DNA 的获得　用聚合酶链式反应（polymerase chain reaction，PCR）技术从基因组中扩增出目的基因。PCR 是以 DNA 的一条链为模板，在 DNA 聚合酶的催化下，通过碱基配对使寡核苷酸引物向 3′方向延长合成模板的互补链。PCR 包括三个反应过程：双链 DNA 变性（90～95℃），成为单链 DNA；引物复性（37～60℃），同单链 DNA 互补序列结合；DNA 聚合酶催化（70～75℃），使引物延伸。如此经过 25～30 次循环，产生大量扩增的特异性 DNA 片段，足够用于进一步实验和分析。PCR 是目前分离筛选目的基因的一种有效方法。如果知道目的基因两侧 20 个以上的核苷酸序列，就可以设计和人工合成一对寡核苷酸引物，扩增出含有目的基因的 DNA 片段。

4. 目的基因与载体的连接　将目的基因与载体相连接的过程是不同来源的 DNA 重新组合的过程，这个重组过程是由 DNA 连接酶来完成的。大多数的核酸内切限制酶都能够切割 DNA 分子，形成具有 1～4 个核苷酸的黏性末端。用同一种限制酶切割含有目的基因的外源 DNA 和载体 DNA，产生的 DNA 片段的黏性末端应该是相同的，载体切口的黏性末端与目的基因 DNA 片段两端的黏性末端就会因碱基配对互补结合，在连接酶作用下形成完整的重组 DNA 分子。

5. 重组 DNA 向宿主细胞的转移、鉴别和表达　带有外源 DNA 片段的重组体分子在体外构建之后就该将重组 DNA 分子导入受体细胞，让目的基因在受体细胞中表达。目的基因能否有效地导入受体细胞，取决于是否选用合适的受体细胞、合适的克隆载体和合适的基因转移方法。

（四）基因工程在医药科学中的应用

生物技术的核心是基因工程，基因工程技术最成功的成就是用于新型生物药物的研制。虽然一些内源生理活性物质作为药物已有多年，如治疗糖尿病的胰岛素，治疗侏儒症的人生长激素等，但是许多在疾病预防、诊断和治疗中有重要价值的内源生理活性物质（如激素、细胞因子、神经多肽、调节蛋白、酶类、凝血因子等人体活性多肽）以及某些疫苗，由于材料来源困难或制造技术问题而无法研制出产品付诸应用。即使应用传统技术从动物脏器中提取出来，也因造价太高而使患者望而却步，或因来源困难而供不应求。另外还由于免疫抗原等缘故，使它们在使用上也受到限制。此外，在提取过程中难免有病毒感染，还可能会对患者造成严重后果。然而，应用基因工程技术，就可以从根本上解决上述问题。

基因工程药物的应用使得人们在解决癌症、病毒性疾病、心脑血管疾病和内分泌疾病等方面问题中取得明显效果，它为上述疾病的预防、治疗和诊断提供了新型疫苗、新型药物和新型诊断试剂。这些药物和制剂用传统方法很难生产，主要是药用活性蛋白和多肽类，包括：①免疫性蛋白，如各种抗原和单克隆抗体；②细胞因子，如各种干扰素、白介素、集落刺激生长因子、表皮生长因子、凝血因子；③激素，如胰岛素、生长激素；④酶类，如尿激酶、链激酶、葡激酶、组织型纤维蛋白溶酶原激活剂、超氧化物歧化酶等。

利用基因工程技术生产药品的优点在于：①利用基因工程技术可大量生产过去难以获得的生理活性蛋白和多肽（如胰岛素、干扰素、细胞因子等），为临床使用提供有效的保障；②可以提供足够数量的生理活性物质，以便对其生理、生化和结构进行深入的研究，从而扩大这些物质的应用范围；③利用基因工程技术作为药物使用时存在的不足之处，可以通过基因工程和蛋白质工程进行改造和去除。如白介素－2 的第 125 位半胱氨酸是游离的，有可能引起—S—S—的错配而导致活性下降，如将此半胱氨酸改为丝氨酸或丙氨酸，白介素－2 的活性以及热稳定性均有提高；⑤利用基因工程技术可获得新型化合物，扩大药物筛选来源。

基因工程在药物生产方面所产生的影响举例如下。

1. 胰岛素　胰岛素是一种蛋白质，它专门控制人体内血糖含量。糖尿病患者，其病因是体内胰岛（即胰脏）发生病变，不能合成胰岛素，结果使尿中的糖分大大增加。目前全世界约有 6000 万人患有糖尿病。治疗 1 名患者，一天需要的胰岛素相当于 40 头牛或者 50 头猪的胰脏提取量。因此，依靠从动物胰脏提取胰岛素十分有限。而现在用基因重组技术把控制胰岛素合成的基因重组顺序（DNA 序列）导入大肠埃希菌，大肠埃希菌成了生产胰岛素的工程菌。现在用工程菌生产胰岛素已成了一大产业。在这方面，我国与世界研究水平同步。基因工程生产胰岛素将更为普及以满足广大患者的需求。

2. 干扰素　干扰素是一种抗病毒的特效药，对于预防、治疗癌症有积极的作用。干扰素在 1957 年就被发现。经过几十年的努力研究，发现干扰素几乎可以用于所有由病毒引起的感染，如水痘、肝炎，也能治疗病毒性感冒。过去生产干扰素的方法是由芬兰科学家卡里·坎特发明的，他从血液中提取白细胞，然后用病毒去感染它。这时，被感染的白细胞就会产生干扰素，然后对其进行提取。用此法生产干扰素不仅产量低而且成本高。1980 年，由美国科学家通过基因重组技术得到了几种能生产干扰素的菌种。1981 年美国科学家又把控制干扰素合成的基因重组到酵母菌里，让酵母菌生产干扰素。过去用白细胞生产干扰素，每个细胞最多只能合成 100 ~ 1000 个干扰素分子。现在用工程菌生产干扰素，每个菌体能合成几十万个干扰素分子。我国在 1982 年也组建成生产干扰素的工程菌。

3. 人体生长激素　人体生长激素是人脑的脑垂体产生的一种蛋白质。它的功能是促进人体生长。缺乏生长激素，人就长不高。过去生产生长激素，是从尸体上切下脑垂体，然后从中提取，可见其产量之微，其价之贵。要维持一个儿童生长正常需要的生长激素量，相当于要从 50 具尸体的脑垂体中的提取量。用大肠埃希菌生产生长激素的工程菌在 1979 年构建成功。美国科学家先用人工合成的方法合成了人的生长激素基因，然后重组进大肠埃希菌体内，这样便可以在发酵罐中生产生长激素。1990 年生长激素的销售额在世界上已超过 1 亿美元，价格也从每单位 15 美元下降到 5 美元。

4. 乙型肝炎疫苗　乙型肝炎疫苗是预防乙型肝炎的特效药物。人注射乙型肝炎疫苗之后，即可预防乙型肝炎。过去生产乙型肝炎疫苗，是以乙肝患者的血液为原料，从中提取疫苗。因此，要大量生产乙型肝炎疫苗是很难做到的。而且，这种用乙肝患者血液生产乙型肝炎疫苗的方法还需要冒风险。现在乙型肝炎疫苗是应用工程菌生产的，即把乙肝表面抗原基因进行克隆，把编码基因切割下来，与表达质粒相重组，然后导入大肠埃希菌或其他活细胞，使之生产抗原。用这种方法生产出来的乙肝抗原制成的乙型肝炎疫苗既安全，又可大规模生产。

二、酶工程

酶工程（enzyme engineering）是利用酶、细胞器或细胞所具有的特异催化功能，或对酶进行修饰改造，并借助生物反应器和工艺过程来生产人类所需产品的一项技术。它包括酶的固定化技术、细胞的固定化技术、酶的修饰改造技术以及酶反应器的设计等。它是酶学和工程学相互渗透结合、发展而形成的一门新的技术科学，是从应用的目的出发研究酶、应用酶的特异性催化功能，并通过工程化将相应原料转化成有用物质的技术。

酶工程起源于酶的生产与应用技术的发展。1894 年，日本的高峰让吉首先从米曲霉中制得高峰淀粉酶，用作消化剂。开创了有目的地进行酶的生产和应用的先例。1908 年，德国的 Rohm 制得胰酶，用于皮革软化。1908 年，法国的 Boidin 制备得到细菌淀粉酶，应用于纺织品的退浆。1911 年，美国的 Wallerstein 制得木瓜蛋白酶，用于去除啤酒中的蛋白质浑浊。此后，酶的生产和应用逐步发展。然而在近半个世纪的时间内，仍旧停留在从动物、植物或微生物细胞和组织中提取酶，加以利用的阶段。这种方法工艺较繁杂，加上当时生产力落后，所以难于进行大规模的工业化生产。

随着酶生产的发展，酶的应用越来越广泛。酶是生物催化剂，所有的生物体在一定条件下都可以合成多种多样的酶。生物体内的各种生化反应几乎都是在酶的催化作用下进行的。酶的催化作用具有专一性强、催化效率高和反应条件温和等特点，已在食品、轻工、化工、医药、环保、能源和科研等各个领域得以广泛应用。

酶工程的主要内容包括：酶的来源、酶的发酵生产、酶的分离纯化、酶分子修饰、酶和细胞固定化、酶的应用等多个方面。

（一）酶的来源

酶作为生物催化剂普遍存在于动物、植物和微生物中，可直接从生物体中分离提纯。从理论上讲，酶与其他蛋白质一样，也可以通过化学合成法来制得。酶的生产方法可分为提取法、发酵法以及化学合成法。其中，化学法仍在实验室阶段；提取法是最早采用且沿用至今的方法；发酵法是20世纪50年代以来酶生产的主要方法。

发酵法是利用细胞，主要是微生物细胞的生命活动而获得人们所需的酶。工业生产上一般都以微生物为主要来源，目前在千余种被使用的商品酶中，大多数都是利用微生物生产的。利用微生物生产酶制剂突出的优点如下。

1. 微生物种类繁多，酶的品种齐全。凡是动植物体内存在的酶，几乎都能从微生物中得到。

2. 微生物繁殖快、生产周期短、培养简便，可以通过控制培养条件来提高酶的产量。如细菌在合适的条件下，每20～30分钟就可以繁殖一代。一般来说，微生物的生长速度比农作物快500倍，比家畜快1000倍。

3. 微生物具有较强的适应性。通过各种遗传变异的手段，能培育出新的高产菌株。

4. 微生物培养方法简单，其原料多为农副产品，来源丰富、价格低廉、经济效益高。例如，同样生产1kg结晶的蛋白酶，如果从牛胰脏中提取需要1万头牛的胰脏，而由微生物生产则只需要几百千克的淀粉、麸皮和黄豆，几天就可以生产出来。

（二）酶的生产菌

虽然发酵法具有很多优点，并且自然界存在种类繁多的微生物。但实际上，迄今能够用于酶生产的微生物种类仍十分有限。人们偏好于使用长期以来在食品和饮料工业上用作生产菌的微生物，因为要使用未经检验的微生物进行生产，就必须获得法定机构的许可，而获准前必须先进行产品毒性与安全性的评价，整个过程费用高。基于这个原因，目前大多数的工业微生物酶的生产，都局限于使用仅有的11种真菌、8种细菌和4种酵母菌。只有找到更加经济可靠的安全试验方法，才能使更多的微生物在工业酶的生产中得到应用。微生物发酵生产酶的方法同其他发酵行业类似，首先必须选择合适的产酶菌株，然后采用适当的培养基和培养方式进行发酵，使微生物生长繁殖并合成大量所需的酶，最后将酶分离纯化制成一定的酶制剂。

1. 对菌种的要求 利用微生物生产酶制剂，首先要获得高产酶的优良菌种，然后用适当的方法进行培养和扩大繁殖，并积累大量的酶。这种有目的地利用微生物生产酶的方法称为酶的发酵技术。虽然同一种酶往往可以从多种微生物中得到，但菌种性能的优劣、产量的高低会直接影响微生物发酵生产酶的成本，所以作为酶制剂的生产菌应有特定的要求：①繁殖快，产酶量高，有利于缩短生产周期，最好是产生胞外酶的菌，产生的酶容易分离纯化；②不是致病菌，在系统发育上与病原体无关，也不产生毒素。这一点对医药和食品用酶尤为重要；③产酶性能稳定，不易变异退化，不易受噬菌体侵袭；④能利用廉价的原料，易于培养；⑤不产生有毒物质或其他生理活性物质的微生物，确保酶生产和应用的安全。

2. 生产菌的来源 生产菌种可以从菌种保藏机构和有关研究部门获得，但大量的工作应该是从自然界中分离筛选。自然界是产酶菌种的主要来源，土壤、深海、温泉、火山、森林等都是菌种采集地。

产酶菌种的筛选方法与发酵工程中微生物的筛选方法一致，主要包括以下几个步骤：含菌样品的采集、菌种分离、产酶性能测定及复筛等。对于胞外酶的产酶菌株，经常采用分离定性和半定量测定产酶性能相结合的方法，使之在培养皿分离时就能大致了解菌株的产酶性能。

为了提高酶的产量，在酶的生产过程中应不断改良生产菌，主要应用遗传学原理进行改良，其基本途径主要有：基因突变、基因转移和基因克隆等。

3. 目前常用的产酶微生物　大肠埃希菌是应用最广泛的产酶菌，一般分泌胞内酶，需经细胞破碎才能分离得到。由于其遗传背景清楚，还可被广泛用于遗传工程改造成为外来基因的宿主，而成为优良性状的工程菌。在工业上可用于生产谷氨酸脱羧酶、青霉素酰化酶和半乳糖苷酶等。

枯草芽孢杆菌是工业上应用最广泛的产酶菌之一，主要用于发酵生产 α-淀粉酶、α-葡萄糖氧化酶、碱性磷酸酯酶等。啤酒酵母是工业上广泛应用的酵母，主要用于酿造啤酒、酒精、饮料和面包，也用于生产转化酶、丙酮酸脱羧酶、乙醇脱氢酶等。曲霉（黑曲霉和黄曲霉）可用于生产多种酶而在工业上被广泛应用，如糖化酶、蛋白酶、淀粉酶、果胶酶、葡萄糖氧化酶、氨基酰化酶和脂肪酶等的生产。

虽然酶作为生物催化剂，具有催化效率高、专一性强和作用条件温和等显著的特点，且已在工业、农业、医药和环保等方面得到了越来越多的应用。但就总体而言，大规模应用酶和酶工艺的尚不够多。导致这种现象的原因很多，其中酶自身在应用上暴露出来的一些缺点是最根本的原因。酶一旦离开生物细胞，离开其特定的作用环境条件，常常变得不太稳定，不适合大量生产的需要；酶作用的最适 pH 条件一般在中性，但在工业应用中，由于底物及产物带来的影响，pH 常偏离中性范围，使酶难以发挥作用；在临床应用上，由于绝大多数的酶对人体而言都是外源蛋白质，具有抗原性，直接注入会引起人体的过敏反应。基于上述原因，人们希望通过各种人工方法改造酶，使其更能适应各方面的需要。改变酶特性有两种主要的方法：一是通过分子修饰的方法来改变已分离出来的天然酶的结构；二是应用酶分子修饰与基因工程相结合的蛋白质工程。通过基因定点突变技术，把酶分子修饰后的信息储存在 DNA 中，经过基因克隆和表达，就可以获得具有新的特性和功能的酶。

三、细胞工程

（一）基础知识

从 20 世纪 70 年代开始，由于细胞融合技术的迅速发展，在生物工程中兴起了一个新领域——细胞工程。一提到细胞工程，人们常会联想到淋巴细胞杂交瘤和单克隆抗体。虽然这部分内容是细胞工程目前的重要项目，然而细胞工程绝不限于杂交瘤和单抗，它的内容要广得多。

所谓的细胞工程（cell engineering）就是应用细胞生物学和分子生物学的方法，以细胞为基本单位，在体外条件下进行培养、繁殖，或人为地使细胞某些生物学特性按人们的意愿发生改变，从而达到改良生物品种和创造新品种，加速繁育动、植物个体，或获得某种有用的物质的过程。所以细胞工程应包括动、植物细胞的体外培养技术、组织培养技术、细胞融合技术（也称细胞杂交技术）、细胞器移植技术、胚胎移植技术以及基因转移技术等方面，是从细胞结构的不同层次，也就是说从细胞整体水平、核质水平、染色体水平以及基因水平上来对细胞进行遗传操作，最后一项水平上的遗传操作实质上已步入与基因工程重叠的范围。微生物的细胞融合技术，动、植物的组织培养技术也在细胞工程范围之内。细胞工程同时又是一门渗透工程学的生物学，因而是一门综合性科学技术。

细胞是细胞工程操作的主要对象，生物界有两大类细胞：原核细胞与真核细胞。细菌、放线菌等细胞属于原核细胞，细胞小，DNA 裸露于细胞质中，不与蛋白质结合，胞内无膜系构造细胞器，胞外由肽聚糖组成细胞壁，它是细胞融合的主要障碍；不过原核细胞生长迅速，无蛋白质结合的 DNA，易于人们的遗传操作，因此它们又是细胞改造的良好材料。

酵母、动植物等细胞属于真核细胞，体积较大，内有细胞核和众多膜系构造的细胞器。植物细胞外还有数层以纤维素为主要成分的细胞壁。真核细胞一般都有明显的细胞周期，处于有丝分裂时期的染色体呈现高度螺旋紧缩状态，既不利于基因外调，也不利于外源基因的插入。因此，采取一定的措施诱导真核细胞同步化生长，对于成功地进行细胞融合及细胞代谢物的生产具有十分重要的作用。

（二）基本操作 🅔微课

1. 无菌操作技术　细胞工程的所有实验都要求在无菌条件下进行，稍有疏忽都可能导致实验失败。因此，实验人员一定要有十分严格的无菌操作意识，实验操作应在无菌室内进行。无菌室应定期用紫外线或化学试剂消毒，实验前后还应各消毒一次。无菌室外需要有缓冲室，实验人员在此换鞋、更衣、戴帽，做好准备后方可进入无菌室。此外，还应注意周围环境的卫生整洁。超净工作台是最基本的实验设备，一切操作都应在超净台上进行才能达到较高的无菌要求。其次，对生物材料进行彻底的消毒与除菌是实验成功的前提，实验所用的一切器械、器皿和药品都应进行灭菌或除菌，实验者的双手应戴无菌手套。实验者一定要十分认真细心地把好这道关，以保证无菌操作顺利进行。

2. 细胞培养技术　细胞培养是指动物、植物和微生物细胞在体外无菌条件下的保存和生长。虽然这些细胞培养在营养要求等方面有许多差异，但作为细胞培养，它们也有些共同之处。首先，要取材和除菌。除了淋巴细胞可直接抽取以外，植物材料在取材后，动物材料在取材前，都要用一定的化学试剂进行严格的表面清洗、消毒。有时还需借助某些特定的酶，对材料进行预处理，以期得到分散生长的细胞。其次，根据各类细胞的特点，配制细胞培养基，对培养基进行灭菌或除菌。采用无菌操作技术，将生物材料接种于培养基中。最后将接种后的培养基放入培养室或培养箱中，提供各类细胞生长所需的最佳培养条件，如温度、湿度、光照、氧气及二氧化碳等。当细胞达到一定生物量时应及时收获或传代。

3. 细胞融合技术　两个或多个细胞相互接触后，其细胞膜发生分子重排，导致细胞合并、染色体等遗传物质重组的过程称为细胞融合。细胞融合是细胞工程的重要基本技术，其主要过程包括以下三个方面：①制备原生质体。由于微生物及植物细胞具坚硬的细胞壁，因此通常需用酶将其壁降解，动物细胞则无此障碍。②诱导细胞融合。两亲本细胞（原生质体）的悬浮液调至一定细胞密度，按 1∶1 的比例混合后，逐渐滴入高浓度的聚乙二醇（polyethylene glycol，PEG）诱导融合，或用电激的方法促进融合。③筛选杂合细胞。将上述混合液移到特定的筛选培养基上，让杂合细胞有选择地长出，其他未融合细胞无法生长，借此获得具有双亲遗传特性的杂合细胞。1975 年，英国科学家 Kohler 和 Milstein 巧妙地创立了淋巴细胞杂交瘤技术，获得了珍贵的单克隆抗体，免疫学取得了重大突破。1997 年，英国 Wilmut 领导的小组用体细胞核克隆出了"多莉"（Dolly）绵羊，把动物细胞工程推上世纪辉煌的顶峰。

4. 淋巴细胞杂交瘤和单克隆抗体技术　诺贝尔生理学或医学奖获得者 Köhler 和 Milstein 于 1975 年创立了淋巴细胞杂交瘤和单克隆抗体技术以来，不仅在免疫学本身的各个方面发生了根本性的变化，而且延伸到生命科学的每个领域，使之得到了广泛而深入的应用。

当某些外源生物（细菌等）或生物大分子（蛋白质），即抗原，进入动物或人体后，会刺激后者形成相应的抗体，引起免疫应答，从而将前者分解或清除。所以抗体是指能与相应抗原特异性结合的具有免疫功能的球蛋白。它是机体免疫系统受抗原物质刺激后，B 淋巴细胞被活化、增殖和分化为浆细胞，由浆细胞合成和分泌的球蛋白。随着免疫学的深入发展，科学家们已经知道，每种抗原的性质是由其表面的蛋白类物质（决定簇）决定的。由于病原微生物是含有多种抗原决定簇的抗原物质，因此这些抗体制剂也是多种抗体的混合物，故称多克隆抗体，即针对多种抗原决定簇的抗体，这种情况给临床医学的诊断与治疗带来诸多不便。不过每个 B 淋巴细胞都只专一地产生、分泌一种针对某种抗原决定簇的特异性抗体。显然，要想获得大量专一性抗体，就得从某个特定 B 淋巴细胞培养繁殖出大量的细胞群体，即单克隆细胞系。如此克隆出的细胞其遗传性质高度一致，由它们分泌出的抗体是针对一个抗原决定簇的抗体，又是单一的 B 淋巴细胞克隆产生的，故称为单克隆抗体。它是结构和特异性完全相同的高纯度抗体。

令人遗憾的是，B 淋巴细胞在体外不能无限分裂繁殖。1975 年 Köhler 和 Milstein 用能够产生抗体的淋巴细胞与无限增殖的瘤细胞相融合，得到了杂交瘤细胞。这种杂交瘤细胞一方面能不断地产生抗体，另一方面又能不断地无限增殖。这使单克隆抗体的生产进入了辉煌的时代。他们创造的杂交瘤细胞因能不断增殖，在生物学上称为杂交瘤无性繁殖系，或单克隆无性繁殖系，简称单抗瘤。它产生的抗体，就是单克隆抗体（monoclonal antibody，MCAb）。从杂交瘤到单克隆抗体的制备是现代生物技术领域的一项重大突破，其意义可以与基因工程相比。

知识拓展
- -

2024 年医药产业全世界销售额最高的十大药物

最近，权威机构统计出 2024 年医药产业全世界销售额最高的十大药物，这十种药物的销售总额达到 844 亿美元，更为引人瞩目的是以单克隆抗体为代表的生物制药占据了其中六种（表 7 - 1）。这些畅销药物已经成为国际制药巨头占据医药市场领导地位的杀手锏，也是生物技术进步为人类战胜疑难疾病带来的福音和希望。

表 7 - 1　2024 年医药产业全世界销售额最高的十大药物

药名	用途	公司	销售额（亿美元）
帕博利珠单抗	肿瘤	默沙东	142.17
司美格鲁肽	降糖、减肥	诺和诺德	129.60
阿哌沙班	抗凝血	BMS/辉瑞	110.53
替尔泊肽	降糖、减肥	礼来	66.58
度普利尤单抗	特应性皮炎	赛诺菲/再生元	66.32
比克替拉韦＋恩曲他滨＋富马酸丙酚替诺福韦	HIV	吉利德	61.77
恩格列净	降糖	勃林格殷格翰/礼来	60.00
达雷妥尤单抗	肿瘤	强生	55.70
乌思奴单抗	银屑病	强生	53.36
阿达木单抗	类风湿关节炎	艾伯维	50.84
利生奇珠单抗	溃疡性结肠炎	艾伯维	47.35

- -

5. 干细胞技术　干细胞的"干"译自英文 stem，有"树干"和"根源"之意。人体在发育过程中产生并保存了一些处于未分化或低分化状态的"干细胞"，它们陪伴我们终生并不断地更新人体的各种组织。根据干细胞所处的发育阶段分为胚胎干细胞和成体干细胞。根据干细胞的发育潜能分为三类：全能干细胞、多能干细胞和单能干细胞。干细胞（stem cell）是一种未充分分化，尚不成熟的细胞，具有再生各种组织器官和人体的潜在功能，医学界称为"万用细胞"。

丹麦哥本哈根大学的干细胞研究员 Agnete Kirkeby 和她的同事调查了全球再生干细胞临床试验的前景。截至 2024 年 12 月，他们确定了 116 项已批准或完成的试验，大约一半使用人多能胚胎干细胞作为起始材料，其他研究使用诱导多能干细胞。有 12 项试验试图使用干细胞来源的细胞来治疗帕金森病，有 29 项试验用于治疗眼部疾病，其他疾病还包括心力衰竭、1 型糖尿病。

四、发酵工程

发酵工程（fermentation engineering）是一门利用微生物的生长和代谢活动来生产各种有用物质的工程技术。它将微生物学、生物化学和化学工程学的基本原理有机地结合起来，由于是以培养微生物为主，所以又称微生物工程。发酵工程是生物技术的重要组成部分，也是生物技术最先走向产业化的关键技术领域。发酵（fermentation）最初来自拉丁语"发泡"（fervere），是指酵母作用于果汁或发芽谷物产生 CO_2 的现象。巴斯德研究了酒精发酵的生理意义，认为发酵是酵母在无氧状态下的呼吸过程。目前，人们把利用微生物在有氧或无氧条件下的生命活动来制备微生物菌体或其代谢产物的过程统称为发酵。

1929 年，英国的 Fleming 在培养葡萄球菌的培养皿中，观察到污染的霉菌菌落周围出现透明的抑菌圈，从而导致世界上第一个 β-内酰胺抗生素——青霉素的发现，这种产生青霉素从而抑制葡萄球菌生长的霉菌被叫作点青霉（*Penicillium notatum*）。但是，这种霉菌的产物化学性质不稳定，难以提炼，加上当时磺胺类抗菌药物的兴起，因而在发现后的相当长一段时间内未能引起人们的足够重视。1940 年，Florey 和 Chain 等分别自青霉菌发酵液中提取得到青霉素结晶，并证明其能够控制严重的革兰阳性细菌感染而对机体没有毒性。由于恰逢第二次世界大战期间，战场上急需大量这种抗感染药物，使得青霉素的大规模生产迫在眉睫。发酵工程也就随着 20 世纪 40 年代抗生素大规模深层发酵工艺的建立而真正成为一门科学技术。之后，随着对发酵过程有关理论研究的不断深入，生物反应器及传感器的改进以及自动控制技术的发展，才使得这一技术日臻完善，成为生物技术的一个重要组成部分。而现代发酵技术又在传统发酵的基础上，结合了现代的 DNA 重组、细胞融合、分子修饰和改造等新技术。

由于微生物生长速度快、生长条件简单，使得微生物发酵工业具有投资省、见效快、污染小等特点，日益成为全球经济的重要组成部分。产品种类已从此前三大类 50 多种发展到现在七大类 300 多种。氨基酸、有机酸、淀粉酶已处于世界主导地位。在发达国家中，发酵工业的产值占国内生产总值的 5%，产品市场的年平均增长率达 7% 左右。在医药产品中，发酵产品也占有重要地位，其产值占 20%。一些发达国家中，医用抗生素的用量约占临床用药的 50%。发酵工程生产的产品除了抗生素还有很多如酒类、酱油等传统产品，氨基酸、维生素、激素、核苷酸、微生物多糖（如黄原胶）、工业用酶以及丙酮、丁醇等现代产品，广泛地用于医药、食品、轻工、农牧等许多领域。

微生物发酵工业能够得到如此迅速的发展，主要因为微生物种类繁多、繁殖速度快、代谢能力强，容易通过人工诱变获得有益的突变株，而且微生物酶的种类很多，能催化各种生物化学反应。同时，微生物只需要利用廉价有机物、无机物等各种营养源就可以合成若干种有价值的代谢产物，并且不受气候、季节等自然条件的限制，可以用简易的设备来生产多种多样的产品。

发酵工程的特点如下：①发酵过程以生物体的自动调节方式进行，数十个反应过程能够像单一反应一样，在发酵设备中一次完成；②反应通常在常温常压下进行，条件温和，能耗少，设备较简单；③原料通常以糖蜜、淀粉等糖类为主，可以是农副产品、工业废水或可再生资源（植物秸秆、木屑等），微生物本身能有选择地摄取所需物质；④容易生产复杂的高分子化合物，能高度选择地在复杂化合物的特定部位进行氧化、还原、官能团引入等反应；④发酵过程中需要防止杂菌污染，设备需要进行严格的冲洗、灭菌，空气需要过滤等。

发酵工程的应用广泛。据不完全统计，微生物已经可以合成的化工原料多达数百种，包括溶剂、润滑剂、软化剂、萃化剂、胶黏剂、酸化剂、塑料、炸药、汽油添加剂、代用燃料、化妆品、阻冻剂、刹车油、枸橼酸、乙醇、乙烯、乙醛、丙酮、丁醇及丁二烯等。

五、基因药物实例

基因工程药物有很多种，下面以重组人红细胞生成素（rhEPO）为例介绍其生产工艺。

促红细胞生成素（erythropoietin，EPO）是含涎酸（唾液酸）的酸性糖蛋白，由165个氨基酸组成，它由重组DNA技术产生。其作用机制为与红系祖细胞的表面受体结合，刺激红系祖细胞〔包括红系爆式集落形成单位（BFU－E）、红系集落形成单位（CFU－E）及原红细胞〕的分化。EPO亦可促使红细胞自骨髓向血液中释放，进而转化为成熟红细胞。另外，尚有稳定红细胞膜，提高红细胞膜抗氧化酶的功能。

EPO可用于治疗肾功能不全合并的贫血、获得性免疫缺陷综合征（艾滋病）本身所致贫血或对其治疗所引起的贫血、恶性肿瘤伴发的贫血以及风湿病所引起的贫血等，也用于为择期手术储存自体血而反复采血的患者。

rhEPO是以重组DNA技术生产的红细胞生成素，将红细胞生成素的基因连接到表达载体上，转化CHO细胞，从细胞培养上清液中纯化得到红细胞生成素。rhEPO与天然EPO具有相同的体内、体外活性，比活基本相当。同天然EPO一样，基因工程的rhEPO依据糖基结构的差异也可分为α、β两种，即rhEPO－α和rhEPO－β。EPO是目前临床上治疗慢性肾衰性贫血疗效最显著的生物技术药物。现在工业生产中多采用动物细胞培养表达红细胞生成素进行大规模生产，其工艺流程如图7－1所示。

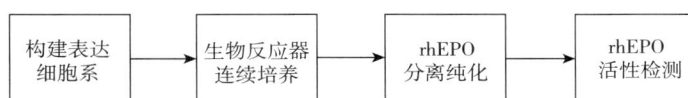

图7－1　rhEPO生产工艺流程

（一）表达rhEPO的细胞系

EPO的基因克隆及其在哺乳动物细胞中的表达如图7－2所示。

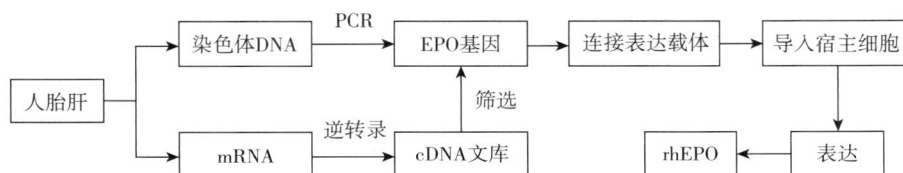

图7－2　组建表达rhEPO细胞系流程图

1. 构建rhEPO表达载体　有两种方式获得编码EPO基因：一种是提取胎肝染色体DNA，然后以特异性寡核苷酸为引物，经聚合酶链式反应扩增出人红细胞生成素的基因片段，然后与克隆载体连接，克隆基因；另一种是提取人胎肝mRNA，逆转录合成cDNA文库，进行文库筛选，得到EPO基因。

将EPO基因与表达质粒重组，导入哺乳动物细胞，经筛选得到表达EPO的细胞株。常用的表达载体质粒分为两种：一种含有二氢叶酸还原酶（*dhfr*）基因，另一种不含*dhfr*基因。常用的宿主细胞为中国仓鼠卵巢细胞（CHO细胞）。构建载体经过筛选后，必须通过测序，确证红细胞生成素的DNA序列及其推导的氨基酸序列是正确的。

2. 构建表达rhEPO的细胞株　以二氢叶酸还原酶缺陷型的中国仓鼠卵巢细胞系（CHO *dhfr*⁻）为宿主细胞。将此细胞在100mm培养皿中培养，待细胞长满50%～60%时，用无血清细胞培养基淋洗细胞，加入由无血清培养基、表达载体、共转化载体以及脂质体（lipofectin）组成的共转染混合液，37℃培养4小时。吸出培养基，加入含10%胎牛血清的F12培养基，37℃培养过夜。随后在含青霉素、链霉素及10%胎牛血清的DEME中培养，获得抗性克隆。逐步提高MTX终浓度，筛选抗性克隆。利用酶联免疫分析法确认所得到的细胞表达EPO。

（二）CHO 细胞培养工艺过程

此步采用生物反应器培养工艺。

1. 种子细胞制备

（1）冻存的细胞株 37℃水浴复苏，无菌离心，弃去冻存液。

（2）加入适量 DMEM 培养基（含 10% 小牛血清）。

（3）37℃于 CO_2 培养箱培养，连续传三代。

（4）细胞消化后接种，接种的细胞浓度约为 2.5×10^6 个/ml。

2. 反应器连续培养

（1）加入纤维素载体片及 pH 7.0 的 PBS 缓冲液，5L 细胞反应器高压灭菌 1.5 小时。

（2）将反应器接入主机，连接气体，校正电极，排出 PBS 缓冲液。加含有小牛血清的 DMEM 培养基，接种。控制条件 pH 7.0，搅拌转速小于 50r/min，37℃，溶解氧 50%～80%，进行贴壁培养。

（3）转速提高到 80～100r/min，继续扩增培养 10 天。

（4）更换为无血清合成培养基，由软件控制温度、溶氧、pH 等培养条件，进行连续灌流培养。

（5）收获培养物，4～8℃保存。

3. 培养工艺控制　生物反应器由于各种辅助配件比较完善，因此优点比较多。如无菌操作安全可靠、保温和气体交换可靠、能保持 pH 稳定、监视控制自动化、产物的收集和新液的补充持续进行以及载体有足够的表面积等，非常适于基因工程细胞的高密度、高表达连续培养。但不同细胞的最适生长和表达条件不完全相同，必须摸索出最适培养条件。

在刚接种后细胞稀少时，搅拌速度缓慢，使细胞牢固地贴附于载体上，随着细胞数量的增加逐渐提高搅拌速度，以便使细胞周围的微环境中代谢产物和营养物质都在较短的时间内达到平衡。

动物细胞培养对温度波动的敏感性很大。因此，对温度的控制应较为严格。恒定的温度（37℃）及 pH（7.2）也是较为理想的条件。

pH 也是细胞培养的关键性参数，它能影响细胞的存活力、生长及代谢。细胞生长的最适 pH 因细胞类型不同而异，应先通过实验寻找出最适 pH，再通过输入 CO_2 和碳酸氢盐溶液维持其恒定。细胞生长与表达的 pH 为 7.0～7.2。

氧是细胞代谢中最重要的养分之一。它可以直接和间接地影响细胞的生长与代谢。溶解氧应在 10%～100% 的范围内。可根据需要向培养液内加入按比例的氧气、空气或氮气混合气体以控制溶氧。

葡萄糖是细胞生长与表达过程中必不可少的碳源，其消耗程度直接反映出细胞代谢旺盛程度，细胞生长、表达旺盛时，需大量消耗，而缺乏时细胞生长速度与产物表达量均降低，故应及时充分地予以补充。此外，还应监测氨、乳酸盐类等代谢废物在培养基中的含量，维持在较低的浓度，减少对细胞的损害。

虽然采用有血清培养基有效刺激细胞的分化和增殖，但无血清的合成培养基用于生产，可降低纯化过程中杂蛋白质的含量，减少纯化的负载，并延长色谱柱使用寿命，有效提高产品的纯度。

（三）rhEPO 的分离纯化工艺过程

1. rhEPO 的初级分离

（1）CM-Sephrose 亲和色谱柱预先用 Na-HAc-异丙醇活化，并用 20mmol/L Tris-HCl 平衡缓冲液平衡。

（2）收获培养基滤膜过滤后上 CM-Sephrose 亲和色谱柱，平衡缓冲液。

（3）0～2mol/L NaCl，20mmol/L Tris 洗脱液梯度洗脱。

（4）收集活性洗脱峰 10mmol/L Tris 透析液透析过夜。

2. rhEPO 的精制

（1）透析后的活性组分上预先平衡的 DEAE 离子交换柱。

（2）0 ~ 1mol/L NaCl - Tris 洗脱液梯度洗脱，收集活性洗脱峰。

（3）上 10% 乙腈平衡的 RP-HPLC 柱，10% ~ 70% 的乙腈溶液梯度洗脱，收集活性洗脱峰。

（4）上凝胶柱（预先用 20mmol/L 枸橼酸盐缓冲液平衡），20mmol/L 枸橼酸盐缓冲液平衡并洗脱，收集活性洗脱峰（红细胞生成素）。

在透析过程中，透析液的体积为蛋白液的 15 倍，并分四次换液。在上离子交换柱前用 0.22μm 滤膜过滤。在上 RP - HPLC 柱前样品蛋白含量为 0.37mg/ml，经无菌过滤后制成粗品再进一步纯化。在上凝胶柱前蛋白含量约为 1.0mg/ml，最后得到产品蛋白含量为 1.2mg/ml，其比活大于 1.2×10^5 IU/mg。

（四）rhEPO 的质量控制

得到 rhEPO 纯品后，测定纯度、蛋白含量、分子量等物理化学性质和体内生物学活性。

1. rhEPO 的体外活性测定 即免疫学活性，用酶联免疫分析试剂盒检测。试剂盒内含有标准重组人红细胞生成素。将待测品稀释后，进行酶联免疫分析，依照其吸光度，以内标法计算样品相对于标准品的活性。

2. rhEPO 的体内生物活性测定 采用网织红细胞计数法。选用 6 ~ 8 周龄的同性别 BALB/c 小鼠分为 3 个计量组，每组 2 只。分别于腹部皮下注射红细胞生成素标准品和稀释样品，以每只 2IU、4IU、8IU 剂量注射。连续注射 3 天后，眼眶取血，染色，涂片计数 1000 个红细胞中的网织红细胞数，同时计算原血中的红细胞数，两值相乘为原血中网织红细胞绝对数。以注射剂量为横坐标，网织红细胞绝对值为纵坐标，求得待测样品的体内生物学活性，并计算样品稀释前的浓度。

思考题

答案解析

1. 简述生物信息学的主要研究内容。
2. 简述利用微生物生产酶制剂的优点。
3. 简述利用基因工程技术生产药品的优点。

（陈 羽）

书网融合……

微课　　　　　习题　　　　　本章小结

第八章　药事管理学

学习目标

1. 通过本章学习，掌握药事管理学的基本概念和框架，包括药事管理的定义、目标、性质及其学科特点；熟悉药品的特殊性和药事管理的重要性；了解药事管理的核心内容和药品在社会中的独特作用。

2. 具备药事管理的基础知识和应用能力，能够理解和应用药品研发、注册、生产、经营及使用管理的基本原则和方法，培养学生分析和解决药事管理问题的能力，特别是在药品安全、有效性和合理使用方面。

3. 树立职业责任感，强化药事管理学科的使命意识，理解药事管理对保障人民健康和社会稳定的重要性，立志为推动我国药事管理事业的发展贡献力量，同时关注药事管理领域的前沿动态和发展趋势。

第一节　药事管理概述

一、药事的定义

药事（pharmaceutical affairs）指与药品的研发、生产、流通、使用及药学服务相关的活动与管理措施，涵盖从药品研发到临床应用的全过程。其核心目标是确保药品安全、有效与质量稳定，满足公众健康需求。

药事涉及质量控制、风险管理、政策法规落实及药学服务提供，需政府监管、企业合规经营、医疗机构专业服务及社会公众监督多方协作。

二、药事管理的定义

药事管理（pharmacy administration）是指对药学事业的综合管理，是运用管理学、法学、社会学、经济学等多学科的理论与方法，对药事活动进行计划、组织、指导、协调和控制，以实现药事领域健康发展的综合性管理活动。 微课

药事管理可分为宏观和微观两个层面。宏观药事管理是指国家行政机关依据政策、法律与法规，通过行使行政职能和权力，对全国药事活动实施监督、调控和规范，以达到保障药品安全、有效和促进公众健康的目标。微观药事管理则是指药事相关单位或部门内部的管理活动，包括人员管理、财务管理、物资设备管理、药品质量管理、技术管理、信息管理以及药学服务管理等具体工作。

三、药事管理的目标

（一）保障药品质量安全

保障药品质量和安全是药事管理的首要任务。通过制定和实施严格的质量标准，强化药品生产、流

通及使用环节的监管，有效预防药品质量问题和药物不良反应的发生。同时，确保药品在临床应用中的疗效，防止滥用或不当使用带来的健康风险。

（二）促进药品合理使用

药品的科学、合理使用是药事管理的重要目标。通过完善药品管理体系，加强公众和医务人员的用药教育，提升合理用药意识，引导药品的安全、规范使用，最大限度发挥药物的治疗效果，减少药品滥用、耐药性及药物相互作用的风险。

（三）提高药品资源效率

药事管理在确保药品安全的基础上，优化药品资源的配置和利用效率。通过科学规划药品供应，完善储备和调配机制，减少药品浪费，确保药品供应链稳定，满足临床需求，提高药品的可及性和可负担性。

（四）推动药品产业发展

药事管理通过加强政策引导和行业监管，促进药品产业的规范化、现代化和国际化发展。推动药品生产企业合规运营，支持医药科技创新，提高行业整体水平，保障药品产业的可持续发展，增强医药产业竞争力。

（五）维护公众健康福祉

药事管理的最终目标是维护公众健康和社会福祉。通过科学、合理的药品管理措施，确保药品的安全、有效、可及，降低药品使用风险，改善公共健康水平，促进健康公平，为社会提供高质量的医药保障。

四、药事管理学的定义

药事管理学是研究药品研制、生产、流通、使用、检验、监管等药事活动基本规律及一般方法的科学。药事管理学的核心是研究药事活动的规律和解决实践问题。对药事管理学的定义应从药事活动的主体角度划分药事活动范围，药事活动主体由三方组成，包括监管机构、药事组织（包括药学教育科研单位、药品生产企业、药品经营企业、医疗机构等）和个人（患者、药师、医师及其他药学服务提供者）。

五、药事管理学的性质与特点

（一）交叉学科属性

药事管理学融合药学、医学、法学、经济学、管理学等多学科知识，解决药品管理中的实际问题。它不仅涉及药品的科学与技术，还关注法律、经济、社会及政策问题。

（二）药学的分支学科

药事管理学是药学的重要组成部分，而非管理学的分支。药学包括药物化学、药理学、药剂学、药物分析、临床药学等多个领域，药事管理学专注于药品政策、法规及管理体系的研究，指导药品全生命周期的科学管理，促进合理用药和公共健康保障。

（三）社会科学属性

药事管理学涉及药品政策和法规的制定与执行，受社会、经济、政治等因素影响。药品市场准入、价格调控和医保政策不仅需科学依据，也涉及社会公平和经济可行性。此外，药事管理学研究药品滥用、可及性、患者依从性等问题，采用社会调查、统计分析等方法，体现社会科学的特性。

（四）实践导向的应用科学

药事管理学具有高度实践性，研究成果直接服务于药品研发、审批、生产、流通、使用、监管等环节。例如，优化审批流程提升新药上市效率，完善药品追溯系统加强质量控制。国家制定的药品管理法规不仅是药事管理学的研究内容，也为药品管理提供实践依据，确保药品安全、有效和可及。

（五）动态发展的学科

药事管理学具有动态性和前瞻性，药品管理法规随社会发展、科技进步和健康需求不断更新，新兴技术如大数据、人工智能等被广泛应用于药品监管，提升质量控制和市场监督能力。同时，全球化促进国际标准与本土实践的结合，使我国药品管理体系逐步完善。此外，药事管理学需在市场需求与监管要求间寻找平衡，确保药品安全的同时推动医药产业发展，并具备应对突发公共健康事件的能力，确保关键药品的供应与安全。

第二节　药事管理的重要性

一、药品的特殊性与药事管理

（一）药品的专属性

药品的专属性是指药品的治疗功能仅限于特定的疾病或病症。每种药品都具有明确的治疗目的和特定的适应证，并且其疗效和使用范围受到严格的科学验证和临床试验的支持。这种专属性使得药品在治疗过程中必须由专业人员根据患者的病情和个体差异来进行合理选择和使用。

药品的专属性决定了药品不能随意更换或滥用。例如，一种抗生素只能用于由细菌引起的感染，而不能用于病毒性疾病的治疗。如果药品使用不当，不仅无法发挥其疗效，还可能引发不良反应或加重患者病情。因此，药事管理的核心任务之一就是确保药品专属性的实施，确保每种药品在合法、合理的范围内使用。

（二）药品的两重性

药品的两重性是指药品既具有治疗作用，又可能产生不良反应。药品的有效性与安全性是药品研发过程中的核心要素，但即便是最为常见的药物，也存在一定的副作用或不良反应。例如，某些药物可能对肝脏、肾脏等器官产生负担，长期使用可能引发肝肾功能损害；而某些抗生素可能引起耐药性，甚至影响患者的免疫系统。

这种两重性决定了药品的管理必须严格规范。药事管理要求通过监测药品的安全性，进行合理的用药指导，避免药物不良反应的发生，保障公众的用药安全。因此，药事管理不仅要关注药品的有效性，还要重视其安全性和潜在的副作用，做到权衡利弊，避免滥用和不当使用。

（三）药品选择的代理性

药品的选择通常是由医务人员（如医生或药师）作为代理人来进行的，患者在药品选择中起到的是间接作用。患者在面对疾病时，往往依赖专业的医生或药师的判断来选择合适的药物。医生根据患者的病情、身体状况以及对药物的反应来选择药物，药师通过药学专业知识来指导药品的合理使用和剂量的调整。

这种代理性要求药事管理必须确保医药人员具备足够的药学专业知识和技能，以便为患者提供科学、安全、有效的用药方案。同时，药事管理还需要建立完善的药品信息系统，确保医生和药师能够实时获取最新的药品信息，为患者的健康提供保障。

（四）药品的社会责任性

药品不仅仅是为个体患者提供治疗的工具，它还承载着社会责任。药品的社会责任性体现在药品的保障性、公平性和可及性上。社会对药品有着极高的依赖，尤其是在传染病防治、慢性病管理以及重大疾病治疗中，药品的可获得性和负担能力直接关系到公共健康。

药品的社会责任性要求药事管理者必须考虑如何通过合适的政策和手段，让更多的人能够公平地获得所需药物。例如，在贫困地区，药事管理要通过政策推动药品价格的合理化，使得基础治疗药物得以普及；在公共卫生事件发生时，政府需要通过统一管理确保药品的及时分配和合理使用，避免短缺和滥用现象的发生。因此，药事管理不仅要关注药品的质量和安全，还要关注药品的社会分配和利用效率，确保药品能够发挥更广泛的社会效益。

（五）药品的创新性与动态性

药品具有创新性和动态性，体现在药物的研发和药物治疗的不断进步上。随着科技的发展，新药物和新治疗方法不断涌现，药品的种类和治疗效果也在不断改善。例如，靶向药物和免疫治疗药物的出现，在癌症治疗方面取得了突破性进展；而随着基因组学的发展，个性化用药已逐渐成为未来药学的研究趋势。

药品的创新性要求药事管理不断更新知识储备，适应新的技术和治疗理念。药事管理需要紧跟科学进步的步伐，及时更新药品的管理和使用标准，并进行相应的教育和培训。此外，药品的创新性和市场的快速变化也要求药事管理有更灵活的机制，能够及时响应药品的市场需求和科技发展带来的变化，确保新药品在合规的框架下被正确使用。

二、医药产业的特点

（一）高研发投入和技术驱动

医药产业是典型的知识密集型和技术驱动型行业，新药研发需要巨额资金投入和长时间周期。根据国际制药研究与制造商协会（IFPMA）的报告，全球医药行业的研发支出通常占销售额的 15%~20%。根据 2021 年 *Pharmaceutical Research and Manufacturers of America*（PhRMA），开发一种新药的平均成本约为 26 亿美元，研发周期通常为 10~15 年，仅有约 12% 的候选药物能够通过临床试验并最终上市。

此外，随着精准医学和生物制药等新兴领域的快速发展，药品的研发也从传统的小分子药物向更复杂的生物制剂和基因治疗方向发展。根据 Statista 数据，生物制药市场预计将在 2026 年达到 5800 亿美元，占全球医药产业的比重逐年增加。

（二）监管严格与合规要求高

医药产业受到各国政府的高度监管，涉及药品审批、生产质量管理、市场准入等多个环节。制药企业通常需要较长时间的审批过程才能将新药推向市场，且在整个生命周期中会接受多次审查和监管。以美国 FDA 为例，普通药物的审批时间为 8~10 年，而特殊药物（如癌症药物）可能需要更长时间。

（三）高风险与高回报

医药产业的高风险通常伴随着高回报，尤其是在新药研发阶段。PhRMA 的数据，开发一个新药的平均成本可能达到 26 亿美元，这包括了临床试验、前期研究及市场监管等各方面的费用。然而，一旦新药上市，成功的药物可以带来巨大的商业回报。例如，抗癌药物 Keytruda 和 Opdivo 的年销售额分别超过 100 亿美元，为药品的研发公司带来了可观的收益。

（四）全球化与市场多元化

随着全球经济一体化和贸易自由化，医药产业正向全球市场扩展。尤其是中国、印度、巴西等新兴市场的迅速发展，推动了全球药品市场的多元化。根据 IMS Health 数据，从 2020 年开始，中国药品市场规模超过 1550 亿美元，成为全球第二大药品市场，仅次于美国。同时，跨国制药公司也面临着来自新兴市场的竞争，许多本土制药公司在药物生产、分销和定价上更具优势。中国的华大基因、印度的艾克瑞等公司在生物技术和仿制药领域逐渐崭露头角，推动了全球药品产业的竞争格局变化。

（五）创新驱动与市场需求导向

医药产业的创新主要由疾病治疗需求驱动，尤其是在癌症、糖尿病、心血管疾病等高发病症领域。据联合国和世界卫生组织的数据，全国 60 岁以上人口的比例正在逐年上升。随着全球老龄化进程的加快，慢性病、老年病等疾病的治疗需求不断增加，推动了药品的创新和开发。

（六）价格敏感性与定价机制

药品的定价机制在全球范围内差异较大，但整体呈现出高度的价格敏感性。尤其是在新兴市场，药品价格的敏感性对市场需求有很大的影响。因此，许多国家和地区实施药品价格管控政策，以确保药品的可及性。

第三节　药事管理的研究方法

药事管理学是药学和社会科学相互联系、交叉渗透形成的边缘学科。药事管理研究属于社会科学性质，主要是探讨与药事有关的人们的行为和社会现象的系统知识。药事管理研究虽然也具有自然科学研究的客观性、系统性、实证性、验证性及复制性等特征，但因研究对象以"人"与"社会"为主，故其研究环境与条件、研究结果的解释程度等，均与以"物"及"自然"为主的自然科学研究有所差别。该学科的研究方法具有多学科性，主要表现在：复制性低、因素复杂、间接测量、普遍性低、误差较大等几方面。

一、药事管理定性研究

（一）定性研究概述

定性研究是一种通过发掘问题、理解事件现象、分析人类的行为与观点以及回答提问来获取敏锐洞察力的研究方法。定性研究的类型主要包括访谈法、观察法、田野调查法、话语分析法和文本分析法等。

（二）实地研究

实地研究亦称田野研究，是社会科学研究的一种方法，指在真实环境中进行的研究，旨在通过直接搜集社会资料以深入了解和分析研究对象。实地研究的类型主要包括实地调查研究、二手数据研究和案例研究等。

实地研究的过程通常包括以下步骤：①确定研究目的和对象；②选择研究方法；③获得访问权限；④进入现场；⑤收集数据；⑥分析数据；⑦退出现场；⑧写作报告；⑨反馈。以上步骤可能会根据具体的研究项目和研究者的偏好有所调整。

实地研究的应用非常广泛，它可以帮助社会科学家深入了解和解释人类行为、社会结构和社会变迁。通过在自然环境中直接观察和互动，研究者能够获得关于个体、群体或社区的详尽信息，从而洞察其文化、社会动态和行为模式。研究者通常采用观察法和访谈法来开展研究。观察法是指研究者根据一定的研究目的、研究提纲或观察表，通过感官或利用辅助工具直接观察研究对象，从而获取相关资料的一种方法；访谈法（interview）是一种通过访员和受访人面对面交谈来了解受访人的心理和行为的心理学基本研究方法。

（三）个案研究

个案研究是一种深入研究单个或少量研究对象（如个人、团体、事件或情境）的方法，以全面、详尽地了解其行为、经历、特征或内在规律。个案研究的类型主要有以下 5 种：①探索性个案研究；②解释性个案研究；③描述性个案研究；④评价性个案研究；⑤关键个案研究。总之，个案研究是一种灵活的研究方法，适用于多种学科领域，包括社会科学、教育研究、商业研究等。

个案研究的设计是个案研究的核心部分，它决定了研究的结构、方法和应用。设计个案研究需要考虑以下 10 个关键要素：①研究问题；②研究对象的选择；③数据收集方法；④数据来源的多样性；⑤时间框架；⑥研究计划；⑦伦理考虑；⑧数据分析；⑨报告撰写；⑩质量控制。总之，设计良好的个案研究可以帮助研究者系统地收集、分析和解释数据，从而深入理解研究主题。

二、药事管理定量研究

（一）定量研究概述

定量研究是与定性研究相对的概念，它主要通过数学工具对事物的数量进行分析，以获取对事物量的规定性的认识。定量研究的类型主要包括调查法、相关法和实验法。

（二）调查研究

调查研究（survey research）是通过各种途径，运用各种方式方法，有计划、有目的地了解事物真实情况的科学活动。调查研究的类型主要包括全面调查、抽样调查和典型调查等。

问卷设计：问卷设计的结构通常包括以下几个部分：①标题；②引言；③问题；④答案格式；⑤结束语；⑥附件。在设计问卷时，还需要注意以下原则：①明确性；②简洁性；③具体性；④无偏见性；⑤相关性；⑥逻辑性；⑦敏感性；⑧答案格式；⑨结束语；⑩附件。问卷设计的步骤主要包括以下几个阶段：①确定研究目的；②定义研究对象；③设计问题；④安排问题顺序；⑤选择答案格式；⑥设计问卷布局；⑦进行预测试；⑧修改和完善；⑨正式调查；⑩结果分析和报告。

调查的组织和实施：调查的组织和实施涉及明确调研目标、设计问卷与选择样本，通过多种渠道如在线、电话或面对面方式收集数据，并对结果进行整理分析，最终形成报告以指导决策。

（三）实验研究

实验研究是一种受控的研究方法，通过操作一个或多个变量来评估其对其他变量的影响，主要目的是建立变量间的因果关系。实验研究的程序主要包括选择课题、设计实验、实施实验和总结评价等步骤。实验室实验是在特定条件下，在实验室内进行的一种受控实验方法，主要目的是通过精确控制变量来探究因果关系。双盲实验是一种实验设计方法，其中实验者和参与者都不知道哪些参与者接受了哪种具体的处理方式（如实验组或对照组）。实验研究的影响因素包括实验对象、实验因素以及实验效应等多个方面。这些因素在实验研究中起着关键性作用，直接影响到实验结果的可靠性和科学性。

（四）利用文献的定量研究

利用文献的定量研究是通过收集和分析数值数据来回答研究问题的方法，强调对数据的量化和统计分析，以得出客观、可验证的结论。主要包括荟萃分析法和文献计量分析。荟萃分析法是一种在医学、心理学等科学研究领域中常用的定量研究方法，它通过合并多个独立研究的结果来增加数据量和统计功效，从而提供更准确和可靠的结论。文献计量分析是一种应用数学和统计方法来研究文献的数量方面，如出版物的数量、作者频率、期刊的被引次数等。它主要用于评价研究产出、监测科学趋势以及识别研究领域的发展动态。

三、药事管理研究报告的撰写

药事管理研究报告是对药事管理活动进行系统分析和总结的学术性文献，它不仅是对某一药事问题的深入研究，也是为相关决策者提供理论支持和实践指南的重要工具。一个完整的研究报告需要清晰展示研究背景、方法、过程、结果及其意义，具有严谨性、系统性和可操作性。以下是药事管理研究报告撰写的具体内容和要点。

（一）研究报告的内容构成

1. 导言部分 导言部分为研究报告提供了背景信息，旨在帮助读者快速了解研究的基本情况。它通常包括以下要素。

（1）研究背景 介绍研究的起因，阐明研究问题的社会、经济或学术背景。药事管理研究通常围绕药品的管理、法规、政策、市场等问题展开，因此背景部分需明确指出药品管理在当前社会中的重要性和迫切性。

（2）研究目的 明确指出研究要解决的核心问题，简要描述研究的目的、重点和研究方向。

（3）研究的重要性 阐述此项研究为何重要，尤其是对药事管理学科及实际药事工作的重要性。可以涉及如何为药品监管提供科学依据，如何改进药品政策，如何提高药品管理效能等。

（4）研究假设 如果适用，提出研究假设，简要解释研究假设背后的理论或实际依据，确定研究假设需要回答的问题。

2. 方法部分 方法部分是药事管理研究报告的核心之一，它详细描述了研究的设计、方法和数据分析过程，以确保研究的可重复性和透明度。主要内容如下。

（1）研究设计 描述所采用的研究类型（如定量研究、定性研究或混合方法研究）。包括数据收集方式（如调查问卷、面谈、实验、文献分析等）以及研究样本的选择标准。

（2）数据收集方法 详细说明数据收集过程，如药品市场数据的获取、药品使用情况的调查、政策执行效果的评估等。数据的准确性与全面性直接影响研究结论的可靠性，因此在方法部分应突出数据收集的严谨性。

（3）数据分析方法 介绍所使用的统计方法和分析技术，如回归分析、方差分析、描述性统计、因子分析等。对于药事管理的研究，数据分析部分尤为关键，因为它帮助识别药品管理中潜在的问题和机遇。

3. 主体部分 主体部分是研究报告的核心内容，重点展示研究的主要发现。

（1）数据分析结果 详细呈现研究中的数据分析结果，可以通过表格、图表、文字描述等方式展示。此部分应清晰展示药事管理中发现的问题、趋势、影响因素等。例如，展示药品监管政策的实施效果、药品销售数据的分析结果等。

（2）讨论 对研究结果进行分析和解读，探讨其与理论或其他研究的关系。讨论中应结合背景知识，分析不同因素如何影响药品全生命周期的管理，提出对策建议。

（3）图表的使用 图表是报告中的重要元素，它们能有效展示数据之间的关系、变化趋势及对比结果。常见的图表包括柱状图、折线图、饼图等。图表应简洁明了，避免过度复杂。

4. 结尾部分 结尾部分对研究报告进行总结和展望，通常包括以下要素。

（1）研究总结 简要总结研究结果，概括研究所发现的关键问题，并提出解决方案或建议。总结部分应对研究成果进行客观评价，并与研究目的进行对比，明确研究的贡献。

（2）局限性　每项研究都有其局限性，结尾部分应明确指出研究过程中存在的不足之处，如样本量限制、数据不完全、研究方法的局限等。这能够帮助读者更客观地理解研究结果。

（3）未来研究方向　基于研究的局限性和发现的问题，提出未来可以深入研究的方向。为后续研究提供思路，并鼓励其他学者在此领域进行探索。

（二）编写研究报告的注意问题

在撰写药事管理研究报告时，应注意以下内容。

1. 明确研究目的和主题　在编写报告之前，必须清晰明确研究的核心问题和主题。所有内容都应围绕这一核心展开，确保研究内容的连贯性和聚焦性。主题的明确可以帮助读者快速了解研究的意图，避免报告内容散漫不清。

2. 结构和组织　研究报告的结构应具备逻辑性和条理性，确保读者能清晰跟随作者的思路。各个部分之间应有自然的过渡，章节划分要合理，信息呈现应有序，避免堆砌信息。合理的组织能帮助读者更好地理解研究内容，提升报告的说服力。

3. 数据和证据　研究报告中的数据应真实可靠。所有数据和证据都应清晰来源，引用权威、可靠的统计资料和研究文献，避免数据失真。数据的呈现应该具有透明性，可以通过附录提供详细的数据来源。通过数据支持研究结论，增加报告的可信度。

4. 语言表达　研究报告的语言应简洁明了，避免使用复杂难懂的术语。虽然药事管理学科的术语不可避免，但应该用通俗易懂的语言进行解释，确保即使非专业读者也能理解报告的核心内容。报告要避免赘述，避免使用冗长的句子。

5. 参考文献　研究报告中的参考文献应严格按照学术规范进行引用。参考文献可以提供研究背景支持，增加报告的可信度。同时，引用规范的参考文献也体现了作者对学术道德的尊重，确保研究报告的学术性和完整性。

（三）研究报告常见统计图

在药事管理研究中，数据的可视化是分析和呈现研究结果的重要手段。统计图能够直观地展示数据特征，帮助研究者发现规律、解释现象，并为决策提供依据。以下是几种常见的统计图类型及其应用场景。

1. 折线图（line chart）　折线图是一种通过连接数据点的线段来显示数据随时间或顺序变化的趋势的统计图。它特别适用于呈现连续数据的变化过程，能够清晰地展示数据的波动、增长或下降趋势。

折线图应用场景举例：①时间序列分析：展示某种药品的销售量随时间的变化趋势，分析季节性波动或长期增长趋势。②药物浓度监测：在药代动力学研究中，折线图可用于展示药物在体内的浓度随时间的变化，帮助评估药物的吸收、分布、代谢和排泄过程。③政策效果评估：展示某项药事管理政策实施前后药品价格或使用量的变化趋势。

2. 饼形图（pie chart）　饼形图是一种将整体划分为若干部分的圆形统计图，用于显示各部分占整体的百分比。它适合展示类别数据的相对比例，能够直观地反映各部分在整体中的贡献。

应用场景举例：①药品市场份额分析：展示不同制药企业在某一药品市场中的份额占比。②药物不良反应分类：在药物安全性研究中，饼形图可用于展示不同类型不良反应的发生比例。③药品费用构成分析：展示某医院药品费用中不同类别药品（如抗生素、心血管药物等）的占比。

3. 柱状图（bar chart）　柱状图通过柱形的高度来表示数值大小，适用于比较不同类别的数据差异。它可以横向或纵向展示，具有较强的视觉冲击力。

应用场景举例：①药品销售对比：比较不同药品的销售额或销售量。②药物疗效比较：在临床试验中，柱状图可用于展示不同治疗组的疗效差异。③药品价格分析：比较不同地区或不同渠道的药品价格水平。

4. 散点图（scatter plot） 散点图是一种通过点的分布来显示两个变量之间关系的统计图，非常适合观察和分析变量间的相关性或趋势。它能够直观地展示数据的分布模式，如线性关系、非线性关系或无关系。

应用场景举例：①药物剂量与疗效关系：展示药物剂量与患者疗效之间的相关性，帮助确定最佳剂量范围。②药品价格与销量关系：分析药品价格与销量之间的关系，为定价策略提供依据。③药物相互作用研究：展示两种药物联合使用时对疗效或安全性的影响。

5. 箱线图（box plot） 箱线图是一种用于显示数据分布特征的统计图，能够展示数据的中位数、四分位数、异常值等信息。它适合用于比较不同组别数据的分布情况。

应用场景举例：①药物临床试验数据分析：比较不同治疗组患者某项指标（如血压、血糖）的分布情况。②药品质量稳定性分析：展示不同批次药品某项质量指标的分布情况，评估生产过程的稳定性。③药品价格波动分析：展示不同地区药品价格的分布情况。

6. 热力图（heatmap） 热力图是一种通过颜色深浅来表示数据大小的统计图，适合展示大量数据的分布模式或相关性。

应用场景举例：①药物基因组学数据分析：展示不同基因与药物反应之间的相关性。②药品销售热点分析：展示不同地区或时间段的药品销售热度。③药物不良反应频率分析：展示不同药物与不良反应类型之间的关联强度。

7. 雷达图（Radar Chart） 雷达图是一种通过多个轴来展示多维数据的统计图，适合用于比较不同类别在多个维度上的表现。

应用场景举例：①药品综合评价：比较不同药品在疗效、安全性、经济性等多个维度的表现。②药物研发风险评估：展示不同候选药物在毒性、稳定性、成本等维度的风险分布。③药品政策效果评估：例如，比较不同政策在可及性、可负担性、公平性等维度的效果。

通过合理选择和使用上述统计图，药事管理研究报告能够更直观、清晰地展示数据特征，为研究结论的阐述和决策提供有力支持。在实际应用中，研究者应根据数据类型、研究目的和读者需求，选择最合适的统计图类型，并注重图形的美观性和可读性。

第四节　我国药事管理组织机构

20世纪以来，随着药品产业的快速发展和全球化进程的加速，各国纷纷依法设立专门的药品监督管理部门，旨在通过法律法规的约束和科学监管手段，加强对药品研制、生产、流通、使用等全生命周期的监督管理，从而构建高效、专业、统一的药品监管体系，保障公众用药安全。我国药品监督管理机构经过多年的改革与发展，已形成了一套符合国情的组织体系，主要包括药品监督管理行政机构和药品监督管理技术机构两大部分。

一、药品监督管理行政机构

药品监督管理行政机构是药品监管体系的核心组成部分，主要负责药品监管政策的制定与实施，以及对药品研制、生产、流通、使用等环节的监督管理。其职责是依据国家法律法规和相关政策，运用法定权力，对药品及相关活动进行监督和管理，确保药品的安全性、有效性和质量可控性。

根据《中华人民共和国药品管理法》及国家机构改革的有关规定，我国药品监督管理行政机构主要包括国家药品监督管理部门、地方药品监督管理部门以及其他相关行政部门。经过多年的改革与优化，我国逐步建立了符合现阶段国情的药品监督管理体制和组织体系。该体系以"中央为主导、地方为基础、分级管理、综合监管"为原则，形成了科学高效的监管格局。

（一）国家药品监督管理部门

国家药品监督管理局（National Medical Products Administration，NMPA）是主管全国药品监督管理工作的国家权威机构，负责制定和实施全国统一的药品监管政策、法律法规，并监督指导地方药品监督管理部门的工作。

国家药品监督管理局贯彻落实党中央关于药品监督管理工作的方针政策和决策部署，在履行职责过程中坚持和加强党对药品监督管理工作的集中统一领导。主要职责如下。

1. 负责药品（含中药、民族药，下同）、医疗器械和化妆品安全监督管理。拟订监督管理政策规划，组织起草法律法规草案，拟订部门规章，并监督实施。研究拟订鼓励药品、医疗器械和化妆品新技术新产品的管理与服务政策。

2. 负责药品、医疗器械和化妆品标准管理。组织制定、公布国家药典等药品、医疗器械标准，组织拟订化妆品标准，组织制定分类管理制度，并监督实施。参与制定国家基本药物目录，配合实施国家基本药物制度。

3. 负责药品、医疗器械和化妆品注册管理。制定注册管理制度，严格上市审评审批，完善审评审批服务便利化措施，并组织实施。

4. 负责药品、医疗器械和化妆品质量管理。制定研制质量管理规范并监督实施。制定生产质量管理规范并依职责监督实施。制定经营、使用质量管理规范并指导实施。

5. 负责药品、医疗器械和化妆品上市后风险管理。组织开展药品不良反应、医疗器械不良事件和化妆品不良反应的监测、评价和处置工作。依法承担药品、医疗器械和化妆品安全应急管理工作。

6. 负责执业药师资格准入管理。制定执业药师资格准入制度，指导监督执业药师注册工作。

7. 负责组织指导药品、医疗器械和化妆品监督检查。制定检查制度，依法查处药品、医疗器械和化妆品注册环节的违法行为，依职责组织指导查处生产环节的违法行为。

8. 负责药品、医疗器械和化妆品监督管理领域对外交流与合作，参与相关国际监管规则和标准的制定。

9. 负责指导省、自治区、直辖市药品监督管理部门工作。

10. 完成党中央、国务院交办的其他任务。

（二）地方药品监督管理部门

地方药品监督管理部门由各省、自治区、直辖市政府分级管理，负责辖区内药品监督管理工作。根据国家机构改革的要求，药品行政监督管理部门主要设至省级，省级以下（市、县）的药品监督管理工作由市场监管部门统一承担。这种"省级以上单设药监，省级以下综合监管"的模式，既保证了监管的专业性，又提高了行政效率。

（三）市、县级市场监督管理部门

市、县药品监督管理工作由市、县级市场监管部门统一承担，市、县级市场监督管理部门作为同级政府的工作机构，保证其相对独立地依法履行职责，设置负责药品监管的工作机构，保证其对药品研究、生产、流通、使用全过程的有效监管。

特别要说明的是，与国家市场监督管理总局的有关职责分工如下。

国家药品监督管理局负责制定药品、医疗器械和化妆品监管制度，并负责药品、医疗器械和化妆品研制环节的许可、检查和处罚。

省级药品监督管理部门负责药品、医疗器械和化妆品生产环节的许可、检查和处罚，以及药品批发许可、零售连锁总部许可、互联网销售第三方平台备案及检查和处罚。

市、县两级市场监管部门负责药品零售、医疗器械经营的许可、检查和处罚，以及化妆品经营和药品、医疗器械使用环节质量的检查和处罚。

（四）其他与药品监督管理相关的国家行政部门

除药品监督管理部门外，国家卫生健康委员会、国家医疗保障局等部门也在各自职责范围内参与药品监督管理工作。例如，国家药品监督管理局会同国家卫生健康委员会组织国家药典委员会并制定国家药典，建立重大药品不良反应和医疗器械不良事件相互通报机制和联合处置机制。商务部负责拟订药品流通发展规划和政策，国家药品监督管理局在药品监督管理工作中，配合执行药品流通发展规划和政策。公安部负责组织指导药品、医疗器械和化妆品犯罪案件侦查工作，国家药品监督管理局与公安部建立行政执法和刑事司法工作衔接机制。药品监督管理部门发现违法行为涉嫌犯罪的，按照有关规定及时移送公安机关，公安机关应当迅速进行审查，并依法作出立案或者不予立案的决定。国家医保局组织制定城乡统一的药品、医用耗材、医疗服务项目、医疗服务设施等医保目录和支付标准，建立动态调整机制，制定医保目录准入谈判规则并组织实施；制定药品、医用耗材的招标采购政策并监督实施，指导药品、医用耗材招标采购平台建设。这些部门与药品监督管理部门协同合作，形成了多部门联动的监管机制。

知识拓展

2024 年国家医保谈判

国家医保局于 2024 年 11 月 28 日重磅发布 2024 年国家医保谈判结果。此次医保谈判，有 91 种药品新增进入国家医保药品目录，其中包括肿瘤用药 26 个（含 4 个罕见病）、糖尿病等慢性病用药 15 个（含 2 个罕见病）。从谈判结果看，今年参与谈判/竞价的 117 种目录外药品中，89 种谈判或竞价成功，成功率 76%，价格降幅 63%。本轮调整后，国家医保目录内药品数量再创新高，达到 3159 种，其中西药 1765 种、中成药 1394 种。中药饮片部分 892 种。新版国家医保目录将于 2025 年 1 月 1 日起正式实施。医保谈判通过科学的谈判机制，实现了药品价格的大幅下降，显著提升了药品的可及性；医保谈判为创新药提供了市场准入机会，促进了医药产业的创新和升级。

二、药品监督管理技术机构

药品监督管理技术机构是药品监管体系的重要组成部分，主要负责药品标准制定、检验检测、技术审评、科学研究等专业性工作。这些机构为药品监管提供了科学依据和技术支持，是保障药品安全性、有效性和质量可控性的关键力量。我国的主要药品监督管理技术机构如下。

（一）中国食品药品检定研究院

中国食品药品检定研究院（National Institutes for Food and Drug Control，NIFDC，以下简称中检院）是国家药品监督管理局直属的技术机构，是我国药品、医疗器械和化妆品检验检测的最高技术仲裁机构。中检院的前身是 1950 年成立的中央人民政府卫生部药物食品检验所和生物制品检定所。2018 年，根据中央编办关于国家药品监督管理局所属事业单位机构编制的批复，中检院（国家药品监督管理局医疗器械标准管理中心，中国药品检验总所）为国家药品监督管理局所属公益二类事业单位。

中检院是国家检验药品生物制品质量的法定机构，主要承担食品、药品、医疗器械、化妆品及有关药用辅料、包装材料与容器（以下统称为食品药品）的检验检测工作，组织开展药品、医疗器械、化妆品抽验和质量分析工作，负责相关复验、技术仲裁，组织开展进口药品注册检验以及上市后有关数据收集分析等工作；承担药品、医疗器械、化妆品质量标准、技术规范、技术要求、检验检测方法的制修订以及技术复核工作，组织开展检验检测新技术新方法新标准研究，承担相关产品严重不良反应、严重不良事件原因的实验研究工作；负责医疗器械标准管理相关工作；承担生物制品批签发相关工作；承担化妆品安全技术评价工作；组织开展有关国家标准物质的规划、计划、研究、制备、标定、分发和管理工作；负责生产用菌毒种、细胞株的检定工作，承担医用标准菌毒种、细胞株的收集、鉴定、保存、分发和管理工作；承担实验动物饲育、保种、供应和实验动物及相关产品的质量检测工作；承担食品药品检验检测机构实验室间比对以及能力验证、考核与评价等技术工作；负责研究生教育培养工作，组织开展对食品药品相关单位质量检验检测工作的培训和技术指导。

经过几代人的艰苦努力、辛勤耕耘，中检院已发展成为集检定、科研、教学、标准化研究于一体的综合性国家级检验机构，目前承担着 7 个国家级中心及重点实验室的工作：国家病毒性肝炎研究中心、国家药品监督管理局细菌耐药性监测中心、中国医学细菌保藏管理中心、国家啮齿类实验动物种子中心、国家实验动物质量检测中心、国家麻醉品检定实验室、卫健委生物技术产品检定方法及其标准化重点实验室。

（二）国家药典委员会

国家药典委员会（Chinese Pharmacopoeia Commission）是负责《中华人民共和国药典》（以下简称《中国药典》）编制和修订的权威机构，成立于 1950 年，是我国药品标准的最高技术管理机构。国家药典委员会的主要职责包括组织编制、修订和编译《中国药典》及配套标准。组织制定修订国家药品标准。参与拟订有关药品标准管理制度和工作机制。组织《中国药典》收载品种的医学和药学遴选工作。负责药品通用名称命名。组织评估《中国药典》和国家药品标准执行情况。开展药品标准发展战略、管理政策和技术法规研究。承担药品标准信息化建设工作。开展药品标准国际（地区）协调和技术交流，参与国际（地区）间药品标准适用性认证合作工作。组织开展《中国药典》和国家药品标准宣传培训与技术咨询，负责《中国药品标准》等刊物编辑出版工作等。

（三）国家药品监督管理局药品审评中心

药品审评中心（Center for Drug Evaluation，CDE）是国家药品监督管理局直属的技术审评机构。1985 年，我国第一部《药品管理法》实施，国家成立卫生部药品审评委员会，下设药品审评办公室，主要对新药进行技术审评，当时的审评模式为依靠外部专家进行外部审评。2000 年，国家药品审评模式由外部审评向内部审评转变。目前中心的主要职责包括：负责药物临床试验、药品上市许可申请的受理和技术审评。负责仿制药质量和疗效一致性评价的技术审评。承担再生医学与组织工程等新兴医疗产品涉及药品的技术审评。参与拟订药品注册管理相关法律法规和规范性文件，组织拟订药品审评规范和技术指导原则并组织实施。协调药品审评相关检查、检验等工作。开展药品审评相关理论、技术、发展趋势及法律问题研究。组织开展相关业务咨询服务及学术交流，开展药品审评相关的国际（地区）交流与合作。承担国家局国际人用药品注册技术协调会（ICH）相关技术工作等。

（四）国家药品监督管理局药品评价中心

药品评价中心（Center for Drug Reevaluation，CDR）是国家药品监督管理局直属的技术机构，通过监测药品上市后的安全性信息，及时发现和处理药品安全风险，是药品全生命周期监管的重要环节。药品评价中心的主要职责包括：组织制定修订药品不良反应、医疗器械不良事件、化妆品不良反应监测与上市后安全性评价以及药物滥用监测的技术标准和规范。组织开展药品不良反应、医疗器械不良事件、化妆品不良反应、药物滥用监测工作。开展药品、医疗器械、化妆品的上市后安全性评价工作。指导地方相关监测与上市后安全性评价工作。组织开展相关监测与上市后安全性评价的方法研究、技术咨询和国际（地区）交流合作。参与拟订、调整国家基本药物目录。参与拟订、调整非处方药目录。

（五）国家药品监督管理局食品药品审核查验中心

食品药品审核查验中心（Center for Food and Drug Inspection of NMPA）也是国家疫苗检查中心，是承担药品检查工作的专业技术机构。主要职责包括：组织制定修订药品、医疗器械、化妆品检查制度规范和技术文件。承担药物非临床研究质量管理规范认证检查及相关监督检查，药物临床试验机构监督检查。承担药品注册核查和研制、生产环节的有因检查。承担药品境外检查。承担疫苗研制、生产环节的有因检查，疫苗、血液制品的生产巡查。承担疫苗境外检查。承担医疗器械临床试验监督抽查和研制、生产环节的有因检查。承担医疗器械境外检查。承担国家级检查员考核、使用等管理工作。承担特殊化妆品注册、化妆品新原料注册备案核查及相关有因检查，生产环节的有因检查。承担化妆品和化妆品新原料境外检查。承担国家级职业化专业化药品、医疗器械、化妆品检查员管理。指导省级职业化专业化药品、医疗器械、化妆品检查员管理工作。指导省、自治区、直辖市药品检查机构质量管理体系建设工作并开展评估。开展检查理论、技术和发展趋势研究、学术交流、技术咨询以及国家级检查员等培训工作。承担药品、医疗器械、化妆品检查的国际（地区）交流与合作。承担市场监管总局委托的食品检查工作等。

（六）地方药品检验机构

省级药品监督管理部门可以在本行政地区设置药品检验机构，主要承担国家药品监督管理局授权的进口药品口岸检验、生物制品批签发，辖区药品注册检验、监督检验、仲裁检验；参与制订、修订国家或省级相关药品检测标准、技术规范等；开展药品质量研究，药品检测等业务；承担突发安全事件药品应急检验；受委托药品检验检测；本辖区内药品抽样检验、复检和委托检测；承担国家药品监督管理局及省药品监督管理局委办的其他事务。

地方药品检验机构由省、自治区、直辖市人民政府药品监督管理部门提出，报请省、自治区、直辖市人民政府批准设置，并在上级药品检验机构指导下开展辖区内相关药品快速检验、上报药品质量信息及其他相关工作。地方药品检验机构是药品监管体系的基层技术力量，其工作直接关系到药品质量的终端保障。通过开展日常监督检验、应急检验和委托检验，地方药品检验机构能够及时发现和处理药品质量问题，为药品监管决策提供科学依据。同时，其参与标准制定和质量研究的工作，也为提升我国药品质量控制水平作出了重要贡献。

第五节　我国药事管理主要内容

药事管理是对药学事业进行监督和管理的一系列活动，旨在保障药品的安全性、有效性和质量可控性。我国药事管理的主要内容围绕药品的全生命周期展开，涵盖药品研发、注册、生产、经营和使用五个主要环节。

一、药品研发管理

（一）药物非临床研究质量管理

1. 药物非临床研究质量管理概述　药物非临床研究质量管理严格遵循《药物非临床研究质量管理规范》（good laboratory practice，GLP）。自 1999 年我国发布的《药品非临床研究质量管理规范》（试行）于始，我国的药物非临床研究便迈向了规范化和标准化的轨道。随着科学技术的不断发展及对药物安全性的高度重视，该规范经过多次修订与完善，最终在 2017 年由国家食品药品监督管理总局发布了新版《药物非临床研究质量管理规范》，并自同年 9 月 1 日起正式施行。此举标志着我国药物非临床研究的质量管理水平不断提升，同时也与国际接轨，符合全球药品监管标准的要求。

GLP 的核心目的是确保药物非临床安全性评价研究的质量，从而保障公众的用药安全。它通过全面规范研究机构的运作管理、实验设计、实施过程、数据记录及报告等各个环节，增强实验数据的真实性、完整性及可靠性。通过这些手段，GLP 为药品的注册与上市提供了科学可靠的安全性评价依据。

在药物研发过程中，非临床安全性评价是关键的一环，而 GLP 适用于所有为药品注册申请而进行的非临床安全性研究。这意味着所有涉及药物非临床安全性评价的研究活动，都需要严格遵守 GLP 规范。

通过 GLP 的实施，不仅提升了药品研发过程中的安全性评价能力，还为全球药品市场的进入提供了更加坚实的质量保障。因此，GLP 的引入和执行，对于促进药品行业的健康发展，提升我国药品质量和安全性水平具有深远的意义。

2. 我国 GLP 的主要内容　我国 GLP 主要内容包括对研究机构的组织管理体系、人员资质、设施条件、仪器设备等方面的要求，具体如下。

（1）组织机构与职责　规范明确了研究机构应设立的质量管理、研究执行及支持等部门，并详细规定了各部门的职责与权限，以确保研究活动的高效运行和质量控制。

（2）设施与设备管理　对研究设施（如实验室、动物房）及关键设备（如分析仪器、饲养设备）的选址、设计、建造、维护及运行提出了明确要求，以保障研究环境的适宜性和设备的可靠性。

（3）实验材料管理　规定了实验用药物、对照品、实验动物等材料的来源、质量控制、储存及使用要求，确保实验材料的稳定性和一致性。

（4）标准操作规程　强调研究过程中应建立并遵循标准操作规程（SOP），涵盖实验操作、数据处理、档案管理等各个方面，以确保研究过程的标准化和可重复性。

（5）研究设计与实施　对研究设计、实验方案、样本处理、数据分析等环节提出了具体要求，确保研究结果的科学性和有效性。

（6）质量保证与稽查　建立了质量保证体系，包括内部审计、外部稽查等机制，以持续评估和改进研究质量。同时，对违规行为设定了相应的处罚措施，以保障规范的严肃性和执行力。

（二）药物临床试验质量管理

1. 药物临床试验管理概述　药物临床试验的管理涉及广泛且严格的要求，旨在确保临床试验的科学性、数据的可靠性以及受试者的安全。在这一过程中，必须遵循《药物临床试验质量管理规范》（good clinical practice，GCP）。GCP 是全球公认的药物临床试验质量控制标准，确保了药物研发的过程符合伦理、科学、合法的要求。

我国当前执行的《药物临床试验质量管理规范》由国家药品监督管理局和国家卫生健康委员会于 2020 年 4 月 26 日联合发布，并自 2020 年 7 月 1 日起实施。此项规范的发布，标志着我国在药物临床试验质量管理方面迈出了重要步伐，与国际标准逐步接轨，并在保障药物临床研究质量的同时，进一步保护了受试者的权益。

GCP 的实施目标是确保药物临床试验的全过程规范化，并确保所产生的数据和研究结果科学、真实且可靠。通过这一规范，GCP 不仅保障了受试者在试验过程中的安全，预防了试验中的潜在风险和伤害，而且提高了药品注册申请的质量，为药品上市前的科学性验证提供了坚实的依据。该规范对临床试验中的每一个环节，如试验设计、数据记录、监控、质量控制以及伦理审查等，都提出了详细的要求和标准。

此外，GCP 的实施也强调了临床试验过程中的伦理审查和受试者的知情同意，确保试验在保障公共利益的同时，也不侵犯个体的基本权益。通过 GCP 的执行，不仅提升了我国药品研发的质量和水平，也增强了公众对药品研发过程的信任，确保药品在市场上的安全性和有效性。GCP 的引入和执行，对于推动我国药品研发的国际化进程，提升临床试验的国际认可度，具有重要的意义。随着全球药品监管标准的逐步一致，GCP 作为临床研究的基础规范，将为我国药品行业的创新、发展和安全性评估提供更加坚实的保障。

2. GCP 的主要内容

（1）伦理与知情同意　所有药物临床试验必须在经过国家药品监督管理局认证的伦理委员会审查批准后进行。研究者必须确保受试者在充分理解并自愿同意的基础上参与试验。

（2）试验方案设计　试验方案是临床试验的核心文件，试验方案必须经过充分论证，确保其科学性和可行性，并须在伦理委员会审查通过后实施。

（3）研究者与申办者职责　规范详细规定了研究者与申办者各自的职责，确保试验的顺利进行和数据的真实可靠。

（4）监察与稽查　规范对监察与稽查的频率、内容、报告及处理措施等提出了明确要求。

（5）记录与数据管理　规范要求临床试验过程中产生的所有记录和数据必须真实、准确、完整、可追溯。研究者应建立完善的记录和数据管理制度，确保原始记录的真实性和数据处理的准确性。同时，申办者应负责数据的收集、整理、分析及存储工作，确保数据的安全性和保密性。

（6）安全性报告　安全性报告是临床试验中的重要环节，规范对试验中可能出现的严重不良事件的定义、报告时限、报告流程等提出了明确要求，以确保受试者的安全得到及时有效的保障。

（7）试验用药品管理　试验用药品是临床试验中的关键物质，规范对试验用药品的制备、运输、储存、分发及回收等提出了严格的管理要求，以确保试验用药品的质量稳定和安全性。

二、药品注册管理

（一）我国药品注册管理机构

1. 国家药品监督管理部门

（1）国家药品监督管理局主管全国药品注册管理工作，负责建立药品注册管理工作体系和制度，制定药品注册管理规范，依法组织药品注册审评审批以及相关的监督管理工作。

（2）国家药品监督管理局药品审评中心负责药物临床试验申请、药品上市许可申请、补充申请和境外生产药品再注册申请等的审评。

（3）中国食品药品检定研究院、国家药典委员会、国家药品监督管理局食品药品审核查验中心、国家药品监督管理局药品评价中心、国家药品监督管理局行政事项受理服务和投诉举报中心、国家药品监督管理局信息中心等药品专业技术机构，承担依法实施药品注册管理所需的药品注册检验、通用名称核准、核查、监测与评价、制证送达以及相应的信息化建设与管理等相关工作。

2. 省级药品监督管理部门　省、自治区、直辖市药品监督管理部门负责本行政区域内以下药品注册相关管理工作。

（1）境内生产药品再注册申请的受理、审查和审批。

（2）药品上市后变更的备案、报告事项管理。

（3）组织对药物非临床安全性评价研究机构、药物临床试验机构的日常监管及违法行为的查处。

（4）参与国家药品监督管理局组织的药品注册核查、检验等工作。

（5）国家药品监督管理局委托实施的药品注册相关事项。

（6）省、自治区、直辖市药品监督管理部门设置或者指定的药品专业技术机构，承担依法实施药品监督管理所需的审评、检验、核查、监测与评价等工作。

（二）我国药品注册管理法规

药品注册是确保药品安全、有效、质量可控，并依法批准其上市销售的核心环节。各国和地区均建立了完善的药品注册管理体系，确保药品在进入市场之前经过科学评估，确保公众健康。

我国第一部与药品注册紧密相关的法律文件是《新药审批办法》，该办法于 1985 年 7 月 1 日正式实施，标志着我国药品管理和新药审批工作进入法治化阶段。这一法规规定了新药的审批程序和要求，奠定了药品注册管理的基础。随着我国药品管理的逐步完善和法律法规的逐步更新，药品注册管理也进入了一个更加规范化、科学化的阶段。

为了进一步加强药品监督管理和依法行政的力度，国家药品监督管理局于 1999 年 5 月 1 日起实施了修订版本的《新药审批办法》，对药品审批流程进行了更为详细和严格的规范。2002 年 10 月 15 日，国家药品监督管理局发布并于同年 12 月 1 日起施行了《药品注册管理办法（试行）》，该办法进一步明确了药品注册的要求和程序，并加入了更多适应现代药品管理需求的条款。

现行的《药品注册管理办法》（国家市场监督管理总局令第 27 号）自 2020 年 7 月 1 日起施行，标志着我国药品注册管理步入了新时代。新办法在强化药品注册质量管理的同时，也提出了更为灵活和高效的审批流程，进一步推动了药品创新和提高了药品审批的透明度。该办法明确了药品注册的标准、申请材料、审评程序等内容，同时鼓励更多创新药物的引进和国内外药品注册的协同发展。

近年来，随着我国医药体制改革的深入推进，药品注册制度的改革也在持续深化，国家相继出台了包括药品注册简化审批程序、加速新药上市、优先审评等一系列政策法规。这些政策旨在促进药品创新，满足公众的医疗需求，提高药品的可得性，确保药品市场的公平竞争。此外，药品注册管理还注重加强药品上市后的监管，确保药品质量的持续可控性，保护消费者的用药安全。

随着国际药品监管标准的不断接轨，我国药品注册制度的不断完善不仅为国内市场注入了更多创新药物，也为国际市场提供了更多高质量的药品。药品注册作为药品生命周期中的重要环节，其完善的管理体制对保障公众健康、促进药品研发和创新具有重要意义。

（三）我国药品注册分类

按照我国现行《药品注册管理办法》，我国的药品注册按照中药、化学药和生物制品等进行分类注册管理。

1. 化学药品注册分类　化学药品注册申请应提供药品通用名、化学名、英文名、汉语拼音，并注明其化学结构式、分子量、分子式等，新制定的名称，应当说明命名依据。根据注册技术要求的不同，又将化学药品的五个类别类进行分类注册。

（1）1 类　境内外均未上市的创新药。指含有新的结构明确的、具有药理作用的化合物，且具有临床价值的药品。

（2）2 类　境内外均未上市的改良型新药。指在已知活性成分的基础上，对其结构、剂型、处方工艺、给药途径、适应证等进行优化，且具有明显临床优势的药品。

1）含有用拆分或者合成等方法制得的已知活性成分的旋光异构体，或者对已知活性成分成酯，或者对已知活性成分成盐（包括含有氢键或配位键的盐），或者改变已知盐类活性成分的酸根、碱基或金属元素，或者形成其他非共价键衍生物（如络合物、螯合物或包合物），且具有明显临床优势的药品。

2）含有已知活性成分的新剂型（包括新的给药系统）、新处方工艺、新给药途径，且具有明显临床优势的药品。

3）含有已知活性成分的新复方制剂，且具有明显临床优势。

4）含有已知活性成分的新适应证的药品。

（3）3类 境内申请人仿制境外上市但境内未上市原研药品的药品。该类药品应与参比制剂的质量和疗效一致。

（4）4类 境内申请人仿制已在境内上市原研药品的药品。该类药品应与参比制剂的质量和疗效一致。

（5）5类 境外上市的药品申请在境内上市。

1）境外上市的原研药品和改良型药品申请在境内上市。改良型药品应具有明显临床优势。

2）境外上市的仿制药申请在境内上市。

原研药品是指境内外首个获准上市，且具有完整和充分的安全性、有效性数据作为上市依据的药品。

参比制剂是指经国家药品监管部门评估确认的仿制药研制使用的对照药品。参比制剂的遴选与公布按照国家药品监管部门相关规定执行。

2. 中药注册分类 中药是指在我国中医药理论指导下使用的药用物质及其制剂。

根据注册技术要求的不同，又将中药的四个类别进行分类注册。

（1）中药创新药 指处方未在国家药品标准、药品注册标准及国家中医药主管部门发布的《古代经典名方目录》中收载，具有临床价值，且未在境外上市的中药新处方制剂。一般包含以下情形。

1）中药复方制剂，系指由多味饮片、提取物等在中医药理论指导下组方而成的制剂。

2）从单一植物、动物、矿物等物质中提取得到的提取物及其制剂。

3）新药材及其制剂，即未被国家药品标准、药品注册标准以及省、自治区、直辖市药材标准收载的药材及其制剂，以及具有上述标准药材的原动、植物新的药用部位及其制剂。

（2）中药改良型新药 指改变已上市中药的给药途径、剂型，且具有临床应用优势和特点，或增加功能主治等的制剂。一般包含以下情形。

1）改变已上市中药给药途径的制剂，即不同给药途径或不同吸收部位之间相互改变的制剂。

2）改变已上市中药剂型的制剂，即在给药途径不变的情况下改变剂型的制剂。

3）中药增加功能主治。

4）已上市中药生产工艺或辅料等改变引起药用物质基础或药物吸收、利用明显改变的。

（3）古代经典名方中药复方制剂 古代经典名方是指符合《中华人民共和国中医药法》规定的，至今仍广泛应用、疗效确切、具有明显特色与优势的古代中医典籍所记载的方剂。古代经典名方中药复方制剂是指来源于古代经典名方的中药复方制剂。包含以下情形。

1）按古代经典名方目录管理的中药复方制剂。

2）其他来源于古代经典名方的中药复方制剂。包括未按古代经典名方目录管理的古代经典名方中药复方制剂和基于古代经典名方加减化裁的中药复方制剂。

（4）同名同方药 指通用名称、处方、剂型、功能主治、用法及日用饮片量与已上市中药相同，且在安全性、有效性、质量可控性方面不低于该已上市中药的制剂。

天然药物是指在现代医药理论指导下使用的天然药用物质及其制剂。天然药物参照中药注册分类。

3. 生物制品注册分类 生物制品是指以微生物、细胞、动物或人源组织和体液等为起始原材料，用生物学技术制成，用于预防、治疗和诊断人类疾病的制剂。为规范生物制品注册申报和管理，将生物制品分为预防用生物制品、治疗用生物制品和按生物制品管理的体外诊断试剂。

（1）预防用生物制品 预防用生物制品是指为预防、控制疾病的发生、流行，用于人体免疫接种的疫苗类生物制品，包括免疫规划疫苗和非免疫规划疫苗。

1）1类 创新型疫苗：境内外均未上市的疫苗。

①无有效预防手段疾病的疫苗。

②在已上市疫苗基础上开发的新抗原形式，如新基因重组疫苗、新核酸疫苗、已上市多糖疫苗基础上制备的新的结合疫苗等。

③含新佐剂或新佐剂系统的疫苗。

④含新抗原或新抗原形式的多联/多价疫苗。

2）2类 改良型疫苗：对境内或境外已上市疫苗产品进行改良，使新产品的安全性、有效性、质量可控性有改进，且具有明显优势的疫苗。

①在境内或境外已上市产品基础上改变抗原谱或型别，且具有明显临床优势的疫苗。

②具有重大技术改进的疫苗，包括对疫苗菌毒种/细胞基质/生产工艺/剂型等的改进（如更换为其他表达体系或细胞基质的疫苗；更换菌毒株或对已上市菌毒株进行改造；对已上市细胞基质或目的基因进行改造；非纯化疫苗改进为纯化疫苗；全细胞疫苗改进为组分疫苗等）。

③已有同类产品上市的疫苗组成的新的多联/多价疫苗。

④改变给药途径，且具有明显临床优势的疫苗。

⑤改变免疫剂量或免疫程序，且新免疫剂量或免疫程序具有明显临床优势的疫苗。

⑥改变适用人群的疫苗。

3）3类 境内或境外已上市的疫苗

①境外生产的境外已上市、境内未上市的疫苗申报上市。

②境外已上市、境内未上市的疫苗申报在境内生产上市。

③境内已上市疫苗。

（2）治疗用生物制品 治疗用生物制品是指用于人类疾病治疗的生物制品，如采用不同表达系统的工程细胞（如细菌、酵母、昆虫、植物和哺乳动物细胞）所制备的蛋白质、多肽及其衍生物；细胞治疗和基因治疗产品；变态反应原制品；微生态制品；人或者动物组织或者体液提取或者通过发酵制备的具有生物活性的制品等。生物制品类体内诊断试剂按照治疗用生物制品管理。

按照生物制品管理的体外诊断试剂包括用于血源筛查的体外诊断试剂、采用放射性核素标记的体外诊断试剂等。

治疗用生物制品注册分类如下。

1）1类 创新型生物制品：境内外均未上市的治疗用生物制品。

2）2类 改良型生物制品：对境内或境外已上市制品进行改良，使新产品的安全性、有效性、质量可控性有改进，且具有明显优势的治疗用生物制品。

①在已上市制品基础上，对其剂型、给药途径等进行优化，且具有明显临床优势的生物制品。

②增加境内外均未获批的新适应证和（或）改变用药人群。

③已有同类制品上市的生物制品组成新的复方制品。

④在已上市制品基础上，具有重大技术改进的生物制品，如重组技术替代生物组织提取技术；较已上市制品改变氨基酸位点或表达系统、宿主细胞后具有明显临床优势等。

3）3类 境内或境外已上市生物制品

①境外生产的境外已上市、境内未上市的生物制品申报上市。

②境外已上市、境内未上市的生物制品申报在境内生产上市。

③生物类似药。

④其他生物制品。

三、药品生产管理

（一）药品生产管理的主要目标

1. 确保药品质量 生产过程中的每一个环节都应严格按照药品生产质量管理规范进行操作，以确保药品符合国家药品质量标准。

2. 保障药品安全 通过科学的生产流程和标准操作规程，保障药品在生产过程中的安全性，避免药品的污染、交叉污染和不合格品的流入市场。

3. 合规生产 遵守国家药品管理法规、药品注册管理规定以及药品生产相关的法律法规，确保生产过程中的各项要求符合法律、行业标准和监管机构的规定。

4. 提高生产效率 通过优化生产流程、提高生产设备的自动化水平、实施精益生产，提升生产效率，减少生产成本。

（二）从事药品生产活动的条件

作为药品产业链的重要环节，药品生产企业的设立与运营必须满足一系列严格的条件，以确保药品的安全性、有效性和质量可控性。我国《药品管理法》第四十一条规定：从事药品生产活动，应当经所在地省、自治区、直辖市人民政府药品监督管理部门批准，取得药品生产许可证。无药品生产许可证的，不得生产药品。因此，要开办药品生产企业，必须取得药品生产许可证。

对于开办药品生产企业所必须具备、符合的条件，《药品生产监督管理办法》进一步细化了要求：①有依法经过资格认定的药学技术人员、工程技术人员及相应的技术工人，法定代表人、企业负责人、生产管理负责人（以下称生产负责人）、质量管理负责人（以下称质量负责人）、质量受权人及其他相关人员符合《药品管理法》《疫苗管理法》规定的条件；②有与药品生产相适应的厂房、设施、设备和卫生环境；③有能对所生产药品进行质量管理和质量检验的机构、人员；④有能对所生产药品进行质量管理和质量检验的必要的仪器设备；⑤有保证药品质量的规章制度，并符合 GMP 要求。

从事疫苗生产活动的，还应当：①具备适度规模和足够的产能储备；②具有保证生物安全的制度和设施、设备；③符合疾病预防、控制需要。

（三）从事药品生产活动的申请与审批

从事制剂、原料药、中药饮片生产活动，申请人应当按照《药品生产监督管理办法》和国家药品监督管理部门规定的申报资料要求，向所在地省、自治区、直辖市药品监督管理部门提出申请。

委托他人生产制剂的药品上市许可持有人，应当具备《药品生产监督管理办法》规定的相应条件，并与符合条件的药品生产企业签订委托协议和质量协议，将相关协议和实际生产场地申请资料合并提交至药品上市许可持有人所在地省、自治区、直辖市药品监督管理部门，按照本办法规定申请办理药品生产许可证。申请人应当对其申请材料全部内容的真实性负责。

省、自治区、直辖市药品监督管理部门收到申请后，对于申请材料齐全、符合形式审查要求，或者申请人按照要求提交全部补正材料的，予以受理，出具加盖本部门专用印章和注明日期的受理通知书。省、自治区、直辖市药品监督管理部门应当自受理之日起三十日内，作出决定。经审查符合规定的，予以批准，并自书面批准决定作出之日起十日内颁发药品生产许可证；不符合规定的，作出不予批准的书面决定，并说明理由。

（四）药品生产质量管理规范

1988 年，卫生部正式颁布了我国第一部《药品生产质量管理规范》（good manufacturing practice, GMP），标志着我国药品生产质量管理迈入规范化轨道。此后，GMP 历经多次修订，逐步与国际标准接轨。2010 年版 GMP 于 2011 年 3 月 1 日正式实施，其内容更加科学、系统，要求药品生产企业建立完善的质量管理体系和全面的质量保证系统，进一步强化了企业的质量主体责任，推动了我国药品生产质量管理水平的整体提升。

2019 年 12 月 1 日，随着新修订的《中华人民共和国药品管理法》正式施行，药品 GMP 认证制度正式取消，取而代之的是更加灵活、高效的动态监管机制。这一改革标志着我国药品质量管理体系从传统的"认证时代"迈入"全面飞检时代"。药品监督管理部门可随时对药品生产企业执行 GMP 的情况进行监督检查，企业必须持续符合 GMP 标准，确保药品生产全过程的质量可控性。这一转变对药品生产企业提出了更高的要求，企业需要不断提升质量管理能力，以应对更加频繁且严格的现场检查。GMP 全文包括十二章内容，主要包括以下内容。

1. GMP 的总体框架　GMP 标准包括总则、质量管理、机构与人员、厂房与设施、设备、物料与产品、确认与验证、文件管理、生产管理、质量控制与质量保证、委托生产与检验、产品发运与召回、自检等章节。其核心目标是通过建立完善的质量管理体系，最大限度地降低生产过程中的风险，确保每一批药品的质量稳定。

2. 质量管理要求　GMP 要求药品生产企业建立符合质量管理标准的质量目标，并在生产的各个环节严格执行。企业必须配备符合要求的人员、设备和厂房，制定详细的操作规程和生产工艺，确保生产出的药品符合安全、有效、质量可控的标准。质量风险管理也是 GMP 的重要组成部分，企业需通过前瞻性评估、控制与审核来管理药品的质量风险。

3. 机构与人员管理　GMP 要求药品生产企业设立与生产相适应的管理机构，并明确各部门职能。企业需要设立独立的质量管理部门，负责质量保证和质量控制的工作。此外，企业的关键管理人员，如生产管理负责人和质量管理负责人，应具有一定的资质和经验，确保生产过程中各项质量标准得到严格执行。质量受权人作为企业质量管理的核心，负责对每批产品的放行进行确认。

4. 厂房与设施管理　药品生产企业的厂房设计应符合药品生产的实际要求，避免污染、交叉污染和混淆的风险。厂区应合理规划，确保生产区、仓储区、质量控制区等的布局不互相干扰。生产区的设备、设施应根据药品的特性和生产工艺的要求进行设计，保持生产环境的洁净和空气流通，确保药品生产符合 GMP 要求。

5. 设备与物料管理　设备管理要求企业对生产设备进行定期的维护和检查，确保设备运行稳定，符合生产需求。与药品直接接触的设备表面必须光滑、平整、易清洗，防止对药品产生不利影响。物料管理要求企业确保原材料、辅料、包装材料等符合质量标准，并在存储和使用过程中严格控制，防止污染或损坏药品。

6. 生产管理与质量控制　生产管理是药品生产的核心环节，要求企业严格按照批准的工艺规程和操作规程执行，确保每批药品生产的质量和特性保持一致。质量控制则包括对原料、半成品和成品的检查，确保药品的质量符合标准。产品的批次划分应确保产品质量的均一性，生产过程中必须采取措施防止污染和交叉污染。

7. 文件管理与自检　GMP 要求药品生产企业建立完善的文件管理体系，所有质量标准、工艺规程、操作规程、记录等必须严格控制，确保信息的准确性、可追溯性和完整性。企业还应定期进行自检，监控 GMP 的实施情况，确保企业始终符合 GMP 要求，发现问题及时采取纠正和预防措施。

8. 委托生产与产品召回　在药品生产过程中，企业可委托其他符合 GMP 要求的生产单位进行生产，但必须对受托单位进行评估，并监督其执行情况。同时，药品企业还需建立产品召回体系，确保在发现药品存在安全问题时能够及时召回不合格产品，最大限度保障公众健康。

9. GMP 的持续改进　随着药品生产工艺和技术的不断发展，GMP 要求药品生产企业不断进行改进和创新，以提高生产效率和药品质量。同时，GMP 标准的执行也有助于提升药品企业的国际竞争力，符合国际市场的质量标准。

四、药品经营管理

（一）药品经营企业许可概述

药品经营企业的许可主要依据《药品经营和使用质量监督管理办法》及相关法规，涉及药品经营的方式、类别、范围及许可条件。药品经营管理的核心目的是确保药品在流通环节的安全性、有效性和质量可控性。

1. 药品经营方式 药品经营方式主要分为药品批发和药品零售。药品批发是指将药品销售给符合资质的药品生产企业、药品经营企业、药品上市许可持有人以及药品使用单位。药品零售则是将药品直接销售给个人消费者。无论是批发还是零售，药品销售的数量并不是划分标准。

2. 药品经营类别 药品经营类别包括处方药、甲类非处方药和乙类非处方药。在药品零售审批时，药品监督管理部门会首先核定经营类别，并在药品经营许可证中明确标注。此外，药品零售连锁门店的经营类别不得超过药品零售连锁总部的经营类别。

3. 药品经营范围 药品经营范围明确了药品批发和零售活动的具体细节。根据《药品经营和使用质量监督管理办法》，药品批发经营范围包括中药饮片、中成药、化学药、生物制品等一系列药品种类。对于药品零售企业，经营范围涉及中药饮片、中成药、化学药及第二类精神药品等。特殊药品，如麻醉药品、精神药品及有特殊管理要求的药品，必须在药品经营许可证中标注。

（二）药品批发企业（含药品零售连锁企业总部）开办条件与许可

1. 药品批发企业开办条件

（1）配备与经营范围相适应的质量管理机构和人员。

（2）配备依法经过资格认定的药学技术人员。

（3）拥有自营仓库、现代化物流设施、合规的营业场所和设备。

（4）建立完善的药品质量管理制度和信息管理系统，确保药品质量的控制与追溯。

2. 药品批发企业的许可 药品批发企业应向省级药品监督管理部门申请，经审批同意，依法获得药品经营许可证后，方可开展药品经营活动。

（三）药品零售企业（含药品零售连锁门店）开办条件与许可

1. 药品零售企业开办条件

（1）经营处方药或甲类非处方药时，应配备符合资格的药学技术人员。

（2）营业场所、设备、陈列及仓储设施应与药品相适应，保证药品的储存与展示符合卫生要求。

（3）配备合适的质量管理人员，确保药品的质量管理符合规定。

2. 药品零售企业的许可 药品零售企业（包括药品零售连锁门店）的开办需向市、县级药品监督管理部门申请，经审批同意后，依法取得药品经营许可证方可开展经营。

（四）药品经营质量管理规范

《药品管理法》明确规定，药品经营活动必须遵守药品经营质量管理规范（good supply practice，GSP），以建立健全质量管理体系，确保药品流通全过程持续符合法定要求，并保障药品的安全、有效性。

1. 药品经营质量管理规范的目标 药品 GSP 是为了保证药品在流通过程中的质量符合标准而制定的，适用于药品采购、验收、储存、销售、运输等各个环节。其主要目标是通过全程质量管理，确保药品质量符合安全、有效的要求，从而保障公众的用药安全。

2. 药品经营质量管理规范的框架 药品 GSP 包括多个章节，主要框架如下。

（1）总则 规定了 GSP 的目的、基本要求和适用范围。

（2）药品批发质量管理 包括质量管理体系、质量职责、人员与培训、采购、验收、储存、运输、销售等。

（3）药品零售质量管理 包括质量管理、人员管理、采购与验收、销售、售后等管理要求。

（4）附则 涉及术语含义及施行时间等内容。

3. 药品经营质量管理规范附录文件 根据监管要求，国家药品监督管理局发布了多项 GSP 附录文件，包括《冷藏、冷冻药品的储存与运输管理》《药品经营企业计算机系统》《药品零售配送质量管理》等，这些附录文件与正文条款具有同等效力。

4. 药品经营质量管理规范现场检查指导原则 为了加强对药品经营活动的监督管理，确保药品 GSP 的具体实施，国家药品监督管理局修订并发布了《关于修订印发〈药品经营质量管理规范现场检查指导原则〉有关事宜的通知》。该指导原则分为药品批发企业、药品零售企业、体外诊断试剂经营企业等部分，明确了检查的实施标准，并为各省级药品监督管理部门提供了检查细则的参考。

（五）互联网药品交易管理

1. 互联网药品交易服务的类型

（1）企业对企业模式（B-to-B） 企业对企业模式是指药品上市许可持有人、药品批发企业通过自建网站（包括移动应用程序等），通过网络采购药品或将药品销售给其他药品上市许可持有人、药品生产企业、药品经营企业及药品使用单位，或药品零售企业、医疗机构通过网络向药品上市许可持有人、药品批发企业采购药品。

（2）企业对个人消费者模式（B-to-C） 药品零售企业通过自建网站向个人消费者销售药品并提供相关药学服务。药品通过符合药品 GSP 要求的配送方式，直接送达消费者。

（3）第三方平台模式 互联网药品交易的第三方平台提供者本身不直接参与药品的销售活动，而是通过网络系统为买卖双方提供药品交易服务的模式。这些平台充当药品交易的中介角色，为买卖双方提供便捷、安全的交易环境。

（4）线上与线下联动模式（O-to-O） 该模式包括"网订店取"和"网订店送"两种方式。①网订店取：个人消费者通过网络下单购买药品，然后到就近的药品零售企业经营场所提取药品和相关药学服务。②网订店送：个人消费者通过网络下单购买药品，药品零售企业的执业药师或其他药学技术人员根据药品 GSP 要求，将购买的药品送递至消费者手中，并提供相关药学服务。

2. 互联网药品交易服务的资质

（1）互联网药品交易资质要求 从事互联网药品交易的主体，必须具备保证网络销售药品安全的能力，包括确保交易全程的信息真实、准确、完整和可追溯，同时还需加强对消费者个人信息的保护。参与互联网药品交易的企业，包括药品上市许可持有人（含中药饮片生产企业）或药品经营企业，应当具备相应的资质和能力，才能开展相关经营活动。

（2）互联网药品销售报告与平台备案管理 根据《国家药监局关于规范药品网络销售备案和报告工作的公告》（2022 年第 112 号），药品网络销售企业应填写"药品网络销售企业报告信息表"，向药品监督管理部门报告企业名称、药品生产许可证或药品经营许可证、网站名称、应用程序名称、IP 地址、域名等信息。另外，入驻第三方平台的企业应详细列出入驻平台的名称、店铺名称及店铺首页链接。企业在信息发生变化时，应在 10 个工作日内更新报告内容。

第三方平台也需填写"药品网络交易第三方平台备案表"，并向平台所在地的省级药品监督管理部门进行备案。备案材料包括企业名称、法定代表人、统一社会信用代码、网站名称及域名等信息。省级药品监督管理部门在 7 个工作日内完成备案并向社会公示。如果第三方平台停业或实际情况与备案信息不符，需提前 20 个工作日在平台显著位置公示并主动向省级药品监督管理部门办理备案注销。

（3）资质信息展示　药品交易企业需在其网站首页或经营活动主页显著位置持续公示其药品经营许可证等相关信息。同时，需展示依法配备的药师或其他药学技术人员的资格认证信息，特别是零售类药品包含处方药或甲类非处方药时，至少要展示其执业药师证书等相关资质证明。第三方平台应在其网站首页或药品经营活动主页持续公示其营业执照、相关行政许可和备案信息，以及联系方式和投诉举报方式等。

3. 互联网药品交易服务的监督管理　为规范互联网药品交易服务并保障公众用药安全，2022 年 9 月 1 日，国家市场监督管理总局发布了《药品网络销售监督管理办法》（国家市场监督管理总局令第 58 号），并于同年 12 月 1 日起实施。该办法明确了药品网络销售的各项监管要求，主要包括以下几个方面。

（1）资质与主体责任　突出药品网络销售资质和主体责任，确保网络销售药品的安全和合规。

（2）线上与线下统一要求　强调药品网络销售管理应与线下销售保持一致，确保药品质量、配送等方面的规范化管理。

（3）处方药管理　明确处方药的网络零售应当严格监管，保障处方药流通的安全性和合法性。

（4）平台责任　强化药品网络交易第三方平台的责任，确保平台对于交易环节的监管和信息透明度。

（5）加强监管力度　通过加强对药品网络销售的监管力度，确保药品销售全过程的质量可控，保障公众健康。

（6）处罚机制　对违反规定的药品网络销售行为实施最严厉的处罚，确保药品网络交易的规范性。

通过这些规定的实施，国家能够有效地监管互联网药品交易活动，保护公众用药安全，促进互联网药品销售市场的健康发展。

五、药品使用管理

药品使用是药品全生命周期的重要环节，其管理目标是确保药品的合理使用，保障患者用药安全。需要注意的是，药品监督管理部门对药品使用的监管对象主要是医疗机构、药品经营企业以及其他提供药品使用服务的机构，而非直接监管患者个体。患者自行用药行为不属于药品监督管理部门的监管范围，只要不涉及药品的非法生产、经营或滥用，患者自行用药并不构成违法行为。

本章药品的使用管理仅介绍针对医疗机构的管理。医疗机构药事管理主要涉及医疗机构处方管理、采购与储存管理、制剂管理。有效的药事管理有助于优化药品使用、减少不合理用药、提升医疗服务质量，并降低药品使用风险。

（一）医疗机构处方管理

1. 处方管理的核心内容

（1）处方审核　处方审核是药学专业技术人员对医师开具处方的合法性、规范性、适宜性等进行的全程监督。药师在审核过程中需确保处方符合药学规范，检查药品的适应证、用法、剂量等是否合理。对于存在不合理之处的处方，药师有责任进行反馈，并指导医师进行修改或重新开具。

（2）处方分类管理　处方根据药品类别、用途以及适应证分为普通处方、急诊处方、儿科处方、麻醉药品处方、精神药品处方等。每种处方有其特定的管理要求。特别是麻醉药品和精神药品的处方，需严格审核其合法性，并由符合资质的药师进行调配。

（3）处方的保存与保管　医疗机构应妥善保存各类处方。普通处方保存1年，麻醉药品和第一类精神药品处方应保存3年。处方保存期满后应按照法律规定进行销毁。

2. 处方的标准化与规范化　医疗机构应确保处方书写规范、清晰。医师应按照规范填写患者的基本信息、药品的正确名称、剂型、用法用量、治疗方案等。处方中应避免使用模糊不清的指令，如"遵医嘱""自用"等。药品的数量、剂量单位应书写规范，以避免用药差错。

（二）医疗机构药品采购与储存管理

1. 药品采购管理

（1）药品采购计划与预算　医疗机构应根据实际临床需求制定年度药品采购计划。采购计划需要根据上一年度的药品使用量进行预测，同时综合考虑临床重点科室用药、常用药品、特殊人群用药等需求。预算制定时，医疗机构应确保药品采购预算不超过业务支出的25%~30%。

（2）集中采购与零加成政策　我国推行药品零加成政策，公立医院不再通过药品加成来维持运作，减少了医药不正之风，推动了药品采购价格透明化。药品的采购应优先通过集中采购平台进行，以提高采购效率并降低成本，确保药品的质量和供应的稳定性。

（3）采购质量控制　药品采购涉及药品的质量检验和验收，确保药品符合法律法规规定的标准。采购药品时，医疗机构应建立完整的验收记录，并确保票、货、账相符。对于冷藏药品等特殊药品，医疗机构应确保运输过程中温湿度的监控符合规定。

2. 药品储存管理

（1）药品分类储存　根据药品的类别、特性及储存条件，医疗机构应将药品分类储存。例如，化学药品、中成药、生物制品及中药饮片需分别储存，避免交叉污染。麻醉药品、精神药品等需要专门的储存设施，如单独的专库或专柜，实行双人双锁管理。

（2）储存环境要求　医疗机构应确保药品存储环境符合规定的温湿度要求。例如，易受温度影响的药品应存放在冷库（温度2~10℃）或阴凉库（<20℃）；湿度较高的药品应存放在相对湿度为35%~75%的环境中。为防止药品受光线影响，需在存放药品的地方采用遮光措施。

（3）药品有效期管理　药品储存时应按照"先进先出"原则进行管理，确保近效期药品及时发放。超期药品应及时隔离，并根据规定销毁。药品的有效期管理有助于减少过期药品的使用，降低药品损耗。

（三）医疗机构制剂管理

1. 制剂许可与管理　医疗机构制剂是指为满足临床需求而配制的、市场上无供应的药品。医疗机构在配制制剂之前，需取得医疗机构制剂许可证。制剂配制的范围、药品的成分、制剂的质量控制等均受到监管。

（1）制剂许可证管理　医疗机构配制制剂需要经过药品监管部门审批，获得制剂许可证。每个医疗机构的制剂许可证内容包括配制品种、配制工艺、储存条件等，且许可证的有效期为5年，到期需要重新申请。

（2）制剂品种控制　医疗机构制剂的品种必须是市场上没有供应的、临床上迫切需要的药物。不得配制麻醉药品、精神药品等特殊管理的药物，除非特殊情况并经过审批。

2. 制剂质量管理　制剂的质量管理涉及从原料采购到制剂生产、检验、存储的各个环节。医疗机构应建立严格的质量管理体系，配备专业人员进行制剂的质量监控和检验。

（1）质量检验　所有医疗机构制剂在使用前必须进行质量检验，确保符合国家药品标准。制剂室应配备符合要求的检测设备，制剂的每个环节都应有质量控制记录。

（2）制剂使用管理　医疗机构制剂只限在院内使用，未经批准不得向外销售。制剂的使用必须建立详细的使用记录，确保追溯性。如发现质量问题，及时采取措施进行回收，并上报药品不良反应。

（四）药品分级管理

医疗机构在药品管理中应实行分级管理，根据药品的使用风险、药物类别等划分等级，确保高风险药品得到特别关注。

1. 一级管理 包括麻醉药品、第一类精神药品、医疗用毒性药品。此类药品需实行严格的管理措施，包括专人负责、专柜存放、双人双锁管理等。

2. 二级管理 第二类精神药品、贵重药品等。此类药品实行专柜存放，定期清点，确保库存和使用记录一致。

3. 三级管理 普通药品。普通药品按照标准进行管理，包括定期盘点、账物相符等，确保药品的质量和使用安全。

（五）医疗机构药品配送与验收管理

1. 药品配送管理 药品配送是医疗机构药品管理的重要组成部分，确保药品能够及时、安全地送到各个科室和病房。配送过程中需要特别注意药品的温湿度控制和配送时效。

2. 进货验收与质量控制 医疗机构应建立健全药品的进货检查与验收制度。所有到货药品必须进行检查验收，确保符合规格、数量与质量要求。不合格药品不得入库，发现问题及时处理并报告。

思考题

答案解析

1. 药事管理的特殊性有哪些？
2. 我国国家药品监督管理部门都有哪些职责？
3. 医药产业的特点包括什么？

（黄　哲）

书网融合……

微课　　　　　　　　习题　　　　　　　本章小结

参考文献

［1］何佳，金艳，赵玉洋，等. 有毒中草药炮制减毒方法研究进展［J］. 中国药物警戒，2023，20（9）：1064–1070.

［2］刘东方，郁红礼，薛凡，等. 甘遂醋制前后萜类成分效应部位抗腹水、泻下作用及组成变化研究［J］. 南京中医药大学学报，2020，36（5）：647–653.

［3］Min L，Han JC，Zhang W，et al. Strategies and Lessons Learned from Total Synthesis of Taxol［J］. Chemical reviews，2023，123（8）：4934–4971.

［4］方亮. 药剂学［M］. 9 版. 北京：人民卫生出版社，2023.

［5］潘卫三，杨星钢. 工业药剂学［M］. 4 版. 北京：中国医药科技出版社，2019.

［6］周长林. 微生物学［M］. 4 版. 北京：中国医药科技出版社，2019.

［7］夏焕章. 生物技术制药［M］. 4 版. 北京：高等教育出版社，2022.